孩子生病了吃什么

为小朋友量身设计的温和药膳

陈富春 著

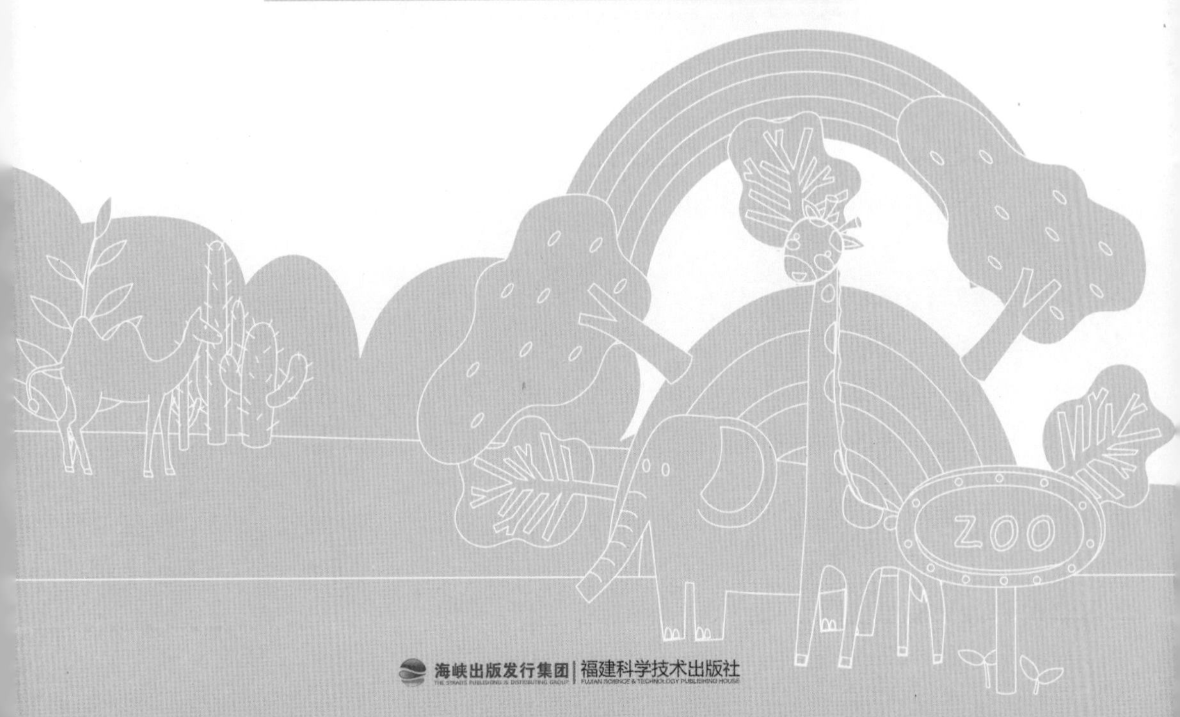

海峡出版发行集团 | 福建科学技术出版社

图书在版编目（CIP）数据

孩子生病了吃什么：为小朋友量身设计的温和药膳 / 陈富春著．—福州：福建科学技术出版社，2022.12

ISBN 978-7-5335-6480-3

Ⅰ．①孩… Ⅱ．①陈… Ⅲ．①小儿疾病－食物疗法 Ⅳ．① R272.05

中国版本图书馆 CIP 数据核字（2021）第 168052 号

书　　名　孩子生病了吃什么：为小朋友量身设计的温和药膳
著　　者　陈富春
出版发行　福建科学技术出版社
社　　址　福州市东水路 76 号（邮编 350001）
网　　址　www.fjstp.com
经　　销　福建新华发行（集团）有限责任公司
印　　刷　福建省地质印刷厂
开　　本　700 毫米 ×1000 毫米　1/16
印　　张　11
图　　文　176 码
版　　次　2022 年 12 月第 1 版
印　　次　2022 年 12 月第 1 次印刷
书　　号　ISBN 978-7-5335-6480-3
定　　价　58.00 元

书中如有印装质量问题，可直接向本社调换

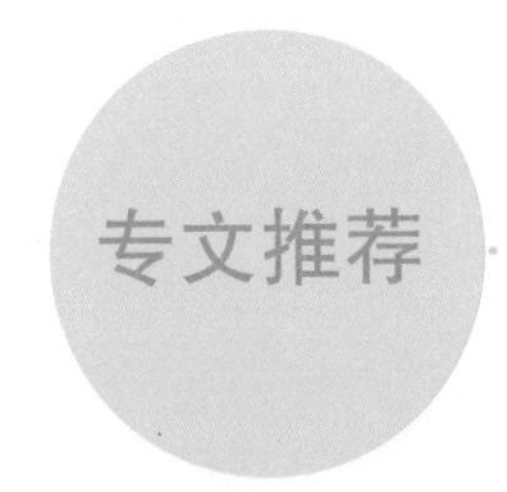

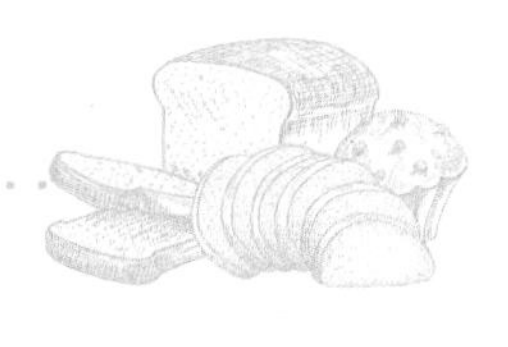

■许少雄

国家一级营养师 / 中医食疗调理师 / 厦门理工大学讲师

为更好地抚育孩子多读书，多做知识储备，这是初为父母或将为父母的年轻人的必备功课，这是重要但不紧急的事情，如果这个事情做好了，一般情况下就不会经常发生紧急的事情。在这里，所谓紧急的事情就是孩子生病。临床上见到很多年轻父母时常焦虑不安，就是因为孩子状况频发，缺乏相关知识的年轻父母往往是六神无主、措手不及，处理起来也是手忙脚乱。

养育孩子是一个系统工程，既需要家长多一份细心， 多一份耐心，同时还需要家长多一份知识和技能。近几年我们的生活环境、空气、食物、饮用水等和以前相比，有了很大的变化，特别是我们的知识结构、思维方式、心理状态更有了巨大的变化，在这样的情况下，养育孩子的方法也必须有相应的变化和调整，这是时代的必然。

孩子经常出现的问题包括盗汗、发热、咳嗽、扁桃体发炎、腹胀、腹痛、腹泻、便秘、积食、夜卧不宁哭闹等，其中有些是因为本身阴虚内热体质造成的，有些是外感六淫（风寒暑湿燥火）导致的，有些是喂养不当促成的，甚至还有一些是七情内伤（喜怒忧思悲恐惊）演化而成，特别是受到惊吓。

孩子生病了，在接受正规治疗的时候，如果能遵守必要的生活禁忌，同时辅以适当的食物及药膳的调理，临床效果会更理想，这是中华民族的传统智慧。

陈富春女士的新作《孩子生病了吃什么》恰如一场及时雨，或许能解开许多家长心中的诸多困惑。在掩卷之余，很多人会很惊讶地发现，原来食物还可以这样来料理，孩子的食物可以这样丰富多彩，同时，食物原来还有这么神奇的功效，药膳原来是如此的重要。

《孩子生病了吃什么》除了知识性，还有趣味性和时尚性，版面编排也很唯美，符合现代人的阅读习惯。在运用书中的食物和药膳的时候，请家长们先认真辨识一下自己孩子的体质状况和现状，选择最符合孩子需要的方法。

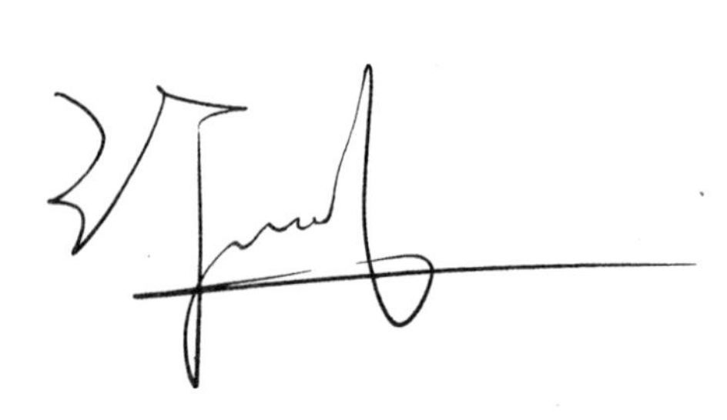

作者序

近些年有过敏症状的小朋友越来越多见，尤其是如果妈妈本身就是过敏体质，更容易生出有过敏体质的孩子，甚至是先天性免疫系统有缺陷的孩子。容易过敏或先天免疫力较弱的孩子十分可怜，因为他（她）们相比同龄人往往更容易生病，常常是刚有某种流行病，小朋友就中招了。

因我先生是过敏体质，免疫系统较差，我的孩子从小也是耳鼻喉科的常客，孩子长期看病吃药的后果，是胃口变差，也不爱吃东西，这样一来，更容易造成营养失衡。为了让大人、小孩不要那么辛苦，寻解方法，我试着从均衡的饮食中加上适当的中药材，调理出孩子喜欢吃的食物，让孩子能吃、喜爱吃，慢慢地改善孩子的体质。因自己的切身之痛，有感而发，希望借由此书的出版，能对正为家中孩子常生病而伤脑筋的家长有所帮助，期望我们的下一代都能健康地成长，也希望大家不吝赐教。

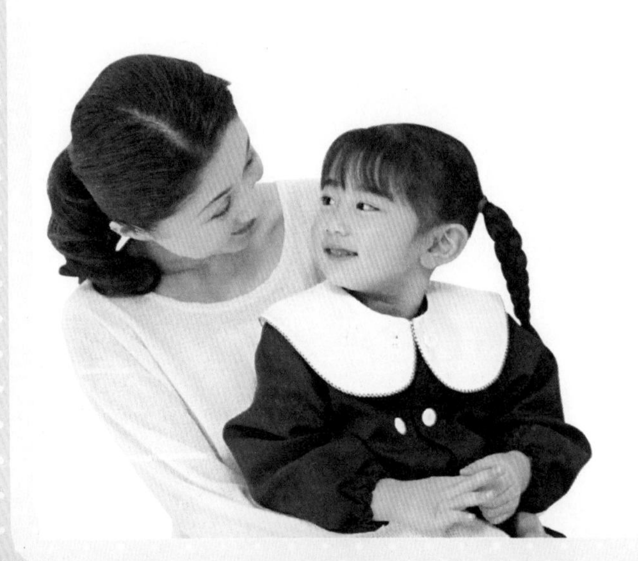

陳富春

目录
CONTENTS

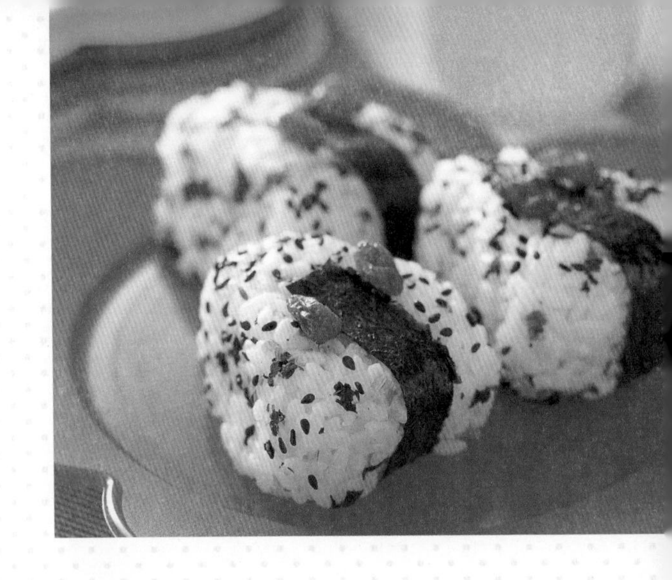

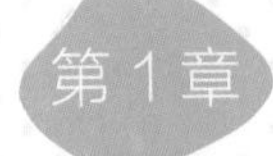

第1章

让小朋友健康成长 002

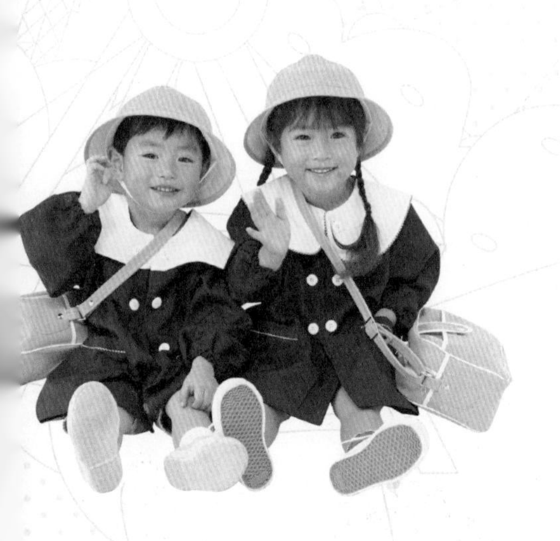

第2章

关心小朋友的呼吸系统疾病 019

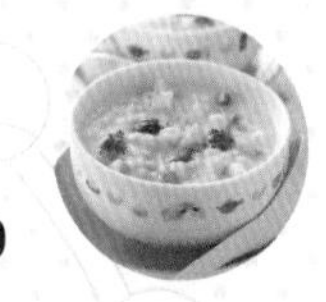

第3章 关心小朋友的消化系统疾病 044

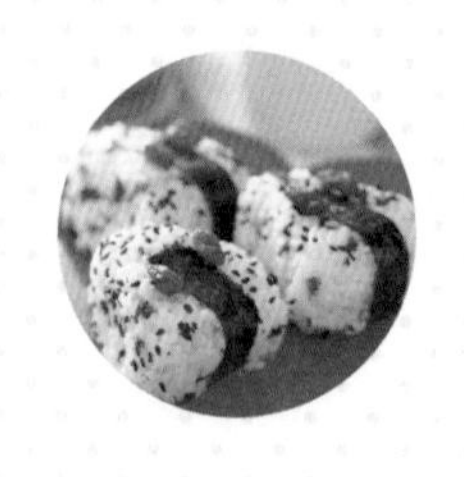

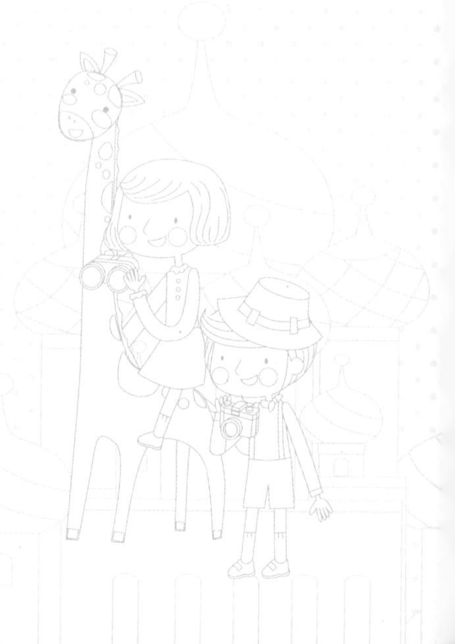

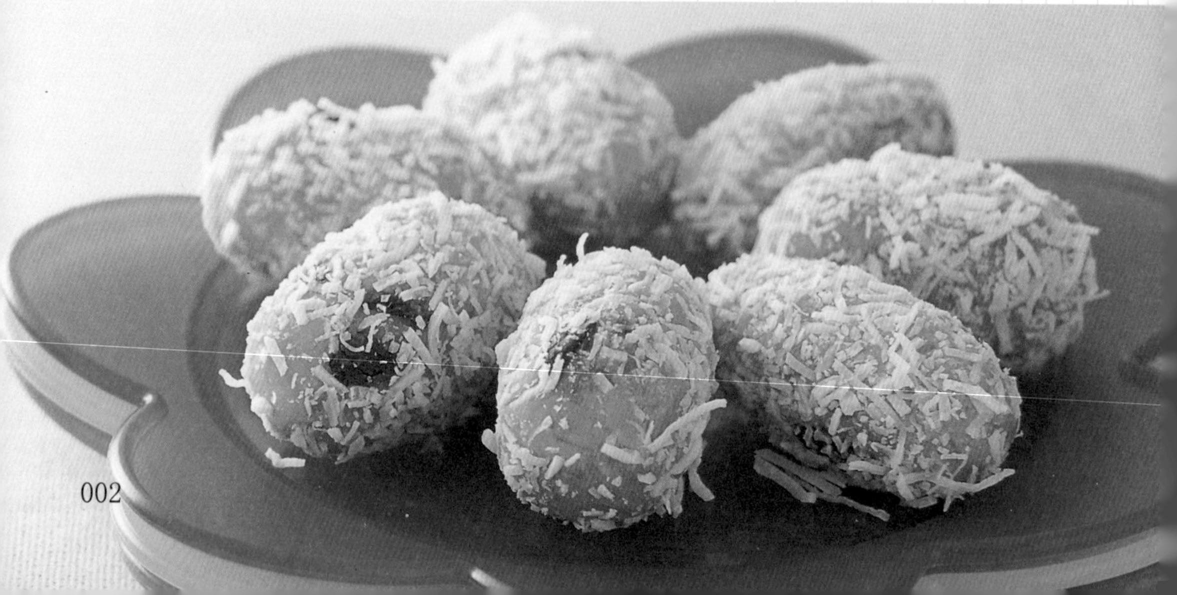

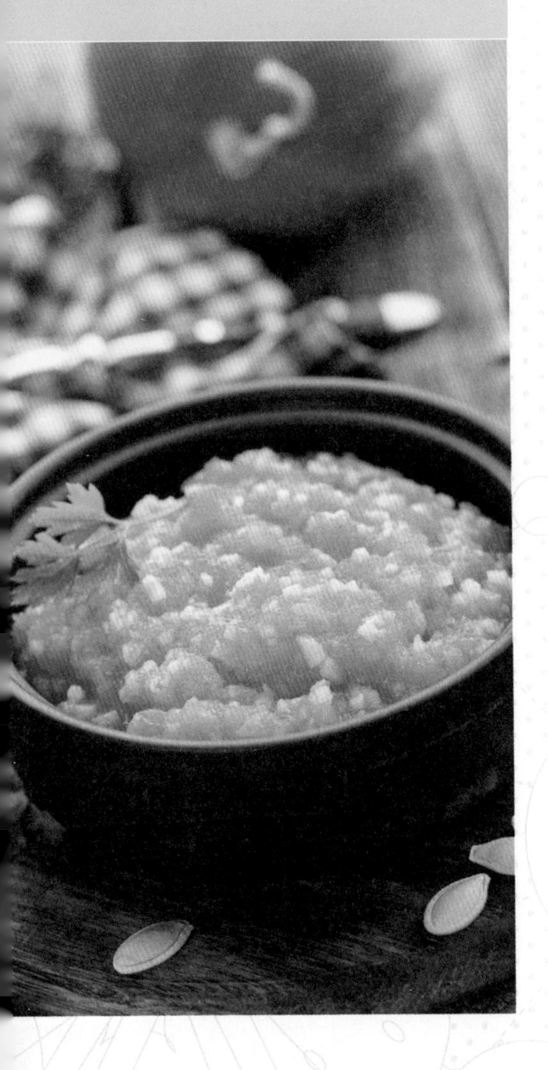

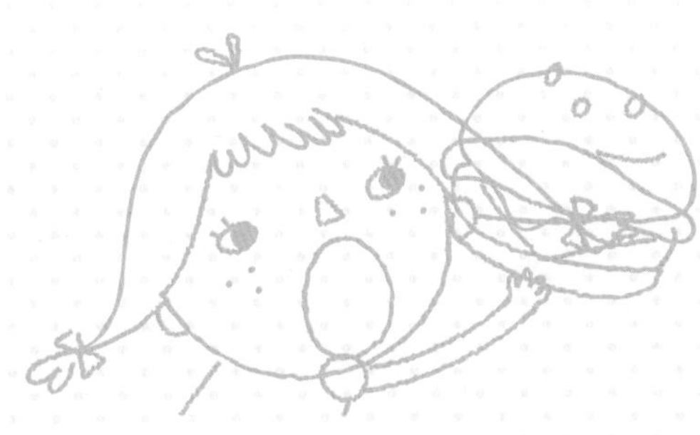

第4章

关心小朋友的 泌尿系统疾病 070

第5章

关心小朋友的 免疫系统疾病 092

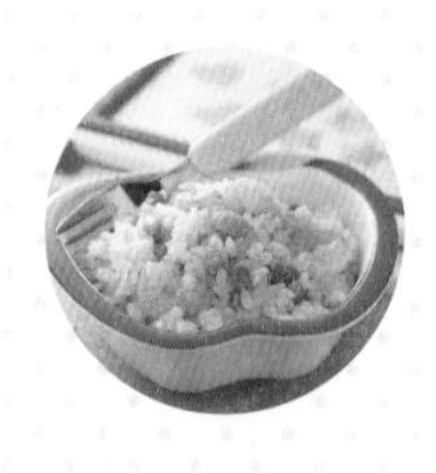

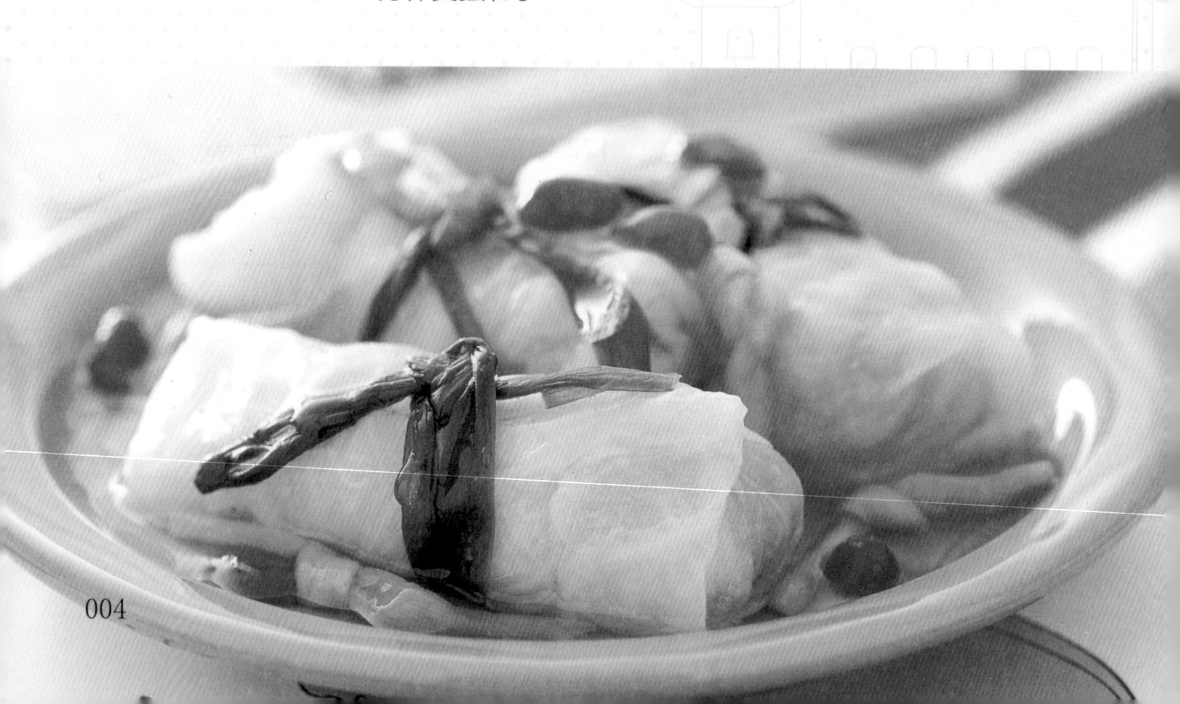

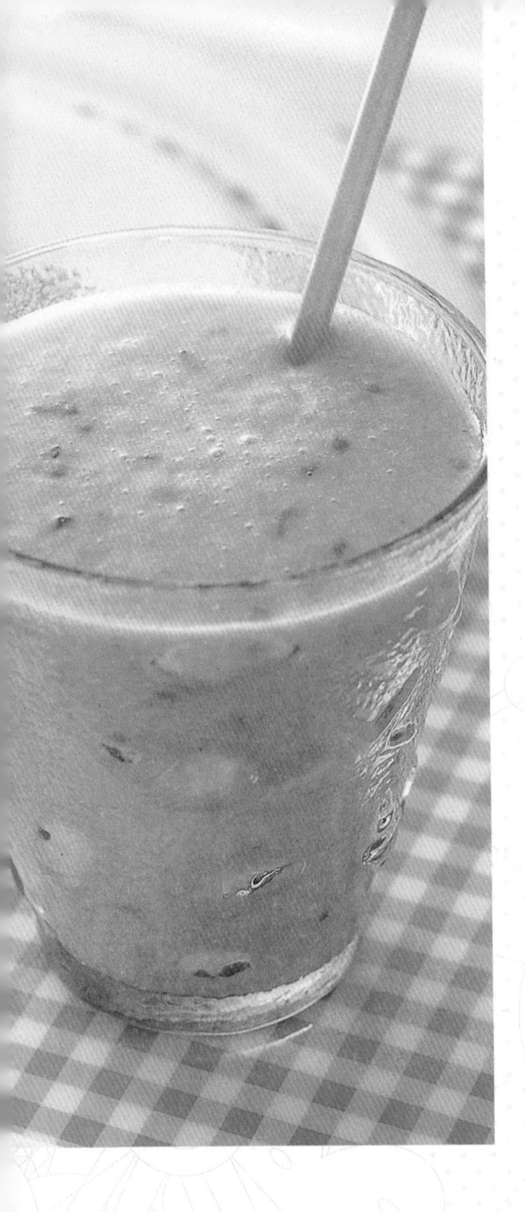

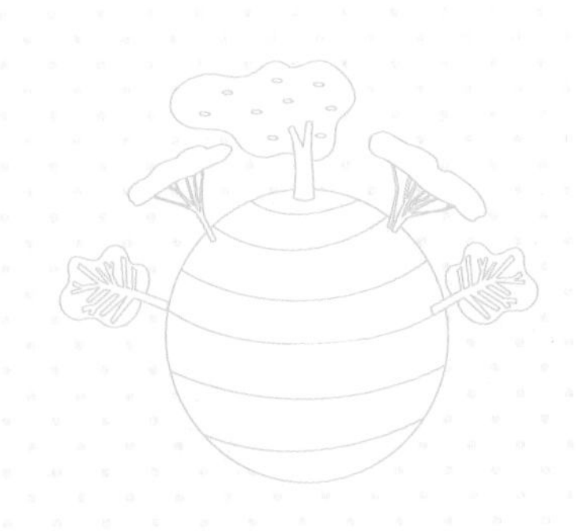

第6章

关心小朋友常出现的皮肤问题 114

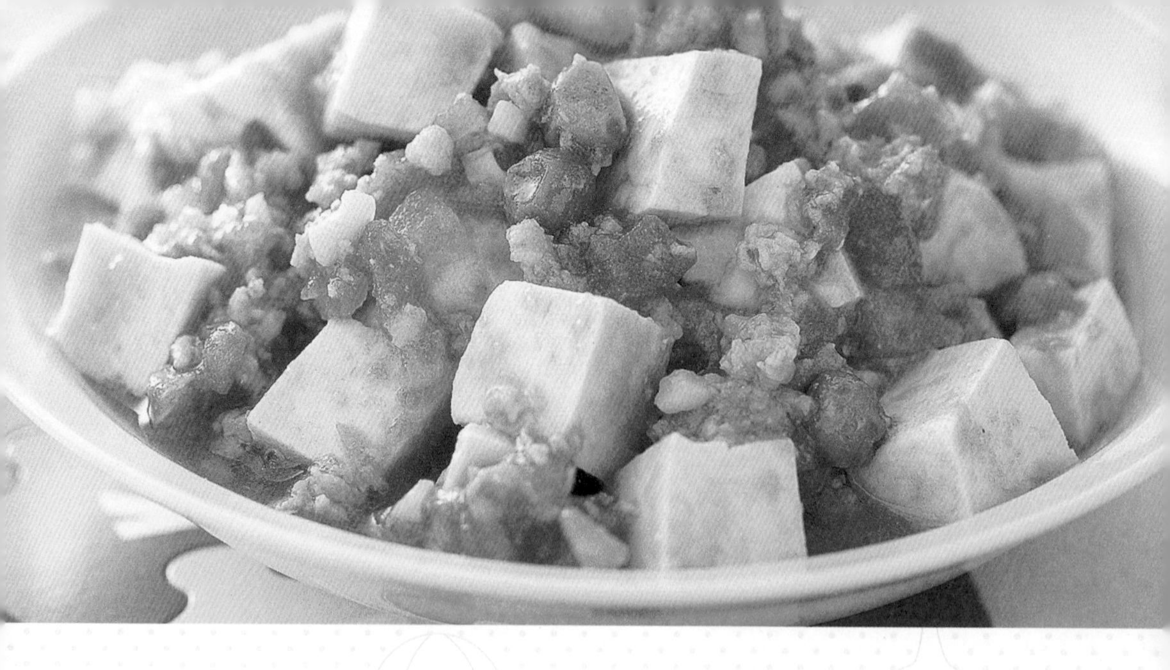

第7章

其他父母也要关心的问题 136

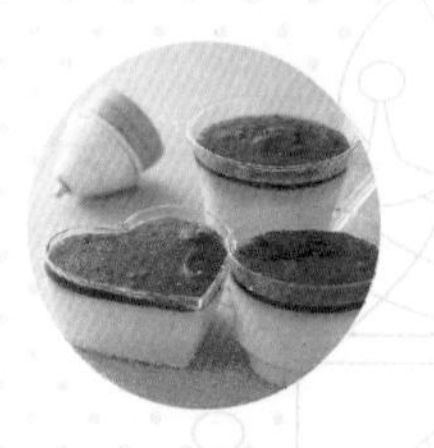

第 1 章

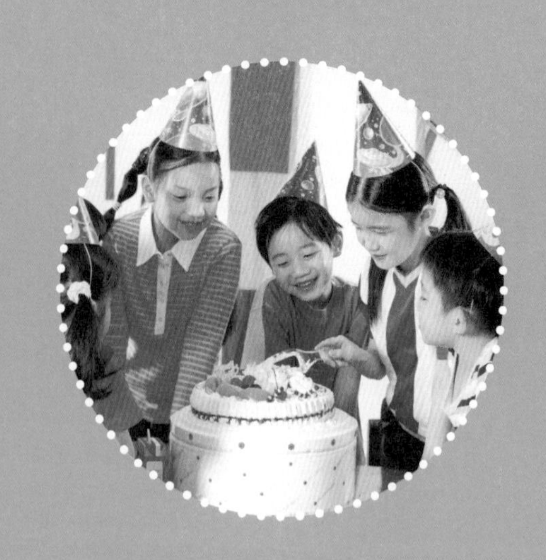

让小朋友
健康成长

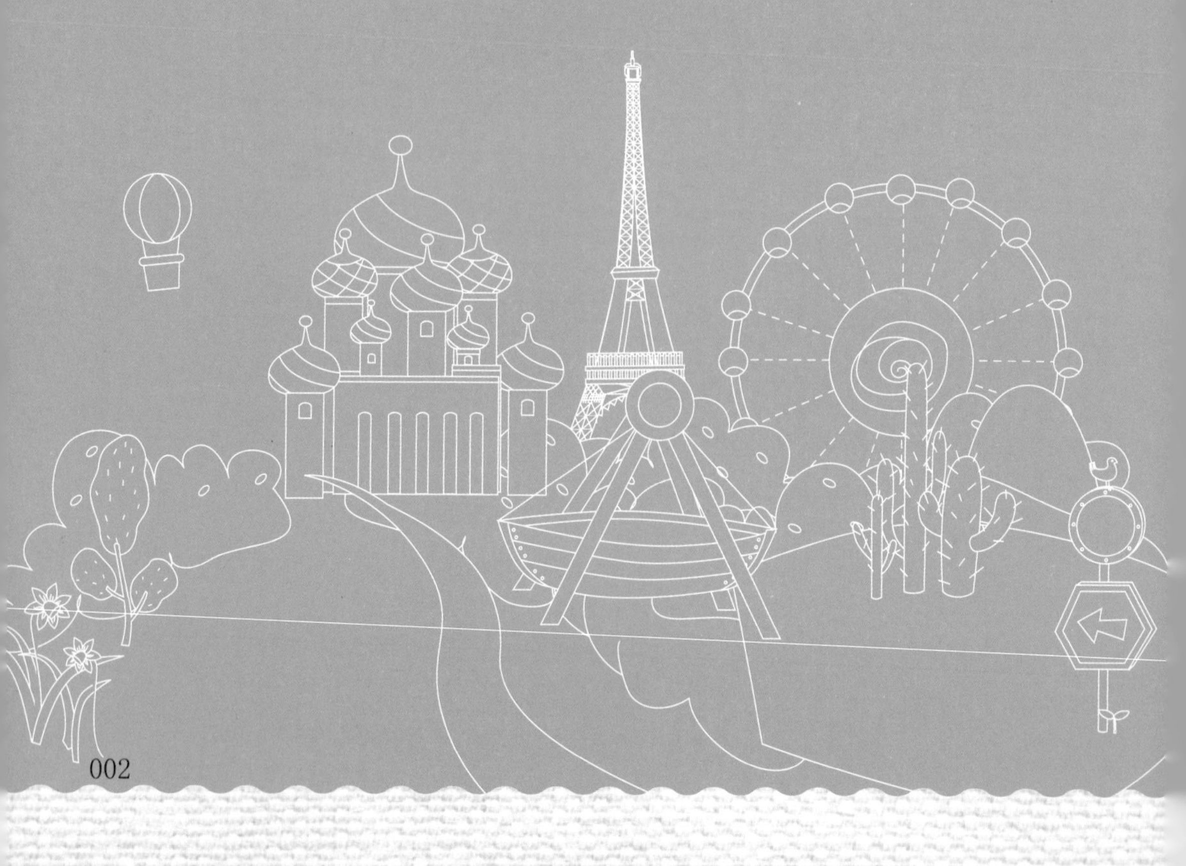

现今因快速工业化、商业化而导致生活环境污染问题日趋严重，这样的情况对于抵抗力较弱的小朋友来说，是健康的隐形杀手，每年不同季节流行的气喘、感冒、肠道感染等病症，也会一直反复伤害小朋友的健康，小朋友一生病对发育和学业都不利，也让父母格外心疼。尤其当小朋友进入幼儿园就学，接触其他人的机会变多了，感染各种病毒的可能性也会变大，有些疾病甚至还会致死，父母们不可不慎！

每个小朋友的成长都不能重来，除了爱他的心之外，还要有充足正确的知识，才能帮助孩子度过每一个时期的外来挑战，让小朋友能够拥有健康的身心，快乐安全地成长。下面阐述了让小朋友健康成长的基本要点，平常大人们需多多注意。营养仅是一方面，如果小朋友身体有不适，不应单纯依赖本书所用的药膳，而应当立即求医，以免延误病情。

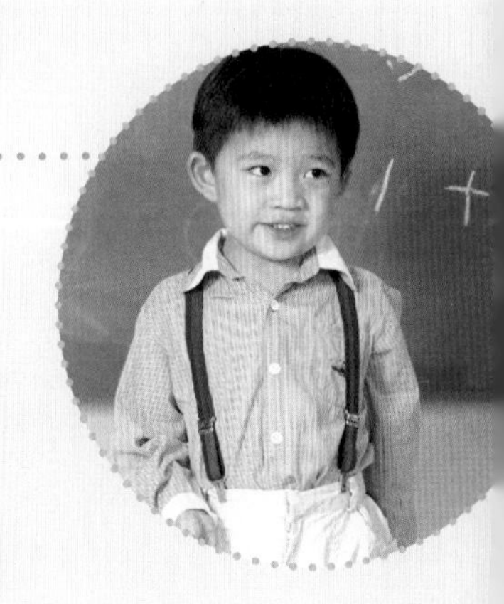

A 均衡营养

小朋友必须得到足够的营养素，才能发展身心功能，所以均衡摄取六大类食物是绝对必须的。各类食物的饮食分量，可参考下面这份每日饮食建议摄取量与饮食须知，为小朋友的健康把关。

小朋友每日饮食建议摄取量

<table>
<tr><th>类别 \ 年龄[①]</th><th colspan="2">4~6 岁</th><th colspan="2">7~10 岁</th><th colspan="2">11~13 岁</th><th>说　明</th></tr>
<tr><td>全谷杂粮类（碗）[②]</td><td colspan="2">3</td><td>男
3.5</td><td>女
3</td><td>男
4</td><td>女
3.5</td><td rowspan="3">供给热量的主要来源。饭 1 碗等于熟面条、小米稀饭和燕麦粥 2 碗；全麦馒头 1 又 1/3 个或全麦面包 2 片；小甘薯和中型芋头 220 克、马铃薯 2 个（约 360 克）、玉米 2 又 2/3 根</td></tr>
<tr><td>未精致（碗）</td><td colspan="2">2</td><td>1.5</td><td>1</td><td>1.5</td><td>1.5</td></tr>
<tr><td>其他（碗）</td><td colspan="2">1</td><td>2</td><td>2</td><td>2.5</td><td>2</td></tr>
<tr><td>豆鱼蛋肉类(份)</td><td>男
4</td><td>女
3</td><td>男
6</td><td>女
5.5</td><td colspan="2">6</td><td>1 份等于无糖豆浆 1 杯、传统豆腐 3 格或嫩豆腐半盒、豆干 1 又 1/4 片、鱼 35 克、虾仁 50 克、蛤蜊 160 克、去皮鸡胸肉 30 克、鸡蛋 1 颗</td></tr>
<tr><td>乳品类（杯）</td><td colspan="2">2 杯</td><td colspan="2">1.5 杯</td><td colspan="2">1.5 杯</td><td>一天至少 1.5~2 杯（每杯约 240 毫升）鲜奶、乳；也可用全脂奶粉 4 勺、低脂 3 勺和芝士 2 片代替 1 杯</td></tr>
<tr><td>蔬菜类（份）</td><td colspan="2">3</td><td>男
4</td><td>女
3</td><td colspan="2">4</td><td>一份可食部分生重约 100 克。生菜沙拉不放酱料；煮熟后相当于直径 15 厘米盘一碟或约大半碗</td></tr>
<tr><td>水果类（份）</td><td colspan="2">2</td><td colspan="2">3</td><td>男
4</td><td>女
3.5</td><td>1 份为切水果约大半碗到 1 碗，可食重量估计约等于 100 克</td></tr>
<tr><td>油脂与坚果种子类（份）</td><td>男
5</td><td>女
4</td><td>男
6</td><td>女
5</td><td colspan="2">6</td><td rowspan="3">坚果类 1 份为杏仁果、核桃仁 7 克、开心果、南瓜子、黑白芝麻、腰果 10 克；花生仁 13 克、瓜子 15 克。沙拉酱 2 茶匙或蛋黄酱 1 茶匙</td></tr>
<tr><td>油脂类（茶匙）</td><td colspan="2">–</td><td>男
5</td><td>女
4</td><td colspan="2">5</td></tr>
<tr><td>坚果种子类(份)</td><td colspan="2">–</td><td colspan="2">1</td><td colspan="2">1</td></tr>
</table>

备注：①本表格的小朋友生活活动强度以适度为主。

②全谷杂粮类的“未精制”主食品，如糙米饭、全麦食品、燕麦、玉米、甘薯等；“其他”指白米饭、白面条、白面包、馒头等，这部分全换成“未精制”更好。

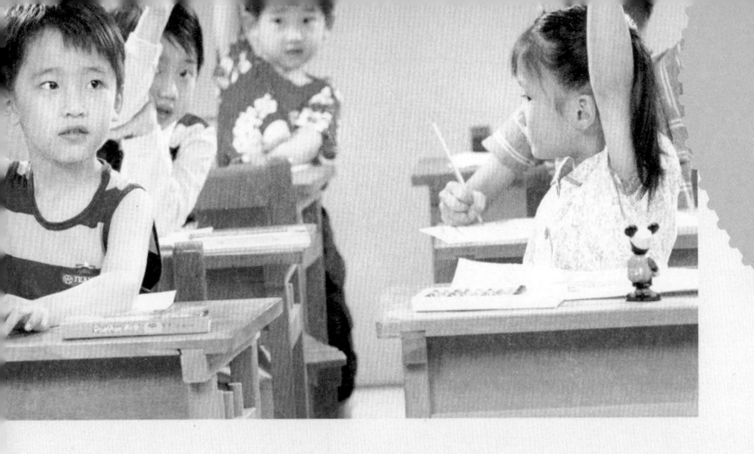

另外，各种营养素的建议摄取量如下，可让父母在准备食物或购买市售产品时，作为烹调选购的准则。

中国居民膳食营养素参考摄取量（2018）

营养素/单位 年龄	身高/ 厘米 (cm)	体重/ 千克 (kg)	热量/ 千卡[1] (kcal)	蛋白质/ 克 (g)	钙/ 毫克 (mg)	铁/ 毫克 (mg)	磷/ 毫克 (mg)	碘/ 微克 (μg)	维生素A/ 微克[2] (μgRAE)	维生素 B_1/ 毫克 (mgRAE)	维生素 B_2/ 毫克 (mg)
4~6岁	男 113 女 112	男 20 女 19	男 1300~1600 女 1250~1450	30~35	800	10	350	90	360	0.8	0.7
7~10岁	130	男 28 女 27	男 1700~2050 女 1550~1900	40~45	1000	13	470	100	500	1.0	0.7
11~13岁	男 147 女 148	男 38 女 39	男 2350 女 2050	男 60 女 55	1200	男 15 女 18	640	110	男 670 女 630	男 1.3 女 1.1	男 1.3 女 1.1

营养素/单位 年龄	维生素 B_6/ 毫克(mg)	维生素 B_{12}/ 微克(μg)	维生素C/ 毫克 (mg)	维生素D/ 微克 (μg)	维生素E/ 毫克[3] (mgα-TE)	烟酸/ 毫克[4] (mg NE)	叶酸/ 微克 (μg)	泛酸/ 毫克 (mg)	生物素/ 微克 (μg)	胆碱/ 毫克 (mg)
4~6岁	0.7	1.2	50	10	7	男 12 女 11	200	2.5	20	250
7~10岁	1.0	1.6	65	10	9	男 14 女 12	250	3.0	25	300
11~13岁	1.3	2.1	90	10	13	男 15 女 15	300	4.0	35	400

备注：① 1 千卡（Cal）=4.184 千焦耳（KJ）。本书后文不再说明。

② RAE 视黄醇活性当量（retinol activity equivalents）。

③ α-TE(a-tocopherol equivalent) 即 α-生育酚当量。

④ NE（Niacin Equivalent）即烟酸当量。

B 良好生活习惯

你可能会疑惑，有的小朋友每天都吃很多，营养充足，为什么还会生病呢？其实良好的生活习惯也是维持小朋友身体健康的必备要素。

❶ 正常作息→小朋友的作息要从小训练，到了开始上幼儿园的时候，才会比较适应，下表是一般小朋友应该遵守的作息习惯。

❷ 良好饮食习惯→一个人的饮食习惯必须从小培养起，一定要遵守的包括定时、定量、不乱吃零食，正餐需尽量在30分钟内吃完，不能让小朋友边玩玩具或边看电视，应该要专心进食，对于消化及营养的吸收才有助益。

❸ 适当的睡眠→一般来说，刚出生的小婴儿每天平均需要16~18小时的睡眠，随着年龄增长，睡眠时间也会慢慢减少，到了3岁以后，睡眠时间9~11小时，包含中午午休及晚上睡觉的时间。父母们须养成小朋友按时上床睡觉的好习惯，因为充足的睡眠才能让身体得到休息，恢复元气。

❹ 适度的运动→小朋友的活动力强，在日常生活中，已经获得了足够的运动量。相对来说，如果运动过度，身体太过劳累，反而让病菌有机可乘，所以父母们要注意不要让小朋友玩游戏或跑跑跳跳太久。另外，如果小朋友变得不爱动、面色苍白，则要多注意，有可能是生病的征兆。

建议作息时刻表

时间	内容	说明
7:00	起床	起床后进行刷牙、洗脸等清洁动作
7:30	早餐	开始吃早餐，最好是父母亲手烹调的食物，比较容易控制营养素的摄取多寡。吃完早餐后需漱口，并准备上学。
10:00	早点	开始吃点心，内容通常有小点心（咸点心或面包）及饮料
12:00	午餐	开始食用幼儿园提供的餐点，吃完后要刷牙
12:30	午休	通常为2个小时
15:00	午点	开始吃下午点心，可准备甜汤或咸点心
16:30	放学	幼儿园放学时间，小朋友从幼儿园回家
18:00	晚餐	开始吃晚餐，需控制在30分钟内吃完
21:00	就寝	上床睡觉的时间，小朋友通常需要9~11个小时的睡眠

备注：在上述时间的间隔中，是小朋友活动的时间，可以安排运动、游戏、看书、唱歌、学习、听故事等活动，让小朋友充分获得智能及体能等各项能力。

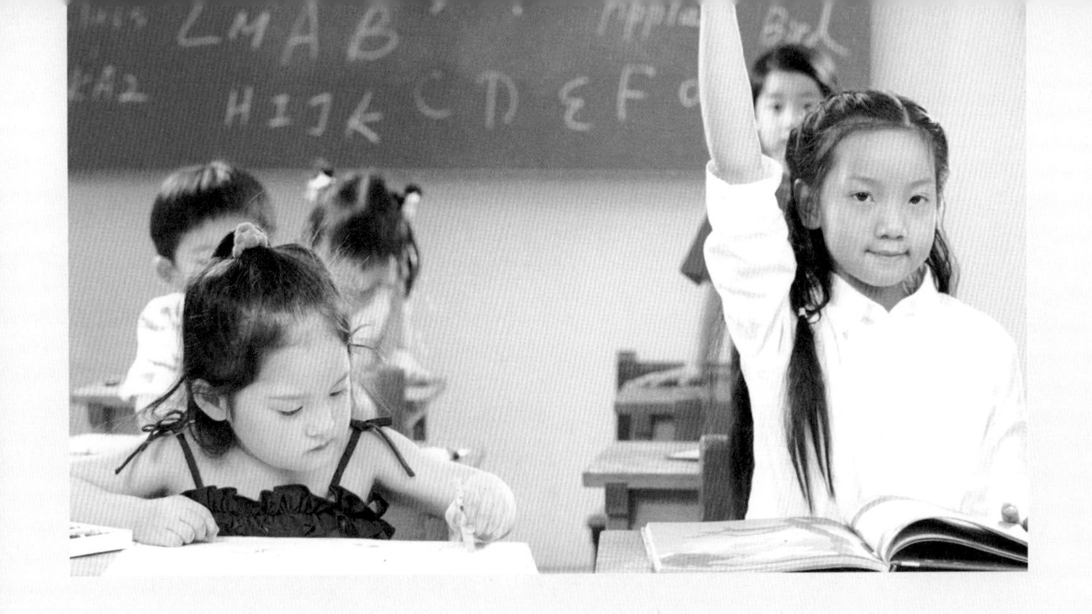

C 免疫力提升法

小朋友的身体功能还未发育完成，对病菌的抵抗力比较差，家长也必须多加小心，尤其是进入幼儿园后，很容易出现病症互相传染并越来越严重的状况，唯有增强自身免疫力，才是避免各种病毒入侵的最佳方法。

外在防护的基本守则

❶ 远离传染源→尽量不要让年纪太小的小朋友进入医院探病，在传染病高峰期时更需禁止；一般公共场所及空气不流通的地方，也尽量不要待太久，不让病菌有传染的机会。

❷ 隔绝病菌→常漱口、勤洗手是不二法则，不论是刚从外面进入家门，还是吃饭前后，都要记得叮咛小朋友确实做到用肥皂洗手，才能将疾病阻挡于外，尤其对肠道感染、胃肠炎等病症，还有预防的效果。

❸ 家长守则→家长自身也要多注意清洁，尤其是烹煮小朋友的食物前或帮小朋友清理排泄物后，都要用肥皂或洗手液洗手；另外，如果从外面回家，在抱小朋友前，也要先洗脸、洗手后再抱比较好。平常要让小朋友穿保暖的衣服，并注意衣服材质的通风性，以免出汗后吹风，导致生病。居家及周围的环境要保持干净，太过脏乱也会造成病菌滋生。

内在调理的方法

❶ 利用食材→利用天然食材中的营养素来提高免疫力，如富含茄红素的番茄、胡萝卜，能够减少体内自由基的产生，还能抑制细菌繁殖；另外像是十字花科蔬菜，如卷心菜（结球甘蓝，包菜）、花椰菜等，含有丰富的抗氧化剂——维生素 C，对净化血液、预防癌症有非常好的效果。

❷ 善用中药材→利用中药材的药性来增加抗病力，广泛取自天地孕育而生的各种药材，各有其属性，互相搭配调和下，能逐渐产生调节精、气、血的功效，身体功能自然强健，不易遭到损害。

❸ 补充营养剂→如担心小朋友的营养不够，可适时适量补充营养剂，如维生素 C、钙剂、鱼肝油、乳酸菌，食用方法则须遵守医生规定或包装上的说明。

D 小朋友与药膳

中医认为，人的体质有先天体质、后天体质之分。在小朋友出生时，即有体质上的不同，这属于先天体质。而体质会因为饮食及生活环境的影响而有所改变，这就属于后天体质，必须要好好照顾，并随时导向不寒不热、表里如一的平衡状态，这才是最佳的健康状态。一般而言，后天体质的属性还可用“寒热、虚实、表里、阴阳”来大致分类。

体质的判断

从寒热性来看

❶ 寒性→有脸色苍白、手脚冰冷、大便软稀、身体虚弱等外显症状。

❷ 热性→可细分为“虚热”及“实热”两种。

⊙虚热：有烦躁、手足心热、唇色红、口干、大便干硬的现象。

⊙实热：通常体温偏高、容易口渴、便秘、尿液量少且色泽呈现深黄色者属于这一类型。

从虚证来看

可分为气虚、血虚、阴虚、阳虚，最常在小朋友身上看到的情况是气虚。气不足使得人容易疲倦，也会使各种器官产生不同病症，若小朋友的病症愈多，表示身体愈不好，需要较长的时间来调整体质。

❶ 心气虚→平常稍微动一下就会喘气，甚至胸部会不时疼痛，多属心脏功能不佳，容易产生心脏、血管方面的疾病。

❷ 肺气虚→到了季节变换的时候，常常咳嗽不止，或有呼吸急促或气喘毛病，平常容易感冒，却过很久才痊愈，早晚气温低时，有流鼻水或鼻塞情况，属于肺部功能不佳，需加强呼吸系统的保健。

❸ 胃气虚→吃完饭后有腹胀、腹痛等消化不良症状，或表现为食欲不振、容易呕吐，通常大便较软，甚至有腹泻状况。胃气虚的小朋友因营养吸收不良，所以普遍娇小瘦弱，属于消化系统功能不佳，需提高营养吸收效果。

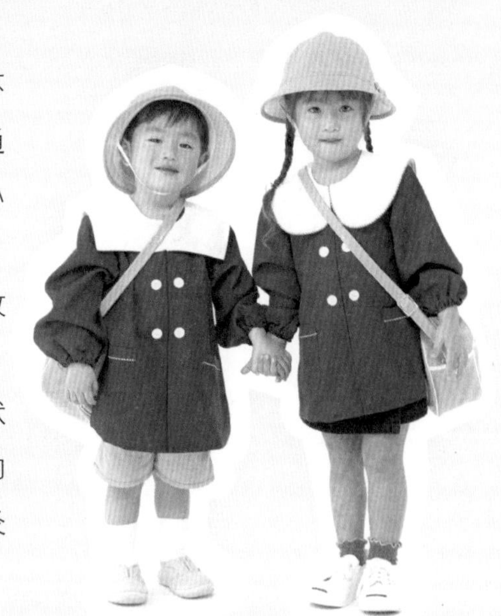

❹ 肾气虚→通常小朋友会有频尿、夜尿的状况，尿液量多且颜色清澈，属于泌尿系统的毛病，长久下来，容易产生膀胱炎、尿道炎等病症。

小朋友药膳的特点

药膳是将中药材加上食材烹煮而成，除了可以借由不同的食材来辅助药性，也可增加色香味，药膳中的食材对于药性功效影响很小。这种通过日常饮食来调理体质的方式对小朋友来说，更易于接受并安心食用。

给小朋友食用的药膳，所选用的药材通常为平、温性，药性不会太强烈，也比较不会产生副作用；食材及烹调方式则以多元为原则，并尽量以外观或色彩来吸引小朋友，药材不出现在食物中，以免小朋友心生畏惧不愿尝试。总而言之，以缓和渐进的方式来调养改善体质，是让小朋友食用药膳的最终目标。

食用药膳的注意事项

小朋友食用药膳时，有一些事项，在此提出，请父母要特别注意：

❶ 中药虽较西药缓和，平常颇适合用来调养身体，但毕竟还是“药”的一种，因此必须谨慎食用，尤其小朋友的身体较为娇弱，不能任意进补，也不能将原本给大人食用的药材配方直接喂食，以免药性太强，反而伤身。通常必须依照小朋友的外显症状辨别出体质属性及病症后，才能对症下药。

❷ 本书药膳食谱药性均平和，一般小朋友均可依照症状来食用。但当小朋友身体不舒服，应该先带小朋友到医院做检查及治疗，以免延误病情。等症状舒缓后，再以药膳做身体平常的保健较为恰当。大人若有相同症状，也可食用，但效果较弱，只适合作为保养用，若身体不舒服时，还是必须就诊。

❸ 若能请中医把脉诊断，则请以医生的配方为准，并请依照医生嘱咐服用，包括药量、每天服用次数、间隔时间等规定。

❹ 每道配方有一定的药材及药量，不可任意增添其他药材或药量。

❺ 药膳的食用时机以空腹时食用吸收效果较好，若准备不易，也可于正餐时食用，饭后则不宜。

❻ 若小朋友无法一次吃完，分次食用亦可，不要勉强小朋友全部吃完。

❼ 若有感冒及发炎的情况，请勿食用药膳。

❽ 食用药膳时，若同时服用其他药物，则须间隔 2~3 小时，以免药性互相影响，甚至产生副作用。

❾ 当药膳逐渐改善症状后，可慢慢减少每天食用分量至完全停用，若之后有复发前兆时，再食用即可。

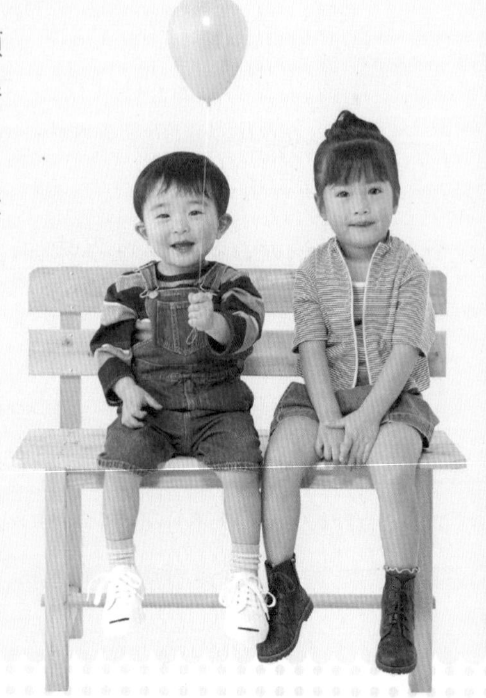

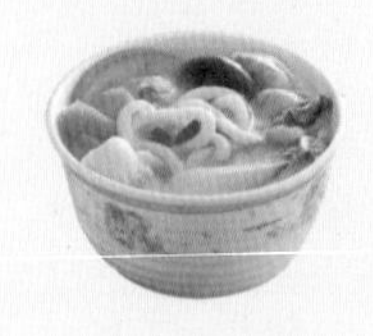

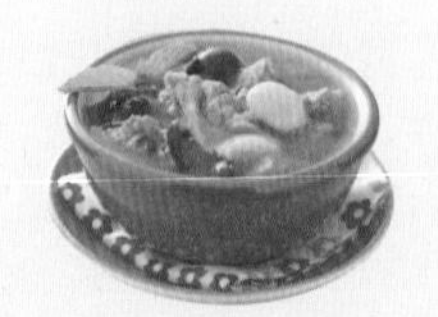

十大提升免疫力食材

想要提升小朋友的免疫力，杜绝病菌的侵袭，除了平日饮食均衡、作息正常要严格遵守外，还可以多摄入一些营养素丰富、有益的食材，可以让你事半功倍地达到提升免疫力的功效，平常也可以多多应用在菜肴中。

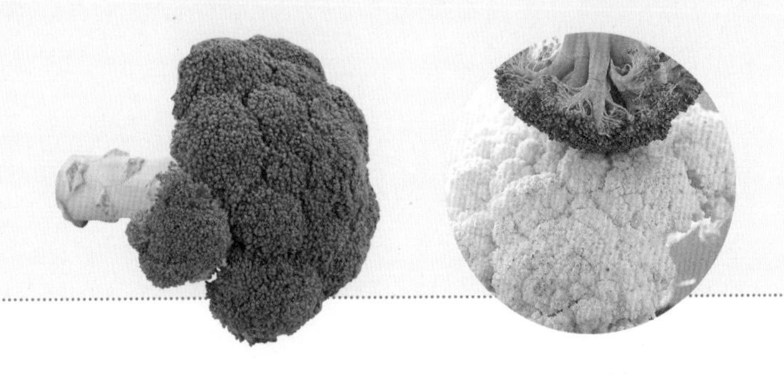

花椰菜

花椰菜含有丰富的蛋白质、脂肪、维生素（A、B_1、B_2、C）、胡萝卜素、膳食纤维，及矿物质钙、磷、铁等。尤其维生素C的含量相当高，可以净化血液，预防癌症；而膳食纤维可以帮助排除肠内废物、促进排便顺畅。中医认为，花椰菜性平味甘，有增进食欲、生津止渴、帮助消化、清热利尿的功效。

花椰菜有白色和绿色两种，选购时要注意花蕾需结实无空隙，白花椰菜颜色洁白，绿花椰菜颜色翠绿，而切口处越湿润越新鲜。买回后先装入塑料袋，再放入冰箱冷藏保存，约可保存2星期。花椰菜适合清炒或煮汤，营养素也不会因加热而流失太多，平常可多食用。

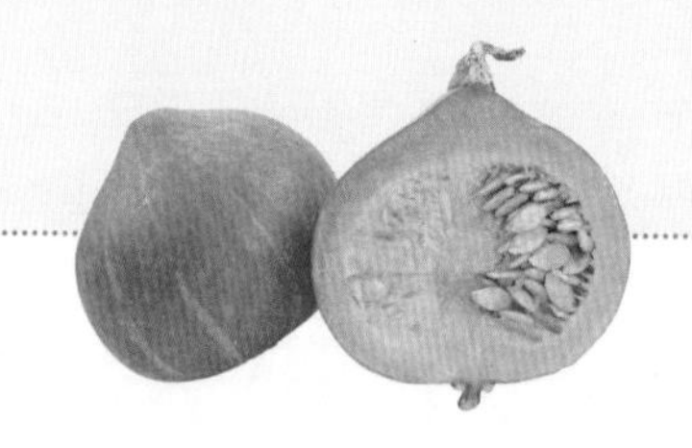
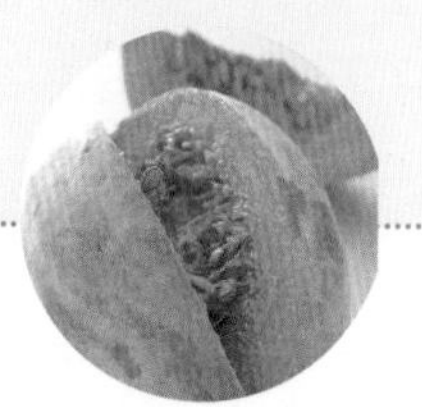

南瓜》

南瓜含有非常丰富的营养素，比如糖类、维生素（A、B族、C），及矿物质钙、磷、钾、钠、锌等，其中维生素A、B_1、C含量最丰富。维生素A、B_1可以保养眼睛及皮肤，β–胡萝卜素能防止自由基损害身体细胞，另外，还可以强化血管，并有保护肝脏、肾脏的功能。中医则认为，南瓜性温味甘，有补中益气、止咳消痰的好处，多食有益。

选购时要注意外形完整，没有变色，且蒂已经干枯的，这时果肉已成熟，甜度较高。平常如果没有剖开，可存放数个月，如果剖开了，只要把南瓜籽取出，再切成平常一次取用的分量的块状，然后用保鲜膜分别包好，冷藏保存，或是煮熟后再保存，营养素就不会流失。南瓜甜度高，应用也广，建议连同外皮一起烹调，可以摄取到更完整的营养素。

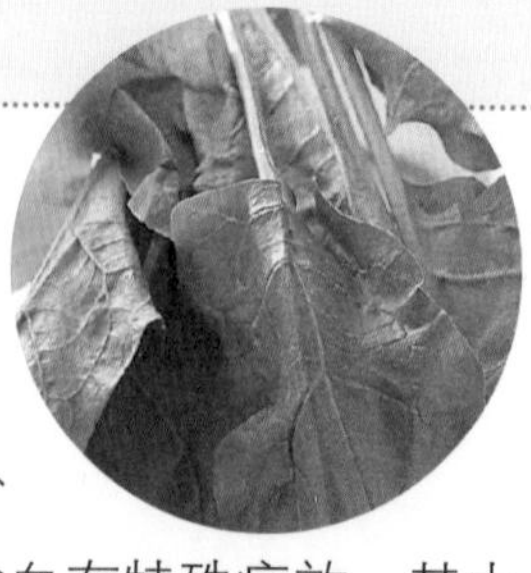

菠菜》

菠菜含有丰富的维生素（A、B、C）、β–胡萝卜素、叶酸，及矿物质铁、钾、钙、磷等，对于便秘、贫血有特殊疗效。其中维生素A、叶酸可预防癌症、心脏病，铁可预防贫血，钾可帮助维持细胞的电解质平衡。中医认为，菠菜性凉味甘，具有养血、通便功效，但因性偏凉，所以可采间断法，隔一天吃一次，或是搭配姜片一起烹调，中和属性后再食用。

买时要选择叶片有光泽、茎粗根完整者为佳，买回后将根部泡水或根部朝下，直立在冰箱冷藏。最好还是当天食用完毕。

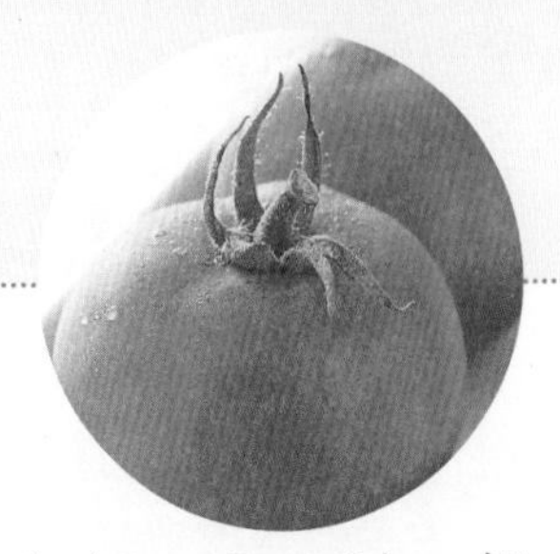

番茄》

番茄的营养丰富，有糖类、蛋白质、脂肪、维生素（B_1、B_2、C）、胡萝卜素、钙、磷、铁、柠檬酸、苹果酸等，内含的茄红素也有抑制细菌的作用。中医认为番茄性平味甘酸，能开胃助消化、生津止渴、凉血平肝、治疗食欲不振，也具有清热解毒的功效，总体来说，熟食比生食的效果要来得好。

买时要选择带蒂的，可保存较久，一般放在室温下储藏，避免重压即可。清洗时可用牙刷轻刷，去除灰尘，烹调方式很多，不论清炒、煮汤、打成果汁或是去皮切碎后煮成酱料，营养都不会流失。

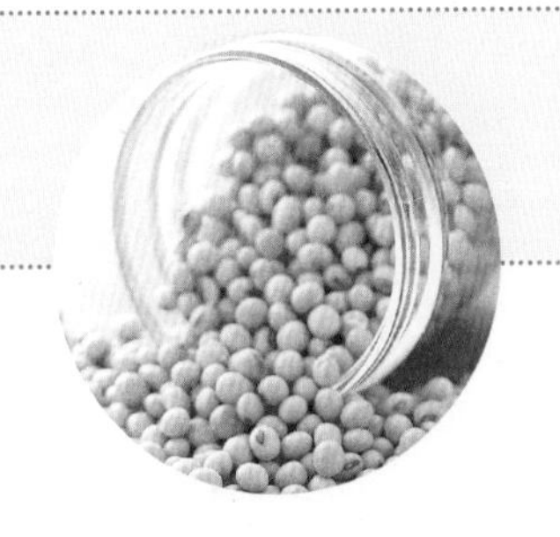

黄豆》

黄豆有蛋白质、脂肪、糖类、卵磷脂、维生素（A、B_1、B_2、E）和矿物质钠、钙、磷、铁，及膳食纤维等营养素。能调节生理作用、保护神经系统，对小朋友的生长发育很有帮助。所含的蛋白质属于植物性，能够增加免疫力、降血脂。另外，黄豆所含的雌激素成分，对促进骨骼健康有一定的功效。中医认为，黄豆性寒味甘，有止痛解毒功效，制品中的豆浆可缓解腐蚀性毒物的中毒情况。

黄豆制品包罗万象，豆浆、豆花、豆腐、豆皮、豆干、素食材料及酱油、味噌等调味料，都是利用黄豆制造出来的。一般来说，不需特别注意摄取量，就能从日常饮食中获得黄豆的营养，只要特别注意各种黄豆制品的保存期限，不要误食过期品即可。

菇蕈类 》

菇蕈类含有丰富的蛋白质、维生素、矿物质，所含的多糖体可提高细胞吞噬病菌的能力，进而增加抗病力，使人不容易生病；多糖体还可增强淋巴细胞的活性，提升身体的免疫功能。另外，菇蕈类普遍含有一种天然的“抗生素”，能杜绝病菌对身体产生危害。

菇蕈的种类很多，除了很多野生的可能含有剧毒，不能任意食用外，一般人工培植且产量、品质稳定的有香菇（花菇）、蘑菇、草菇、杏鲍菇、鲍鱼菇、金针菇、真姬菇、柳松菇（黄伞）、秀珍菇、灰树花（舞菇）、竹荪、木耳等。如为干品，需存放在通风阴凉处，不要受潮；烹调前再洗净泡水，只要变软后即可，不要浸泡太久，以免营养流失，浸泡的水也可一起烹煮；如为鲜品，只要稍加洗净，部分菇类需去除根部，进行烹调时，请尽量缩短时间，可保留较多营养素。

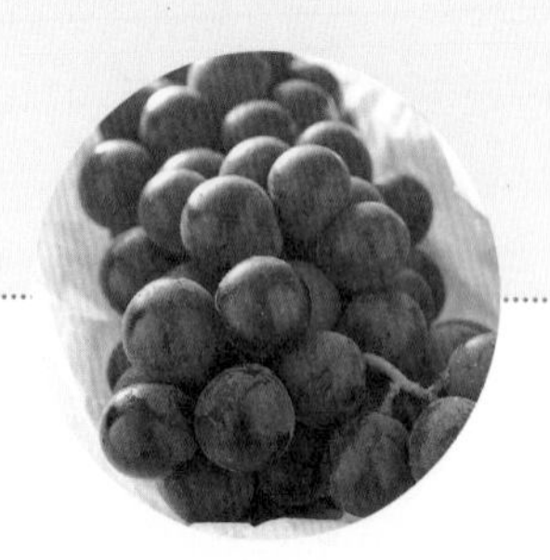

葡萄 》

葡萄含有糖类、钙、铁、磷、维生素C、果酸、柠檬酸、苹果酸等有益成分，也含有天然的聚合苯酚，能和病毒中的蛋白质化合，使它们失去传染散播的能力。中医认为葡萄能补血、强心、开胃、利尿、恢复精神、帮助消化，也具有排毒功效，能帮助胃、肠、肝、肾清除垃圾。

葡萄较脆弱，也容易腐坏，必须防止碰撞，以免损伤。买回后先将损坏部分去除，再放入冰箱中保存，并在两天内吃完较好。只要连蒂头处剪下，再用流动的清水冲洗干净后即可剥皮食用，也可连皮打成果汁后过滤，能获得更多皮下的营养素。

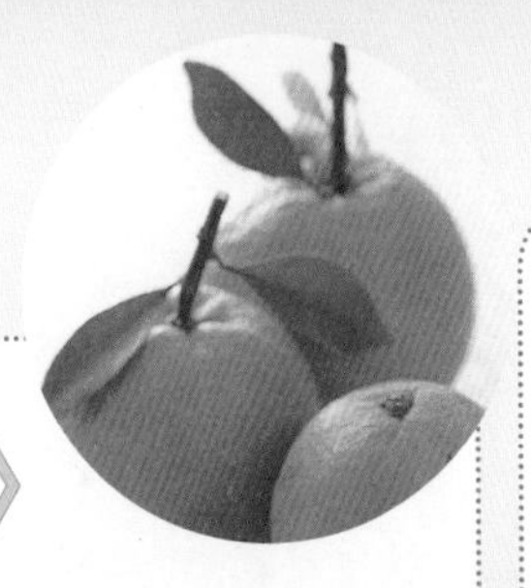

柑橘类水果 》

常见的柑橘类水果有柳丁、橘子、椪柑、柠檬、葡萄柚、金柑等，普遍具有低脂、高膳食纤维及高维生素 C 的特性，所含的柠檬酸具有抗氧化效果，可以清除体内的自由基，增强身体免疫系统。另外柠檬有增强消化、改善食欲不振功能；葡萄柚能促进肠胃蠕动，还能预防感冒、牙龈出血等疾病。

一般来说，柑橘类的水果保存的时间很久，只要放在室温下，保持通风干燥即可。食用前可稍微冲洗再剥皮，皮、肉间的薄膜或白色筋络不要去除，虽稍具苦味，但营养素多，建议与果肉一起食用。

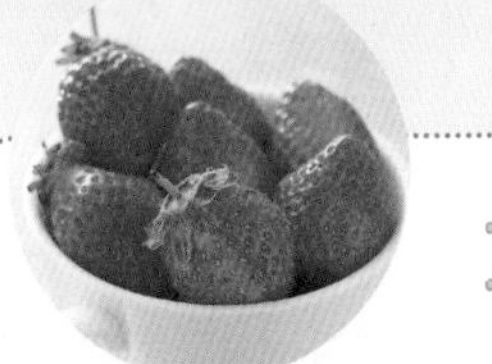

草莓 》

草莓含有维生素 C、铁、钾、钠等营养素，可以治疗贫血、消除疲劳、强健神经、维持内分泌腺体的正常运作。其中所含的丰富维生素 C 可以让身体制造干扰素，破坏病毒结构，也能减少病菌侵袭，进而增强身体的抗病力，每人每天只要食用 6~8 颗，就能获得一天所需的维生素 C。

买时要选择带蒂且无压伤或缺口的，因为草莓容易腐坏，所以买回后需放在冰箱中保存，并在 2 天内食用完毕。清洗时请用流动的水冲洗干净后，再拔除蒂头，以免不干净的物质透过蒂头处进入草莓内部，清洗干净后擦干水分，即可直接食用。

胡萝卜 》

胡萝卜含有蛋白质、维生素（A、B_1、B_2、B_6、C），及矿物质钾、钙、磷、锌、铁、硒等营养成分，能治疗夜盲症、预防便秘、降血压、抗衰老。尤其维生素 A 可转化成 β－胡萝卜素，能够清除体内的自由基，就能减少罹患癌症的概率，还能保护皮肤组织，增强抵抗病菌的能力，另外，对呼吸道的保健也有不错的功效。

买时挑选颜色红艳、表皮光滑有光泽的为佳。买回来后，放进塑料袋或蔬果专用的保鲜袋，然后放进冰箱冷藏保存，可以维持 2~3 星期的新鲜度。烹调时必须搭配油脂，才能让身体有效吸收维生素 A，通常可用清炒、炖煮等方式处理。削去外皮时越薄越好，因为皮下的营养素也很丰富。

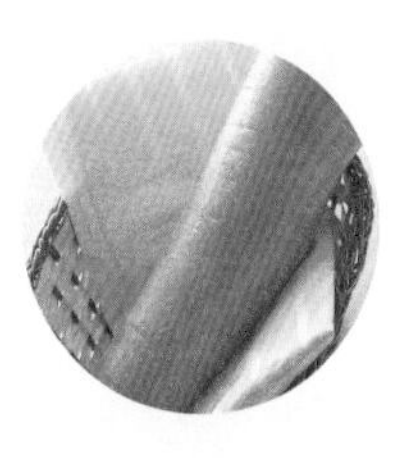

小朋友药膳的十个 Q&A

在给小朋友准备药膳的时候，心中是不是有一些疑虑呢？在此，针对妈妈最想知道的问题，做一个说明与解答，也希望能为小宝贝的成长，尽一份心力。

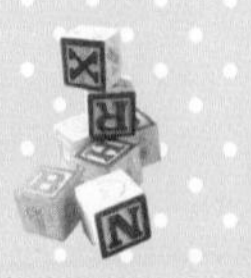
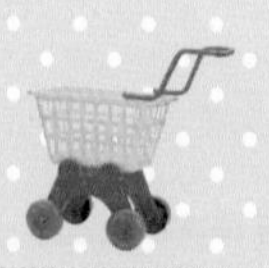

Q1 小朋友可以吃药膳吗？有没有年龄的限制呢？

可以的，若能借由平日饮食中来调理体质，其实是有帮助的。尤其是开始进入幼儿园就学的小朋友，与外界接触的时间变多，感染病菌的机会也会变得比较高，因而对健康的影响也会比较大。妈妈可以多花些心思，利用一些小朋友喜欢吃的菜肴加上中药材，来增加小朋友的抵抗力。

Q2 哪种体质的小朋友需要食用药膳呢？

先天免疫系统不良、体弱多病、易感冒、易患支气管疾病、发育迟缓、脾胃虚弱、食欲不振、面黄肌瘦的小朋友，可以适量的给予药膳调理，以改善体质，预防疾病发生，并可增强抵抗力。不过在进补前，若有生病情况，必须先把原先的病治好，再来食用药膳。在生病期间则不可以进补，且进补前也必须先了解小朋友的体质，以达到预期的目的。

Q3 平常若想帮小朋友进补，可以吗？

可以的，不过不能等同于大人的进补方式，小朋友要从提升免疫力上着手。又因为小朋友各方面的发育都还未完全成熟，代谢能力也跟大人不同，所以要以温和的药材来帮小朋友进补。另外对于过敏体质和一出生就有先天性免疫系统不良问题的小朋友，就必须从平日的膳食中下手，并维持作息正常，必要时还要配合身体检查，随时注意身体状况，不能一味地以大人认定的药膳补身方式来为小朋友进补。若小朋友身体健康、发育良好，则偶尔可以借由温和的药膳，并配合均衡饮食及正常作息来增强抵抗力，并不需特意为小朋友进补。

Q4 为小朋友制作药膳，有什么样的原则呢？

学龄前的小朋友因生长快速，生理功能各方面蓬勃生长，对营养需求比成年人多，但因五脏六腑比较脆弱，故药膳的制作，以天然营养的食材搭配温和药材，且种类不要太多，分量也必须减量或遵照医生的指示。

Q5 帮小朋友准备的药膳，应该以何种方式料理比较好呢？

若要以药膳来帮小朋友调理体质，必须考量小朋友的接受度，通常若依照一般熬药方式，甚少小朋友能完全接受又黑又苦的药汁，所以必须借由药材和食材组合而成的药膳，来增加小朋友的接受度，并在烹调方式上做一些改变，用料理技巧影响色香味，使药膳容易让小朋友接受。一般来说，清炖、水煮的烹调方法，是最适合烹调小朋友药膳的方式，清澈的汤汁能让小朋友完全联想不到中药。

Q6 用药膳食疗的方式来调理体质，大概需要吃多久？

利用药膳调理体质，必须耐心长期服用，不可操之过急，因为药膳不是用来治病，而是用来调理体质、提升免疫力的，希望可以让小朋友健健康康的成长。通常利用药膳来改善体质，快则 2 周，慢则半年，视个人体质而定。

Q7 药膳要如何烹调，小朋友才容易接受不排斥呢？

大人闻到药膳的味道会觉得香，但是对小朋友来说，药膳奇特的味道常常让人退避三舍，若想让小朋友接受药膳，就必须做到色香味俱全且多变化。比如利用原本颜色、口味就较重的菜色，像是卤肉肉燥，在食物中即使添加了药材，也不容易影响味道。或是将药材用棉布袋包起后加水熬煮，只取药汁来做后续烹调，这样可以将药材全部隐藏起来，颜色也不致因久煮而呈浓重黑色，影响食欲。药汁还可以一次多煮一点，再分次稀释后，搭配各种不同食材，烹煮出小朋友爱吃的菜色，这样小朋友就不会抗拒，才能长期食用。

Q8 适合小朋友的中药有哪些？不适合小朋友的中药有哪些？

由于小朋友的五脏六腑还未完全发育成熟，比较脆弱，所以在选择药材上，以性平（属性较平和）味甘（味道较甘甜）为宜，比如黄芪、大枣、枸杞、杏仁、茯苓、山药、冬虫夏草、人参、莲子、糯米、桂圆等，并搭配均衡的鱼肉豆蛋奶类。若有特殊情况，就必须给予其适合属性的药材作为调和之用，这时候就不必遵守上述原则，如体质较燥热的小朋友，可选择一些微凉性的药材来搭配等。至于药味辛辣或苦寒者，都属于不适宜小朋友吃的中药，比如黄连、夏枯草等。

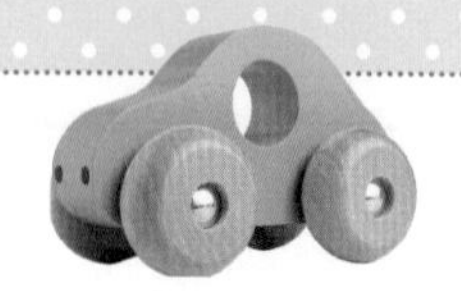

Q9 什么时候吃药膳比较好呢？

吃药膳最好是在空腹时食用，比如早餐或是下午肚子饿时作为点心。另外也必须看药膳的功效来决定，比如有些属于利尿的药膳，最好在白天食用，以免半夜小朋友尿床或必须爬起来上厕所，反而对小朋友的睡眠质量有不好的影响。

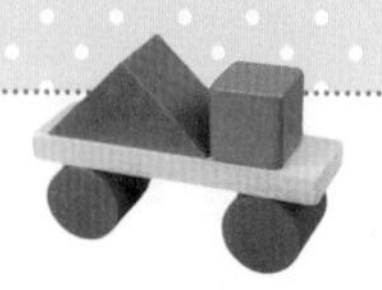

Q10 药膳可以用来治病吗？

有疾病且不了解严重性，或是在不清楚小朋友体质的情况下，都必须配合医师诊疗，千万不能自行服用偏方。生病是一定要看医生的，药膳只能让症状减轻，但不能用来治病。即使要用药膳为小朋友调养，也必须根据每个人体质的不同来对症下药，这样才能达到效果，尤其是本来身体免疫力就不好的小朋友，更需要经由医生诊断后开出适合的药方，才能达到预期的效果。

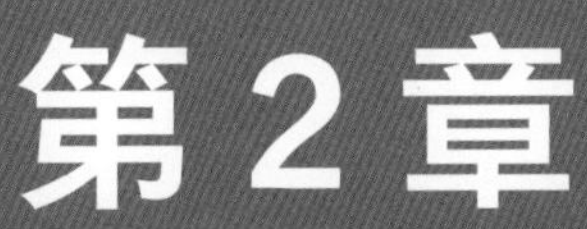

第 2 章

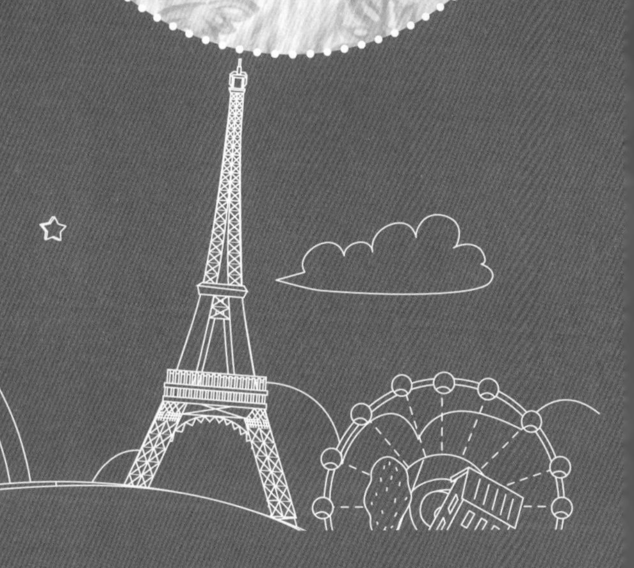

关心小朋友的 呼吸系统疾病

A 认识呼吸系统

人体各个系统中呼吸系统是最容易出问题的，且疾病症状多种多样。呼吸系统，是由与大气和血液之间交换气体有关的器官所组成，包含了上呼吸道的鼻腔、咽喉，与下呼吸道的器官、支气管、肺等。呼吸器官摄取身体内所必需的氧气，透过呼吸道进入肺，并由肺泡壁微血管进行一连串的气体交换后，再经由鼻腔把二氧化碳排出，从而完成呼吸的过程。

因为每天进出肺部的空气非常多，加上空气中充满了各式各样的微生物、尘粒、化学物质，这些物质都有可能对支气管和肺部等呼吸器官造成伤害，加上呼吸系统是由多种器官所组成，因此该系统的疾病相当复杂，常见的病症有感冒、流行性感冒、哮喘、过敏性鼻炎、喉咙痛、流鼻涕、咳嗽、鼻塞、多痰、支气管炎、慢性鼻炎等。

B 小朋友常发生的呼吸系统疾病

感冒

发生的原因

感冒是一种由滤过性病毒所引起的常见疾病。通常因气候温差变化大，衣服穿着的件数、材质拿捏不当或者是因为小朋友本身体质的问题，而造成病毒侵入人体所导致。

其传染的方式是吸入空气中含有病毒的飞沫或者是直接接触到感冒患者的喷沫，进而经由鼻子与咽喉而传染到气管、肺部。大多以出现感冒症状前与刚开始的 3 ～ 4 天传染性最高，其潜伏期在 1 ～ 3 天。通常普通的感冒在完善的照料下很容易治愈，但如果照顾不完善，就容易使病症加剧，引起咽喉炎、鼻窦炎、支气管炎、肺炎等治疗费时且不容易痊愈的疾病，有时候还会有致命的危险，不得不慎！

表现的症状

★ 流鼻水→刚开始呈现透明的黏液，随着病情的加重，黏液会逐渐变成黄色或黄绿色且越来越黏稠。

★ 鼻塞→因鼻黏膜充血及鼻腔内的管道不顺畅引起，使得用鼻子呼吸的过程出现障碍，此时必须以口代替鼻子进行呼吸。

★ 发热→发热是体温出现不正常上升的现象，如在口中或腋下以体温计测量，超过 37.5℃，或是肛温超过 38℃即称为发热。

★ 咳嗽→出现喉咙痒或喉咙痛而导致频繁且剧烈的咳嗽症状。

★ 喉咙痛→有喉咙干、痛、痒感，与扁桃体肿胀等现象。

★ 打喷嚏→鼻腔内有阻塞物或是有瘙痒感，即会产生此现象。

★ 头痛→前额、耳上或头背部产生隐隐作痛，并有颈或头部肌肉被拉紧的感觉。

★ 全身无力→身体没有元气，因而产生懒洋洋的感觉。

★ 筋骨疼痛→手脚四肢会有轻微的麻痹酸痛感。

★ 食欲不振→感冒使身体疲劳，影响食欲，导致不想吃东西，或是吃不下的状况。

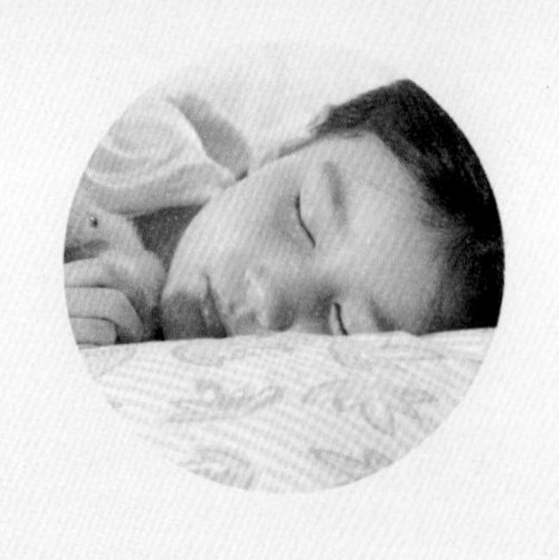

生活中改善的方法

无论小朋友是否罹患感冒，平常都应注意下列事项：

★ 多注意天气变化，并随时注意保暖。

★ 注意居家环境卫生，保持空气流通。

★ 保持心情愉快，以促进、强化免疫系统的活力。

★ 多喝开水，帮助体内新陈代谢，并可在感冒时，补充所流失的重要体液，与促使有害杂质的排出。

★ 小朋友感冒时，应给予充足的休息与睡眠，并减少活动量过大的运动。

★ 如果小朋友已出现感冒症状，则可适量给予服用维生素 C，以帮助感冒期的恢复，减缓咳嗽、打喷嚏等症状。亦可依照医生的指示摄取含锌的营养品，减轻喉咙痛等症状。

★ 可用盐水漱口，来舒缓不适症状。

★ 为了减轻小朋友由于擤鼻过度，所产生的疼痛感，可用棉花棒沾取凡士林涂抹于鼻子周围，减轻不适。

★ 如发现小朋友发热超过 38℃，或有喘或呼吸短促现象时，应立即带小朋友至医院就诊，并依照医师的指示按时服药。

哮喘

发生的原因

哮喘是一种支气管发炎的反应，属于慢性的肺部疾病，发生的过程为呼吸道内壁肌肉产生痉挛，加上其中蓄积了黏液，而造成反复性的呼吸道阻塞，产生呼吸困难的症状。尤其是在秋冬时节交替时，因为冷空气进入呼吸道，引起呼吸道的肌肉收缩，也使得黏液分泌过多，最后呼吸道变得狭窄，就会引发呼吸困难等相关症状。该病发病的时间，可能是在晚间与做完激烈的运动后。此外，情绪起伏过大也可能诱发哮喘。

哮喘发生原因除上述外，其相当大的原因是来自于小朋友自身的过敏体质，所以也有可能是接触到过敏原而引起。过敏原包罗万象，如动物的毛发、香烟烟雾、废气、花粉、灰尘、真菌、木屑、油漆味等，并不容易预防，父母要多费心并仔细观察，或至医院找出过敏原，并使小朋友远离过敏原。

表现的症状

★ 咳嗽→严重时会出现频繁而剧烈的情形。

★ 呼吸困难→呼吸不顺畅，并产生呼吸急促的现象，且一分钟超过 30 次。

★ 胸部不适→会产生闷痛的感觉。

★ 无法平卧→躺下时，呼吸肌无法发挥作用而产生呼吸困难现象，故睡觉时只能采取坐姿。

★ 心跳加速→心跳会有不规律跳动的情况，达数分钟之久，且一分钟超过 100 下。

★ 说话困难→由于呼吸困难，连带会影响到言语的表达，使得说话变得很缓慢且不完整。

★ 哮鸣→出现高频率的呼吸声。

生活中改善的方法

★ 改善生活环境，使其保持空气流通且干净整洁。

★ 善用饮食调养，注意容易引起哮喘的食物，并避免生冷食物。

★ 可在医生指导下服用维生素 B_6。

★ 让小朋友参与适量的运动，如短时间的游泳或散步，而运动前后都应做热身与舒缓运动。如需做激烈运动时，则应闭上嘴巴，使用鼻子呼吸，但仍以避免运动过度为宜。

★ 保持小朋友的情绪稳定，避免因为过于激烈的心情起伏而引发哮喘。

★ 为了避免小朋友的哮喘发作，爸爸妈妈或同处一个空间下的人应严禁吸烟。

★ 让小朋友远离已知的过敏原。

★ 避免让小朋友睡觉前吃得太饱，以免胃液反流导致气喘，可将床头及枕头垫高，或适度服用制酸剂。

★ 注意季节交替的时节，善用口罩或围巾保暖。

★ 不应太频繁进出空调房间，使得温差过大而诱发病症。

★ 突然发生呼吸困难时，应赶紧使用吸入型支气管扩张剂救急，并立即送医。

★ 由于哮喘属于慢性疾病，因此需要长期对肺功能进行随访与治疗。所以爸爸妈妈应配合医师的指示，并教导小朋友认识病情及严重性，和正确使用吸入型支气管扩张剂的方式，并要记得随身携带药物。

★ 尽量避免直接吸入冷空气。

★ 随时注意鼻腔的保暖。

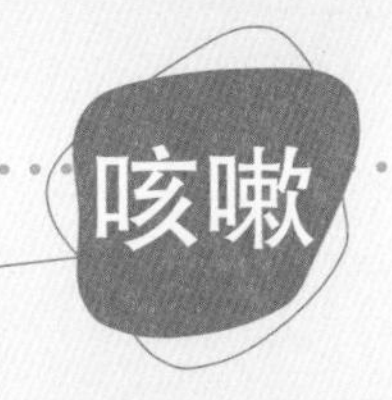

咳嗽

发生的原因

咳嗽是呼吸系统中最常见的症状，可以清除呼吸道所黏附的刺激物，借由咳嗽的力量将异物排出体外，让呼吸道得以畅通，恢复正常的呼吸，因此咳嗽也可说是身体正常的反射作用，也是一种防御机制。也因为这样，当这一症状出现时，可以说是呼吸道受到病毒感染或异物入侵的征兆，必须小心注意。

咳嗽发生的原因也可能是经病毒引起（如感冒、支气管炎等），或是由细菌所引起（如鼻窦炎、扁桃体感染等）。此外，当天气温差产生剧烈变化时，也会因为身体还没有办法适应，导致防御作用失调，而产生咳嗽症状。也有可能是因为其他器官的病菌感染到肺部而引起，必须靠医疗人员小心照护，否则容易造成生命危险。

表现的症状

咳嗽通常有急性和慢性之分，当咳嗽过久时，会使喉部与腹部肌肉疲累，并会产生呕吐的现象，而咳嗽亦会有下列的症状。

★ 进行一般日常的活动时会咳→如说话、走路、刚睡醒、爬楼梯、运动时。

★ 喘息剧烈→当咳嗽期间过长时，有时会伴随此症状产生，喘息幅度有大有小，但均会引起不适。

★ 夜咳→在睡眠时产生，导致小朋友无法安稳入睡。

生活改善的方法

★ 多喝温开水，以稀释黏附于呼吸道的黏液。

★ 平时应鼓励小朋友适量的运动，以增强呼吸肌，提高肺活量。

★ 在小朋友房间内使用低温除湿机，避免空气潮湿。

★ 咳嗽时，请小朋友不要多说话，让喉咙休息。

★ 多休息，给予小朋友充足的睡眠。

★ 避免吃可能引起咳嗽的食物，如生冷的食物，或是本身即是寒冷属性的食材如苦瓜或是西瓜、椰子等水果，及甜食与燥热、辛辣的食物，以免刺激喉咙。

★ 浸泡有疗效的药浴澡。

★ 注意小朋友的生活是否规律，避免晚睡与活动量过大。

★ 注意喉、颈部保暖，春、秋两季时可以围上围巾，冬天则可佩戴厚围巾等。

★ 如咳得非常严重，应将小朋友带至医院请医师检查用药，除能舒缓病症外，亦可检查是否感染其他疾病。

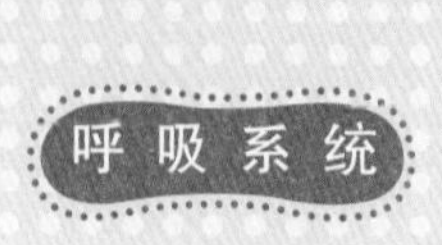

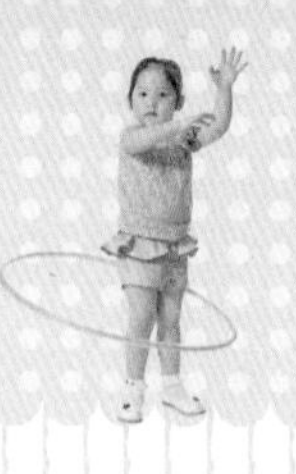

蘑菇海鲜浓汤

2人份

不再感冒了……

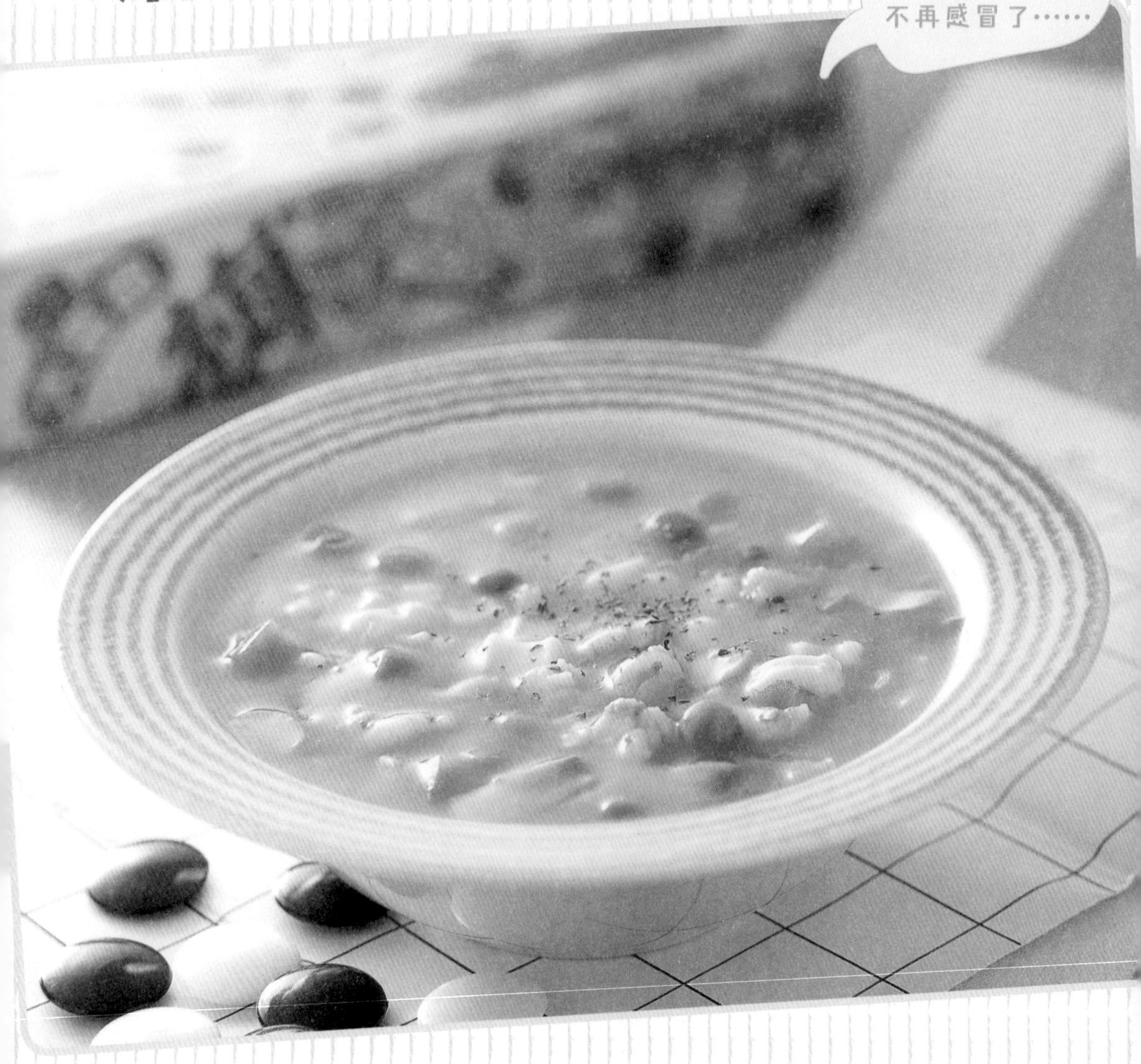

蘑菇海鲜浓汤

1人份营养分析

热　量•186.5千卡
脂　肪•2.15克
蛋白质•7.8克
铁　质*•1.65毫克
钙　质•76.5毫克

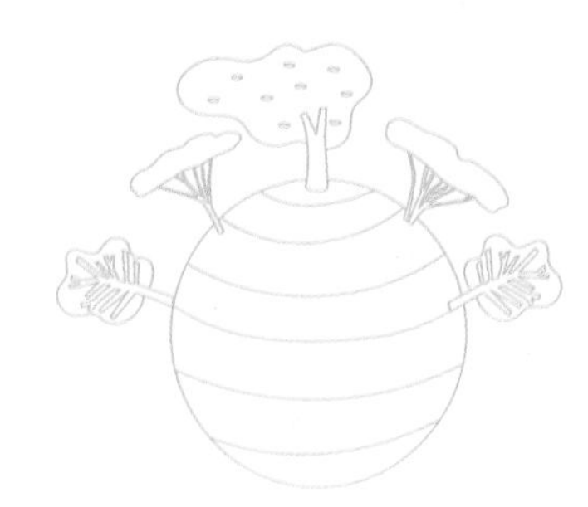

材料

A	防风	5克
	白术	10克
	甘草	5克
	大枣	3颗
B	虾仁	35克
	鲜干贝	2颗
	蘑菇	35克
	洋葱	1/4个
	胡萝卜	75克
	豌豆	80克
	玉米粒（罐头）	80克
C	奶油	15克
	鲜奶	50毫升

调味料

盐	1小匙
黑胡椒粉	少许

做法

1 将材料A分别洗净，用棉布袋包起，和水1200毫升一起煮至剩下600毫升，取汤汁备用。

2 虾仁洗净，挑除虾线后切小丁；干贝、蘑菇、洋葱、胡萝卜分别洗净后切小丁；备用。

3 烧热锅子，放入奶油，爆香洋葱丁，再倒入做法1的汤汁、胡萝卜丁，一起煮软后，加入其他材料B、鲜奶、盐，煮滚后即可盛盘，再撒上少许胡椒粉味道更佳。

*本书中的“铁质”“钙质”指的是矿物质中的铁、钙，以下不再赘述。

妈咪锦囊

★ **食用方法**
当正餐的配汤或点心，连续2周后可感觉慢慢改善。

★ **强壮妙计**
预防流行性感冒的侵袭，可以改善常感冒的过敏体质。

★ **谁不能吃**
有便秘症状的小朋友不能食用。

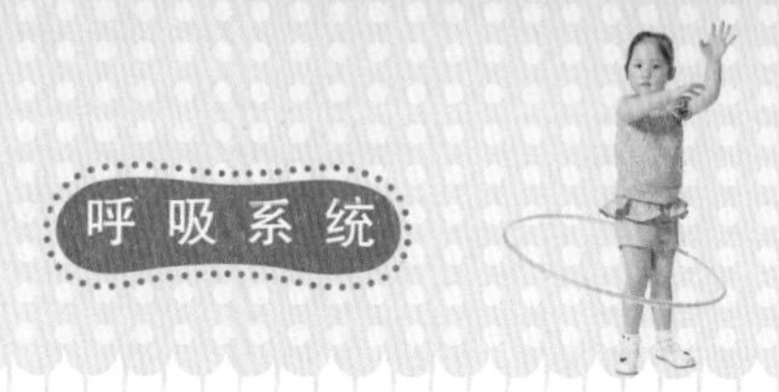

益气排骨汤

2人份
不会老打喷嚏了！

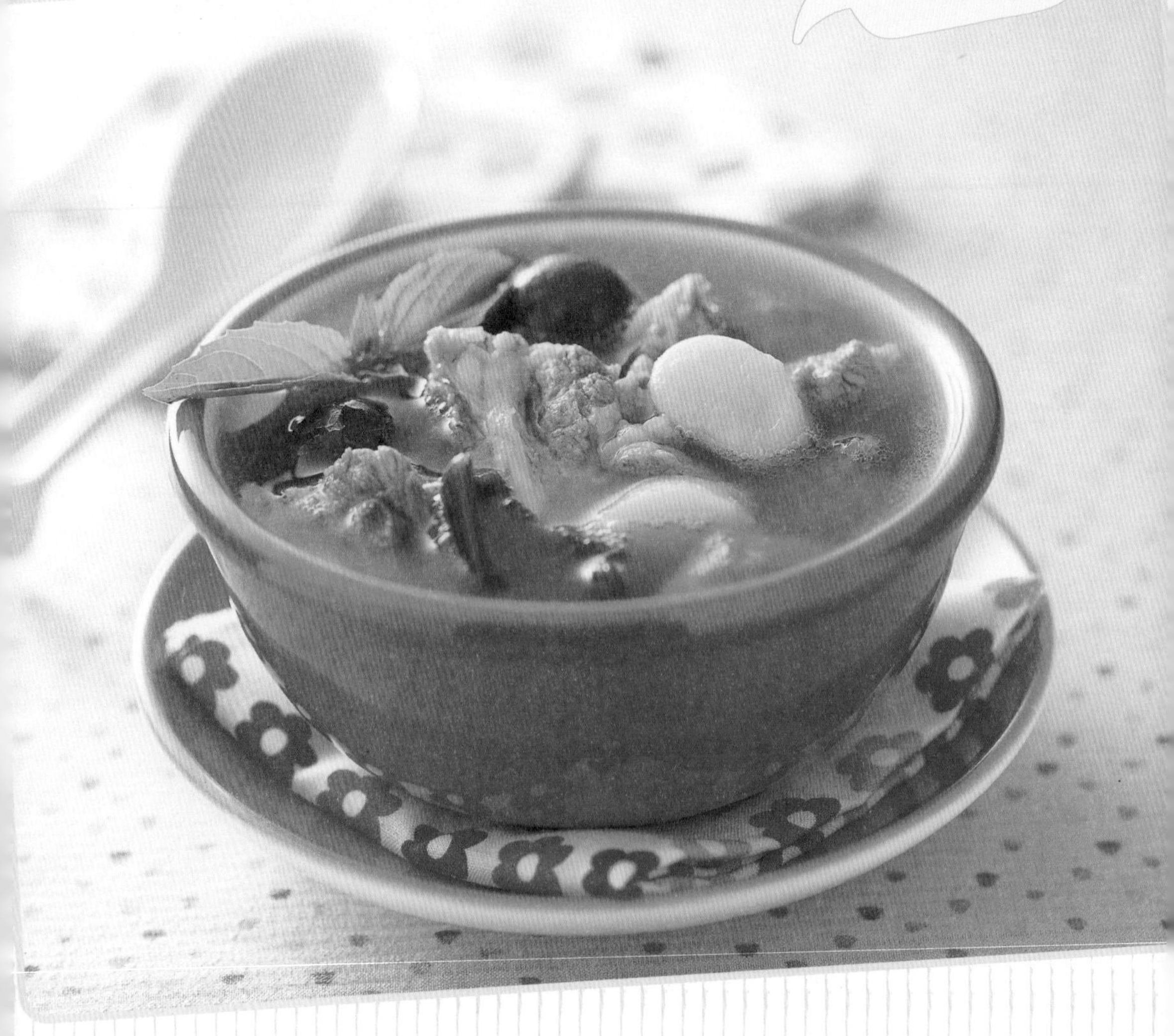

益气排骨汤

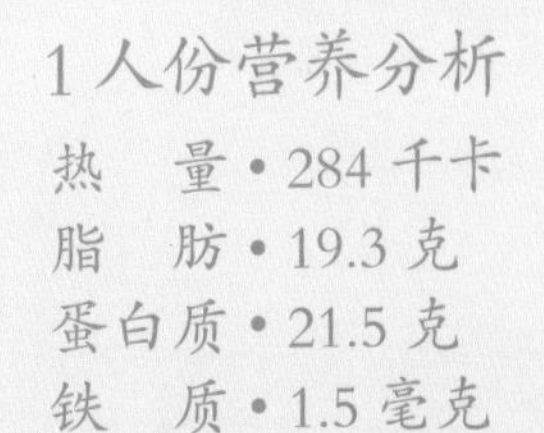

1 人份营养分析

热　量 • 284 千卡
脂　肪 • 19.3 克
蛋白质 • 21.5 克
铁　质 • 1.5 毫克
钙　质 • 58.7 毫克

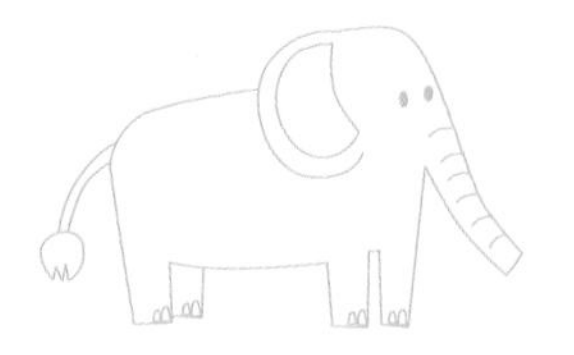

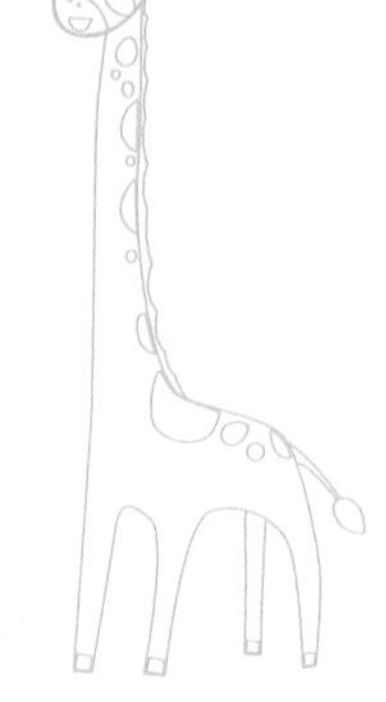

材料

A 黄芪 …… 15 克
当归 …… 10 克
大枣（去核）…… 30 克
B 小排骨 …… 150 克
胡萝卜 …… 100 克
鲜干贝 …… 3 颗
黑木耳 …… 1 朵
九层塔（罗勒）…… 4 片

调味料

盐 …… 1 小匙
味淋 …… 1 小匙

做法

1 黄芪、当归分别洗净，用棉布袋包起；大枣洗净；备用。

2 排骨洗净，用热水汆烫后，再用冷水洗净；胡萝卜洗净切小块；黑木耳洗净切小块；备用。

3 将做法 1 的药材包和水 2000 毫升一起煮滚，放入排骨、胡萝卜、黑木耳、大枣，用小火熬煮 40 分钟后，取出药材包，转大火煮滚，放入鲜干贝，再用小火煮 3 分钟，加入调味料，盛入碗中，再放入九层塔即完成。

妈咪锦囊

★ 食用方法
平日当正餐的配汤食用，连续 2 周后可慢慢改善体质。

★ 强壮妙计
可以改善虚弱体质、预防感冒。

★ 谁不能吃
如果已经感冒或有发热症状的小朋友不能食用。

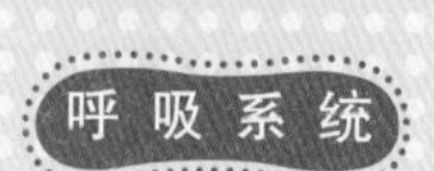

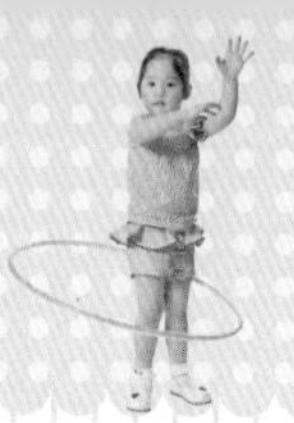

润肺乌龙面

1 人份

告别哮喘吧……

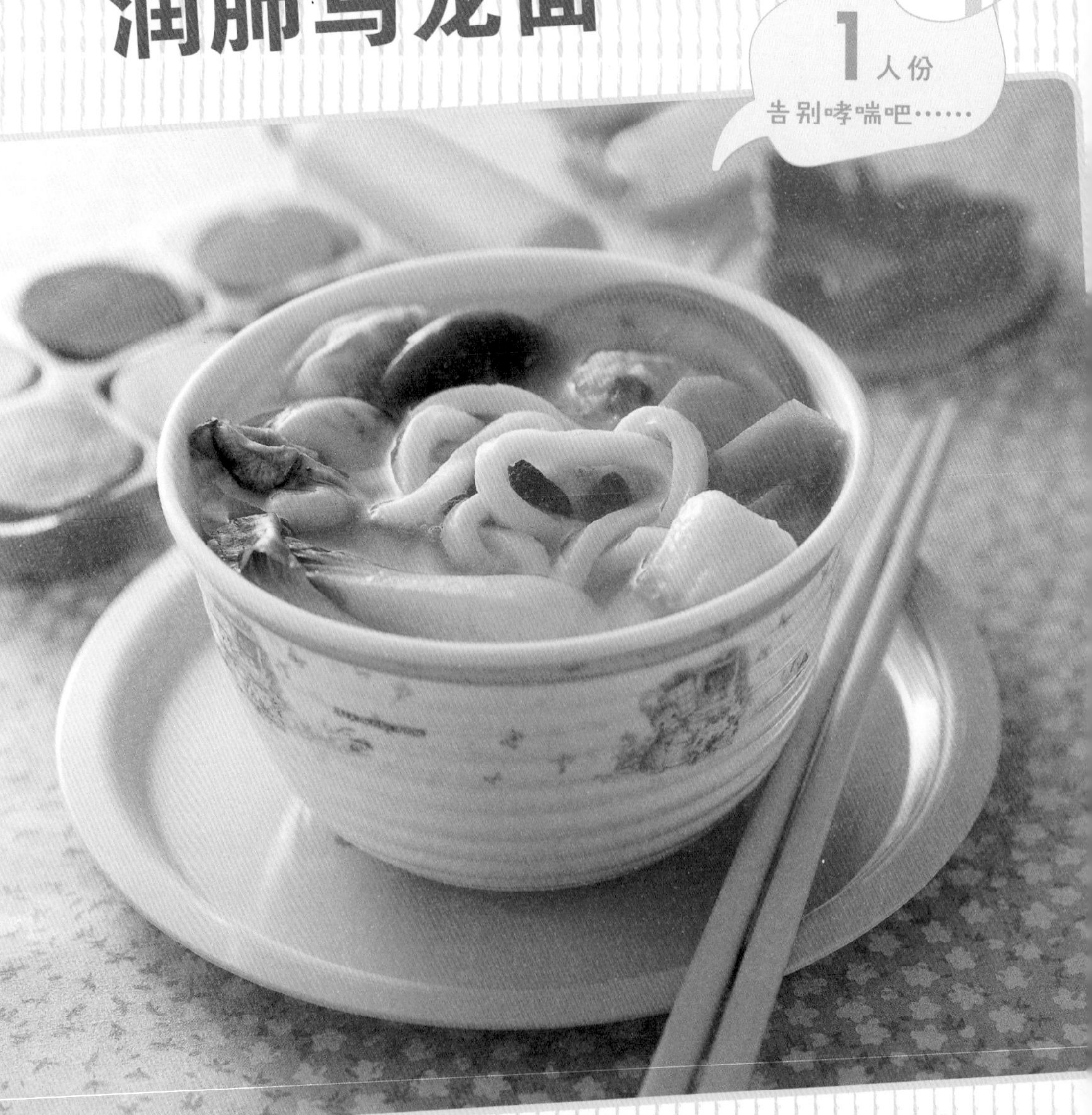

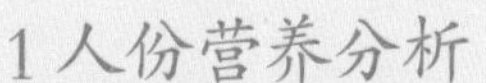

1人份营养分析

热　量•239千卡
脂　肪•3克
蛋白质•16克
铁　质•303毫克
钙　质•208毫克

润肺乌龙面

材料

A 西洋参（粉光参）…… 10克
黄芪 …… 5克
淮山药 …… 10克
杏仁 …… 10克
枸杞子 …… 10克

B 昆布 …… 20克
虾仁 …… 1只
鲜海蛎（蚵）…… 3只
胡萝卜 …… 50克
上海青 …… 1株
鲜香菇 …… 1朵（约15克）
甜不辣 …… 1个
鱼板 …… 1片
乌冬面 …… 50克

C 生姜片 …… 2片

调味料

盐 …… 适量

做法

1 材料A分别洗净，用棉布袋包起，放在大锅中，加水1500毫升，煮滚后转小火，熬煮30分钟后熄火，放入昆布，浸泡10分钟，过滤出汤汁备用。

2 虾仁挑除虾线后洗净；鲜海蛎（蚵）洗净；胡萝卜洗净切小块；上海青、香菇、甜不辣分别洗净；备用。

3 做法1的汤汁倒入锅中煮滚，先加入胡萝卜，用小火煮5分钟，再放入香菇、甜不辣、鱼板、生姜片煮滚，最后加入虾、鲜海蛎（蚵）、上海青、乌冬面，转大火煮2分钟后，再加盐调味即完成。

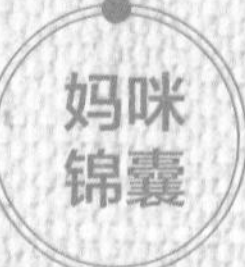

★ **食用方法**

当正餐或点心，连续食用2周后即可慢慢感觉改善。使用的食材可自行变化。

★ **强壮妙计**

可润肺、定喘、止嗽、清热生津，适合有气喘症状的小朋友来调养身体。

★ **谁不能吃**

若有发热、怕冷症状的小朋友不能食用。若对海鲜过敏，可改成肉片取代海鲜材料。

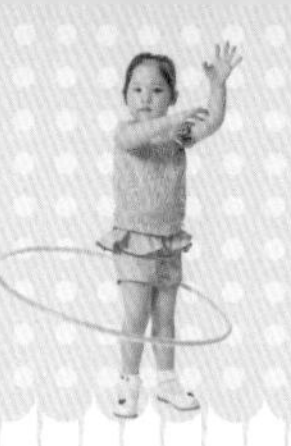

糖醋丸子

2人份
发热好一点了……

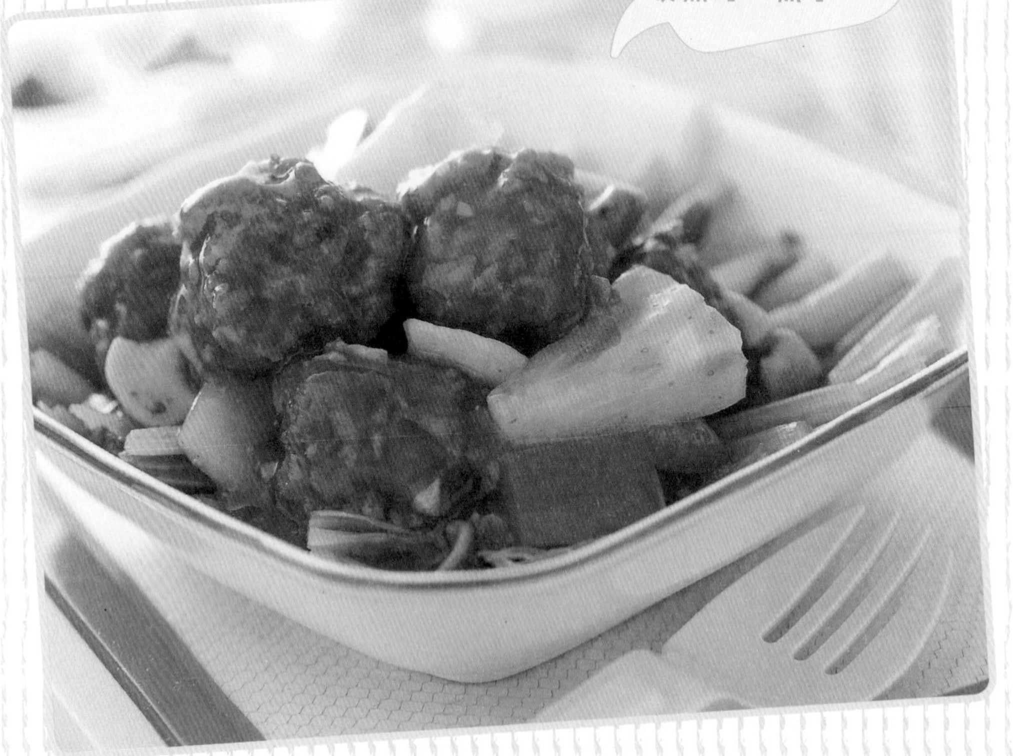

材料

A	陈皮	10克
	葱白	1根（20克）
B	猪肉末	200克
	荸荠	50克
	莲藕粉	1大匙
	胡椒粉	少许
C	菠萝	60克
	洋葱	50克
	红甜椒	60克
	蘑菇	30克
	鲜香菇	30克
	菠菜	50克

糖醋丸子

1人份营养分析
热　量•185千卡
脂　肪•4.2克
蛋白质•16.1克
铁　质•1.1毫克
钙　质•20毫克

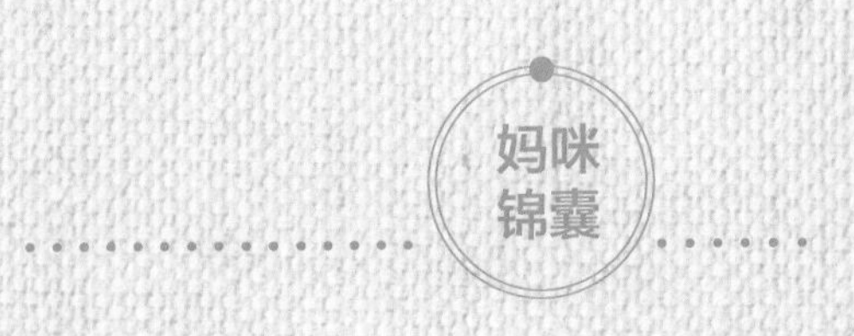

★ **食用方法**

平日当正餐时的配菜，连续食用2周后，可慢慢改善平常容易感冒发热的体质。

★ **强壮妙计**

可以促进发汗、缓和发热、清热生津、增进食欲、提升免疫力。

★ **谁不能吃**

气虚（精神不振、头晕、疲倦爱睡）怕冷的小朋友不可食用。

调味料

A 盐 …… 1小匙
B 乌梅汁 …… 1大匙
番茄酱 …… 2大匙
糖 …… 1小匙
蒜末 …… 1小匙
莲藕粉水 …… 2大匙

做法

1 陈皮洗净，用1杯水泡软后沥干水分，浸泡的水留下备用。

2 将猪肉末、调味料A抓匀。荸荠去皮后，和陈皮、葱白一起剁碎，再和莲藕粉、胡椒粉一起加入猪肉中，用手抓匀至有黏性。

3 菠萝切块；洋葱、红甜椒分别切丁；蘑菇、香菇分别切片；菠菜洗净，切大段；备用。

4 用热水将洋葱、红甜椒、蘑菇、香菇稍微汆烫过，菠菜则煮熟后盛入盘中备用。

5 烧热油锅，将做法2的猪肉用手塑成丸子状，放入锅中以中火炸至熟，再转大火，将油分逼除，捞出后放在纸巾上，吸除多余油分。

6 将陈皮水、调味料B一起放入锅中煮滚，把丸子、菠萝、洋葱、红甜椒、蘑菇、香菇放入，再次煮滚后倒在菠菜上，即可上桌食用。

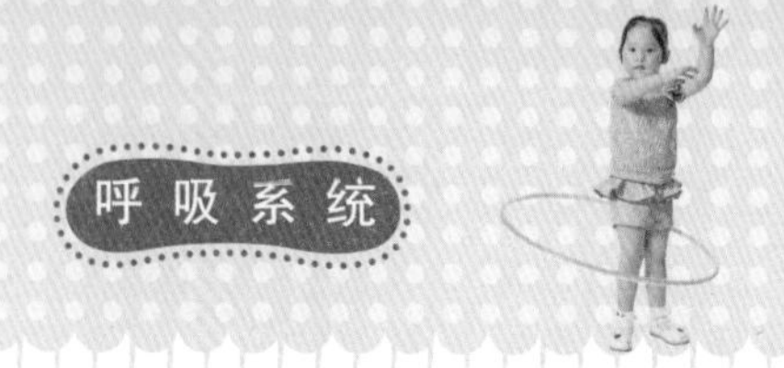

蔬菜饭团

3人份
身体变强壮……

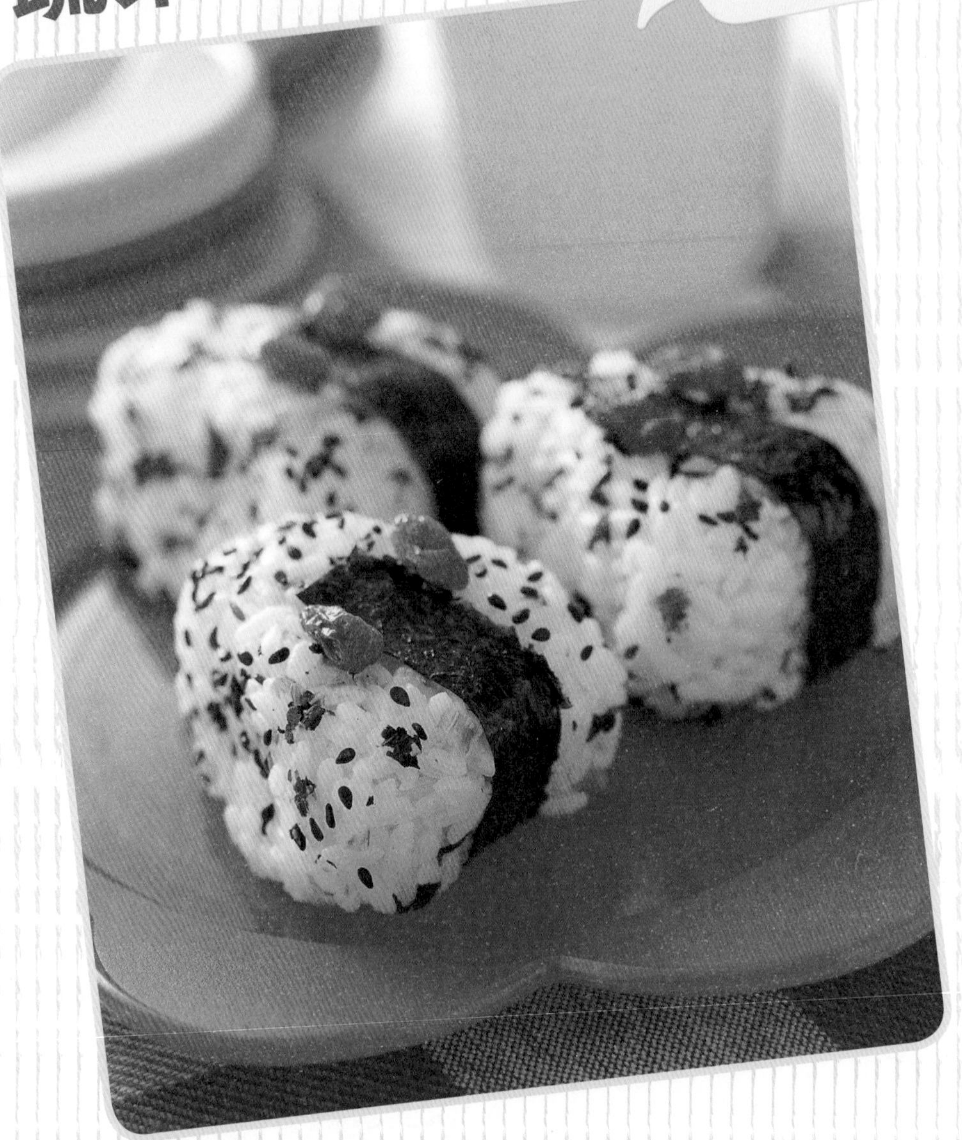

蔬菜饭团

材料

A	黄芪	10克
	党参	10克
	枸杞子	6粒
	黑芝麻	5克
B	昆布	30克
C	白米	1杯
	菠菜	75克
	水煮鲔鱼（罐头）	75克
	玉米粒（罐头）	75克
	紫菜	1张

调味料

细粒冰糖	1大匙
柠檬汁	1大匙
沙拉酱	1大匙

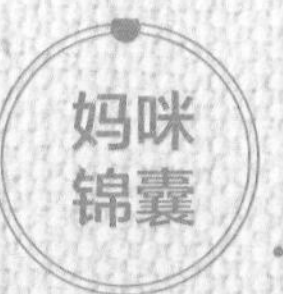

★ **食用方法**

当正餐或点心食用均可。

★ **强壮妙计**

可以提高免疫力、预防感冒症状。

★ **谁不能吃**

有感冒症状且会口干舌燥的小朋友不能食用。

1人份营养分析

热　量 • 520千卡
脂　肪 • 7.2克
蛋白质 • 15克
铁　质 • 3.3毫克
钙　质 • 182毫克

做法

1 黄芪、党参分别洗净，用棉布袋包起，放在大锅中，加水1500毫升，煮滚后转小火，熬煮30分钟后熄火，放入昆布，浸泡10分钟，过滤出汤汁备用。枸杞子洗净，泡温开水10分钟后沥干水分备用。

2 白米洗净，取做法1的汤汁1杯浸泡30分钟后，一起放入电锅中煮成白饭，趁热拌入冰糖，融化后加入柠檬汁拌匀。

3 菠菜汆烫至熟，挤干水分后切细末，备用。

4 鲔鱼沥干水分，和玉米粒、菠菜末、沙拉酱一起拌匀备用。

5 取适量白米饭，包入做法4的材料，塑成三角形，用剪成小片的紫菜做装饰，再撒上芝麻、枸杞子即完成。

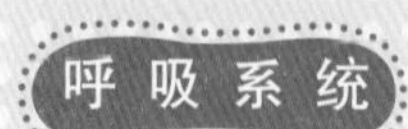

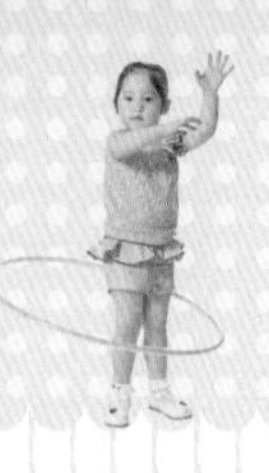

海鲜山药饼

3人份

身体变强壮……

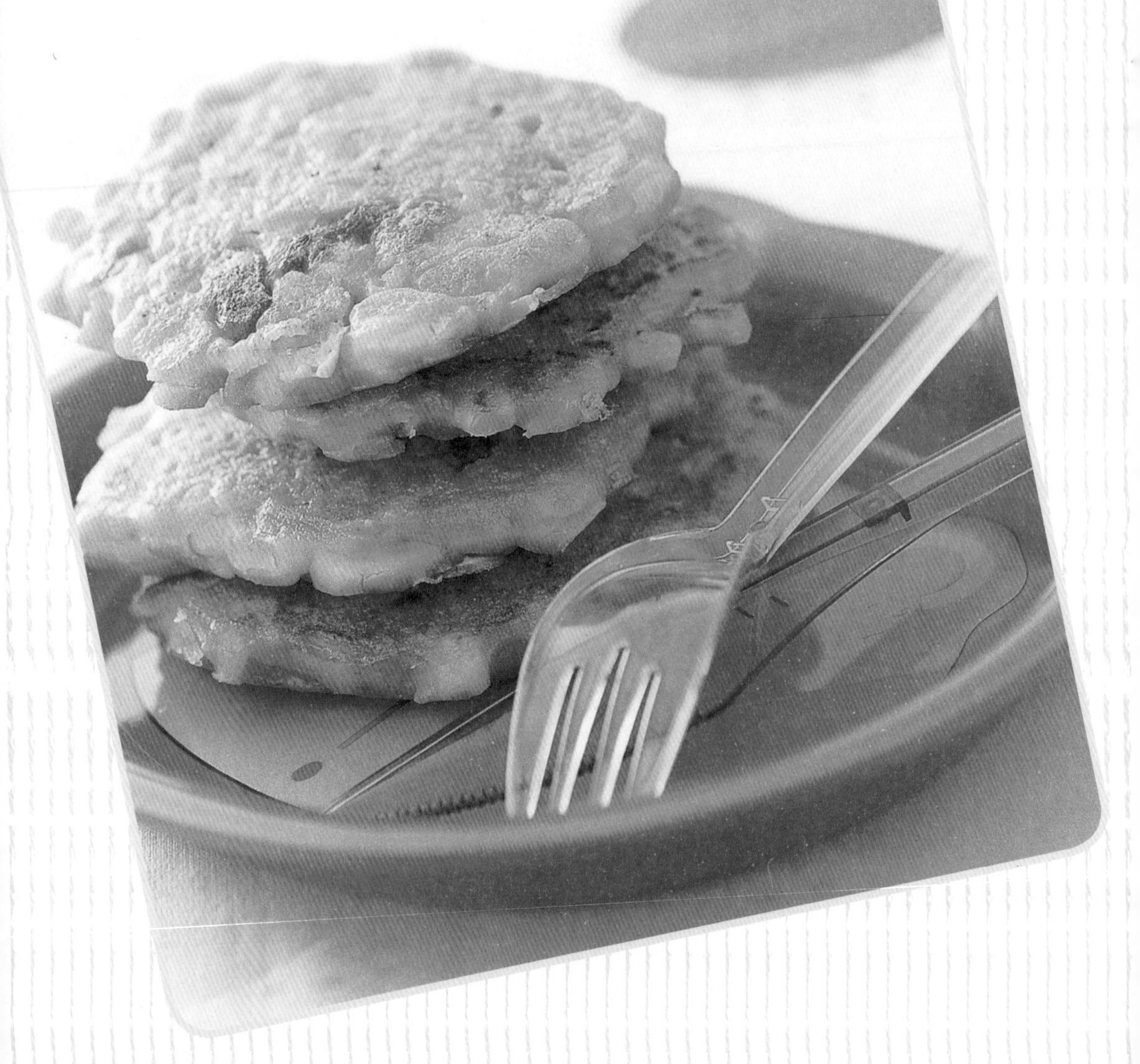

海鲜山药饼

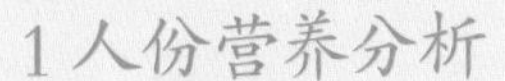

1人份营养分析

热　量 • 277.7千卡
脂　肪 • 6.27克
蛋白质 • 5.47克
铁　质 • 0.67毫克
钙　质 • 85.1毫克

材料

	材料	用量
A	黄精	15克
	枸杞子	10克
B	虾仁	35克
	鲜干贝	2颗
	花枝（墨鱼）	50克
	花椰菜	1小朵
	玉米粒（罐头）	3大匙
C	玉米粉	1/3大匙
	山药粉	2/3杯
	奶粉	1大匙
	沙拉油	1大匙

调味料

调味料	用量
盐	1小匙
柴鱼粉	1/2小匙

妈咪锦囊

★ 食用方法

平日当正餐配菜或点心，隔天吃，连续2周后即可慢慢改善。

★ 强壮妙计

可健脾益肺、预防感冒、提高免疫力，适合过敏体质、容易感冒的小朋友的平日保养。

★ 谁不能吃

发热、咳嗽而痰多，以及怕冷的小朋友不能食用。

做法

1 黄精用水稍微冲洗后，用棉布袋包起，和水1000毫升一起煮滚，再转小火熬约30分钟，取汤汁备用。枸杞子洗净备用。

2 虾仁洗净后挑除虾线，干贝、花枝、花椰菜分别洗净后切小丁，再和玉米粒、枸杞、做法1的汤汁、材料C、调味料一起拌匀，即完成面糊。

3 烧热平底锅，加入少许油，舀入1大匙面糊，煎成两面呈金黄色至熟后取出，将面糊全部做完即可。

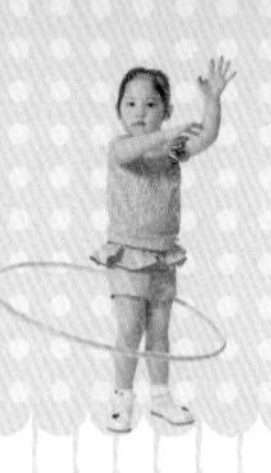

止咳梨子冻

2人份

不会再咳嗽了！

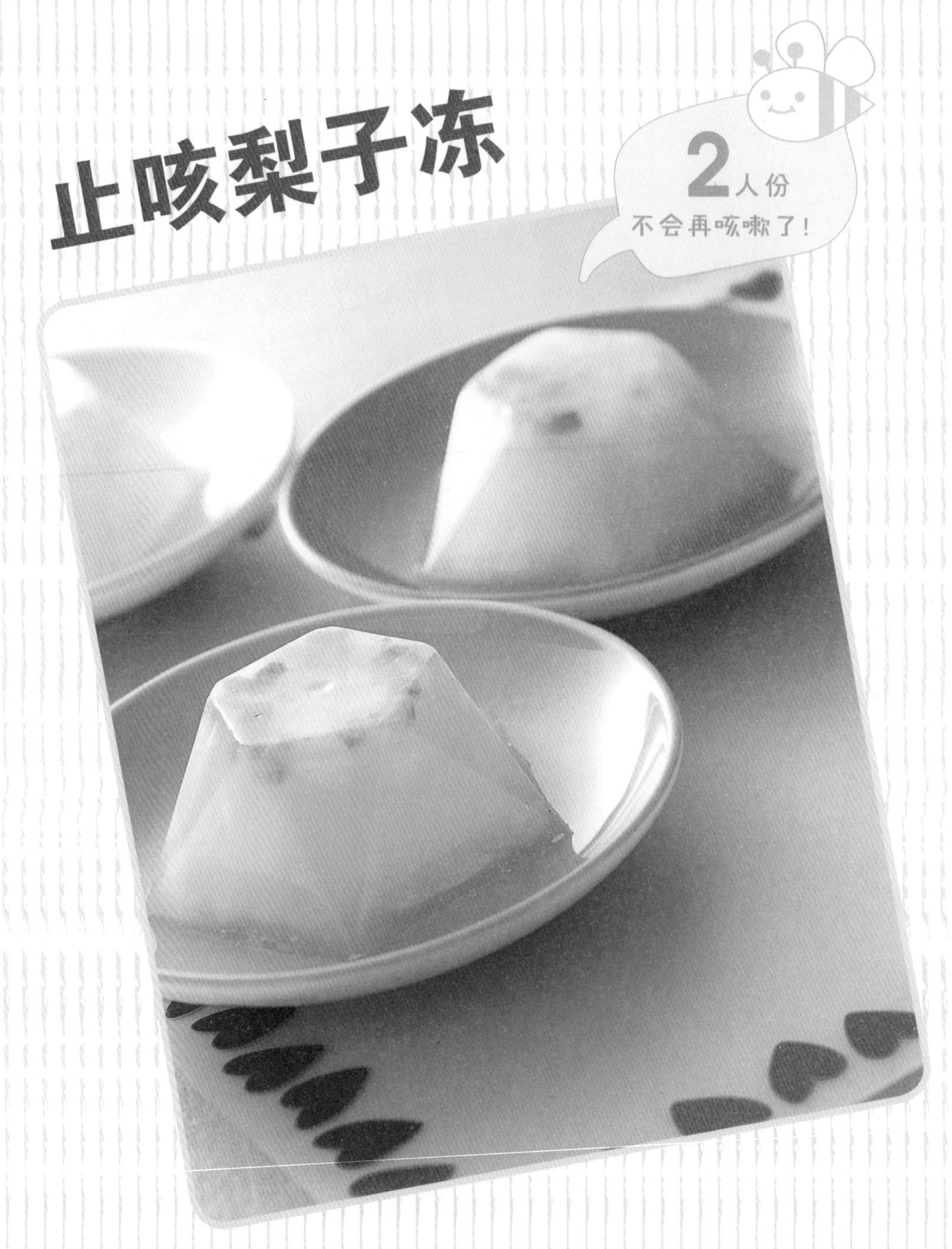

止咳梨子冻

1人份营养分析

热　量 • 76 千卡
脂　肪 • 0.4 克
蛋白质 • 0.3 克
铁　质 • 0.15 毫克
钙　质 • 2.2 毫克

材料

A 川贝粉 ········ 3克
B 水梨 ········ 1个
金柑饼 ········ 1片
吉利丁粉 ········ 40克
水 ········ 1大匙

调味料

细粒冰糖 ········ 1小匙

做法

1 水梨去皮、籽后切小丁，金柑饼切小块，备用。

2 川贝粉、水梨、金柑饼加水1500毫升一起煮滚，转小火熬至水量剩下1000毫升。将吉利丁粉、细粒冰糖拌匀后，加水1大匙拌匀，再放入做法2的锅中，煮化后熄火。

3 倒入模型中，待凉凝结成冻后即可食用。

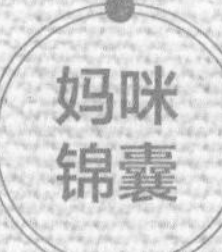

妈咪锦囊

★ **食用方法**

平日当点心或是饭后甜点，连续1周后可感觉咳嗽改善。

★ **强壮妙计**

可舒缓感冒咳嗽有痰的症状。

★ **谁不能吃**

若有便秘症状的小朋友不能食用。

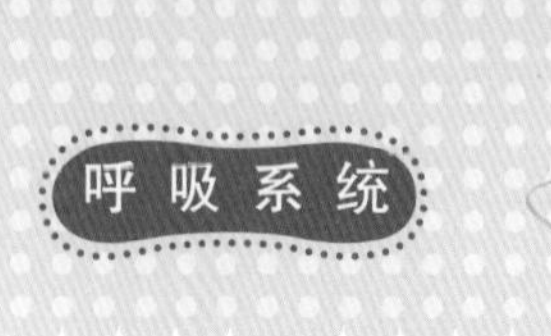

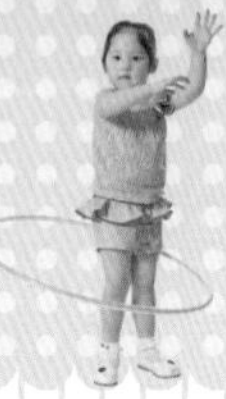

糖蜜星星果

6人份
赶走喉咙痛！

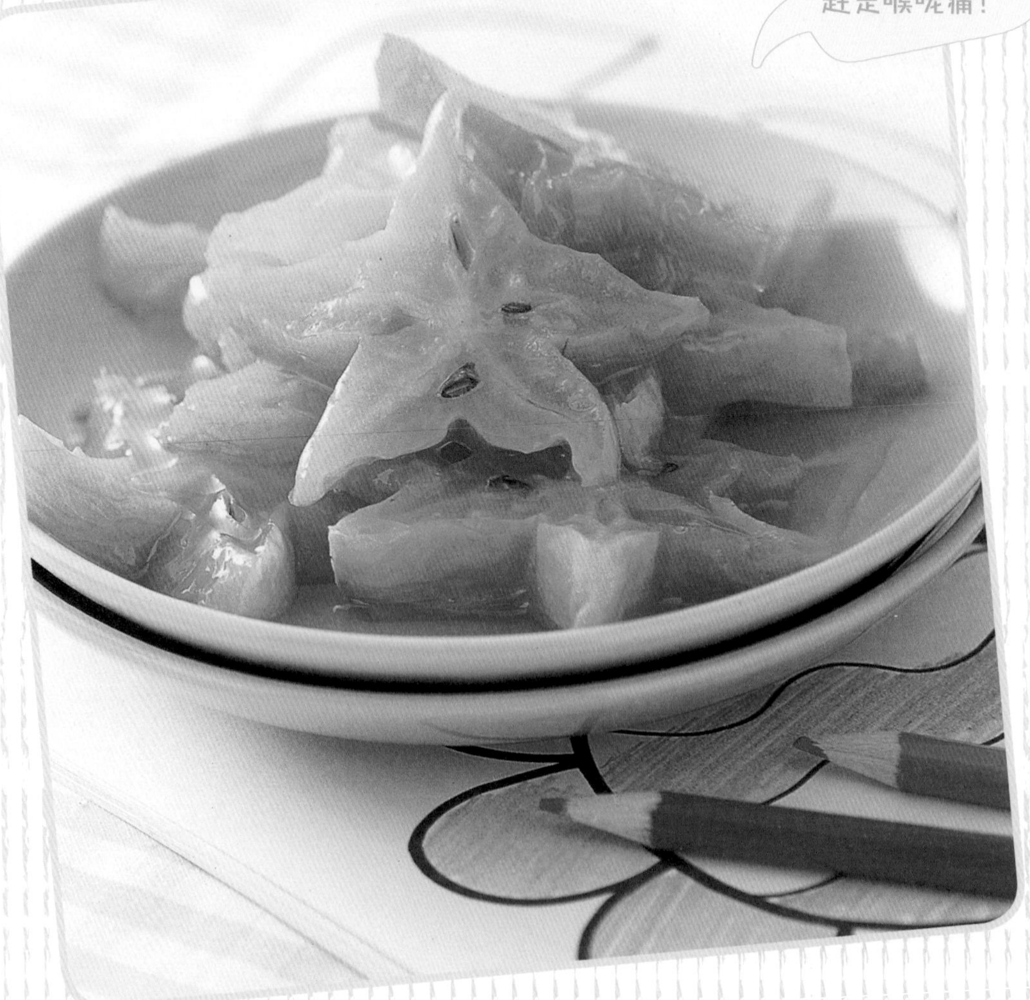

糖蜜星星果

1人份营养分析

热　量・311 千卡
脂　肪・0.37 克
蛋白质・1.27 克
铁　质・0.3 毫克
钙　质・3 毫克

材料

A 南杏仁……40 克
　北杏仁……30 克
B 杨桃……3 颗

调味料

A 盐……1 大匙
B 蜂蜜……150 毫升
　麦芽糖……150 毫升
　冰糖……150 克

做法

1 杨桃洗净切成片状，用盐拌抓过，略腌 5 分钟。

2 南杏仁、北杏仁用棉布袋包起，放入锅中，加水 2000 毫升，用小火熬煮 30 分钟后取出棉布袋，放入杨桃、调味料 B，熬煮至浓稠状即可。

妈咪锦囊

★ 食用方法

可直接吃杨桃片，也可取汁冲开水当茶饮用，连续 7 天即可慢慢改善。此分量可分多次食用，咳嗽时取汁冲开水饮用，有止咳功效。

★ 强壮妙计

止咳化痰、润肠通便，对风热咳嗽、风寒咳喘的小朋友，有改善症状的效用。

★ 谁不能吃

若大便较软的小朋友不能食用。

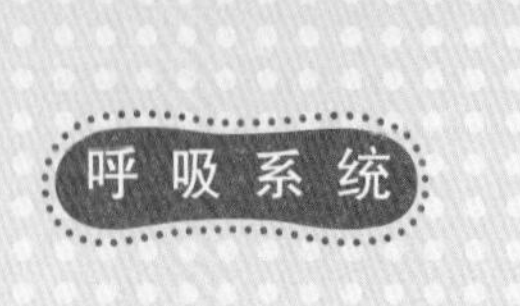

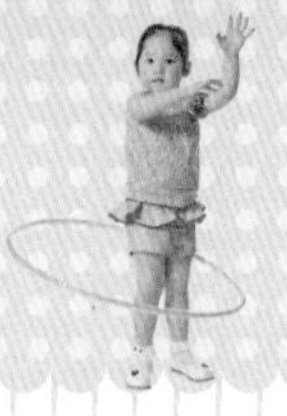

桑菊蜜茶

1人份

额头不烫了……

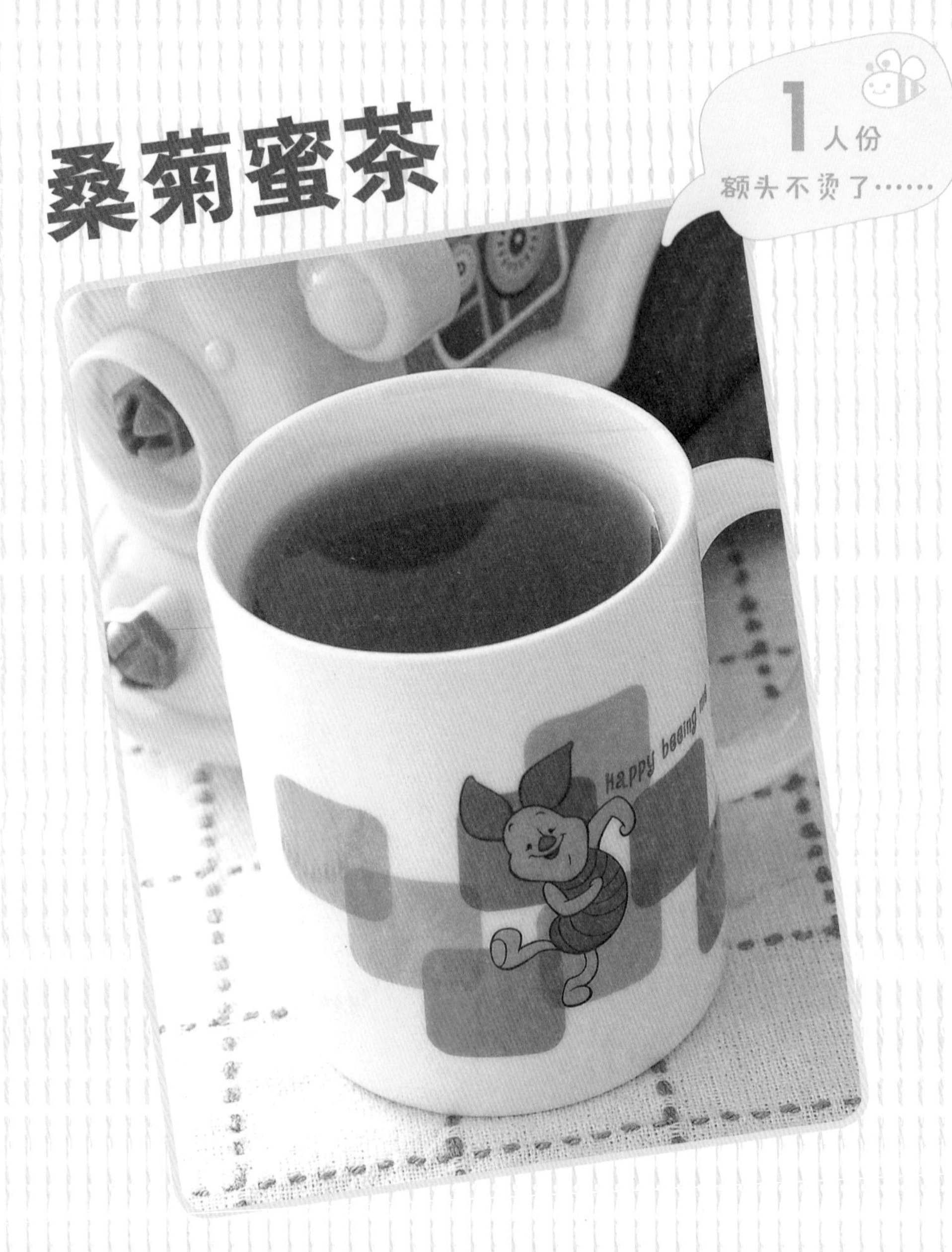

桑菊蜜茶

1 人份营养分析

热　量 • 46.5 千卡
脂　肪 • 0.03 克
蛋白质 • 0.03 克
铁　质 • 0 毫克
钙　质 • 0 毫克

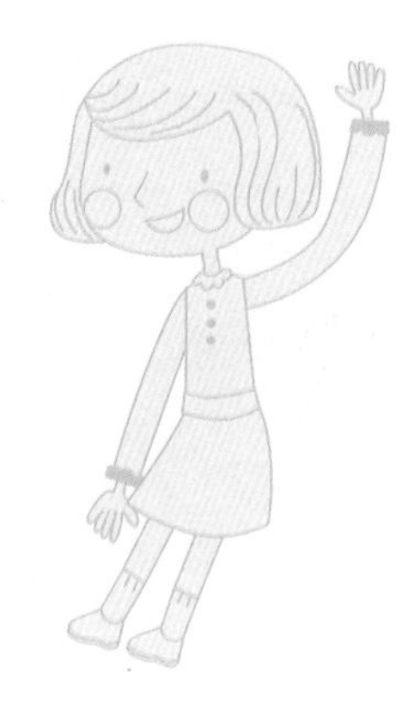

材料

桑叶	5 克
菊花	8 克
薄荷	30 克
热开水	500 毫升

调味料

蜂蜜	1 大匙

做法

将桑叶、菊花、薄荷分别洗净，再用棉布袋包起，放入茶壶中，倒入热开水，浸泡 10 分钟，倒出后，加入蜂蜜调匀，即可饮用。

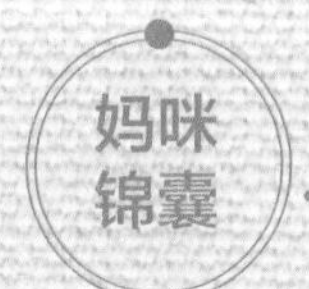

★ 食用方法

平日当茶饮用连喝 3 天，即可舒缓发热症状。

★ 强壮妙计

可改善风热型感冒引起的发热症状。

★ 谁不能吃

气虚（精神不振、头晕 、疲倦爱睡）怕冷的小朋友不能饮用。

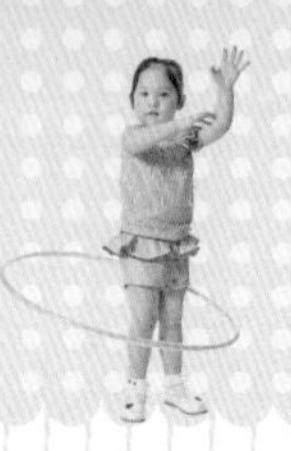

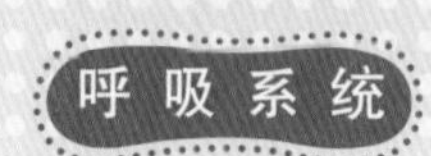

杏仁豆奶

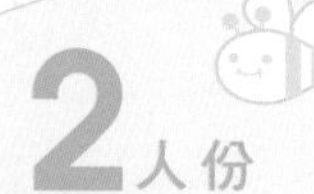

2人份

咳嗽不要来……

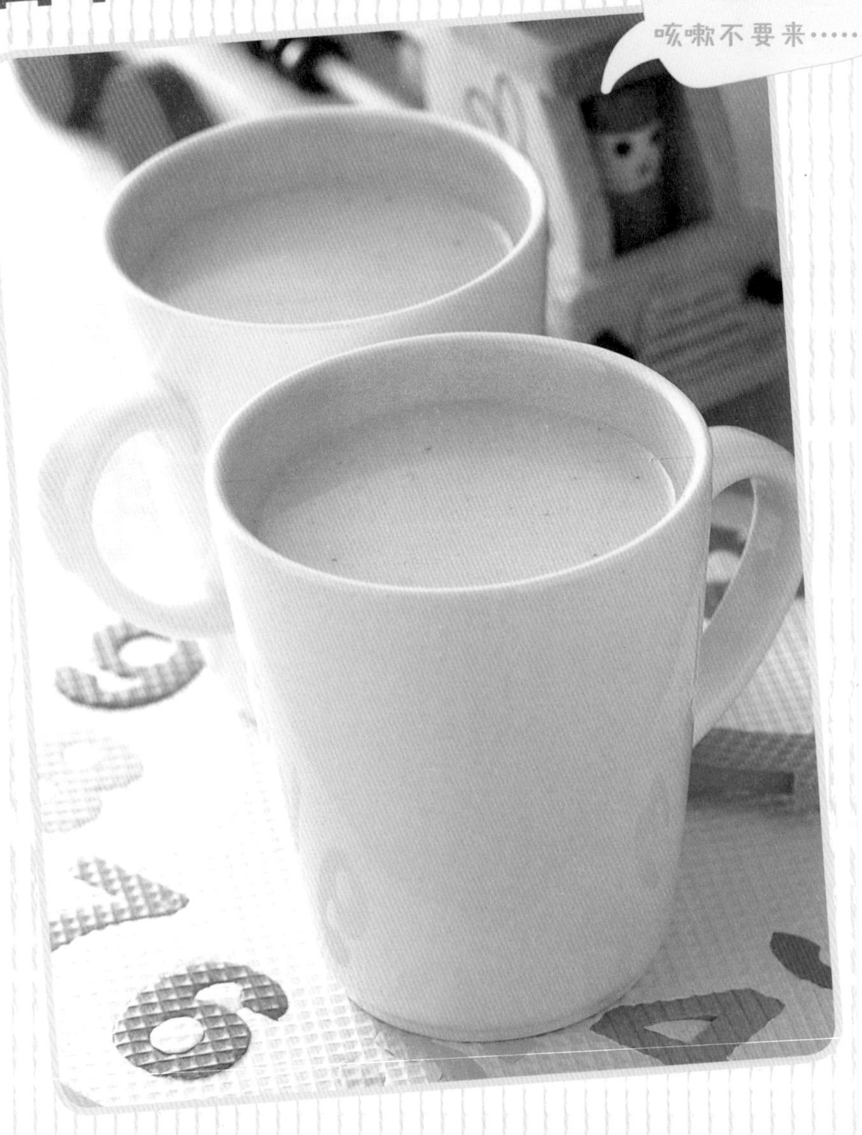

1人份营养分析

热　量·142.千卡
脂　肪·5.3克
蛋白质·5.3克
铁　质·1毫克
钙　质·53.5毫克

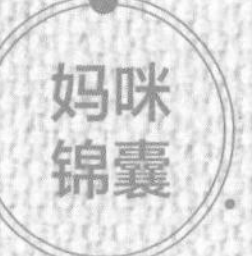

★ 食用方法
平时当早餐、点心或当水喝，连续2周后可感觉咳嗽改善。

★ 强壮妙计
滋阴润肺，平常可做小朋友肺部的保健方。

★ 谁不能吃
有拉肚子症状的小朋友不能饮用。

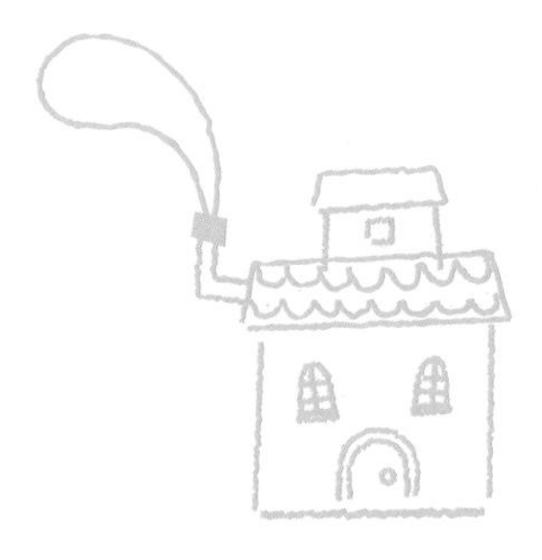

材料

A 杏仁粉（北杏）……10克
　杏仁粉（南杏）……25克
B 胡萝卜……100克
　热豆浆……200毫升

调味料

蜂蜜……1大匙

做法

1 杏仁粉（北杏）用棉布袋包起，胡萝卜洗净切圆片，和水800毫升一起煮至胡萝卜熟软，取汁250毫升备用。

2 将做法1汤汁、杏仁粉（南杏）、豆浆、蜂蜜一起拌匀，趁热饮用即可。

第3章

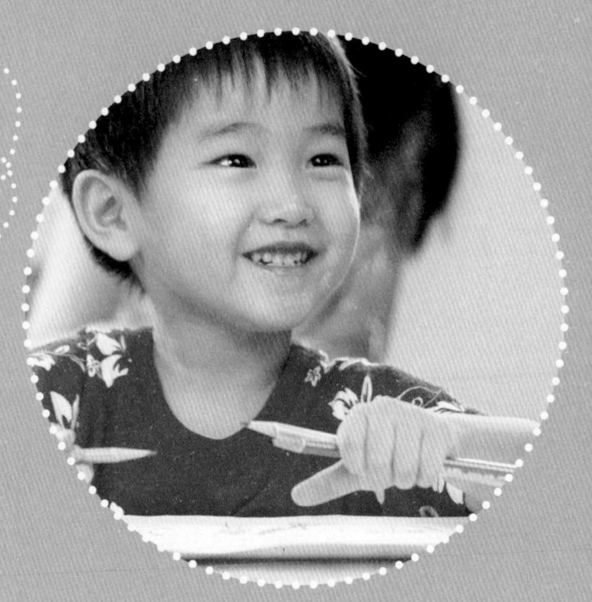

关心小朋友的
消化系统疾病

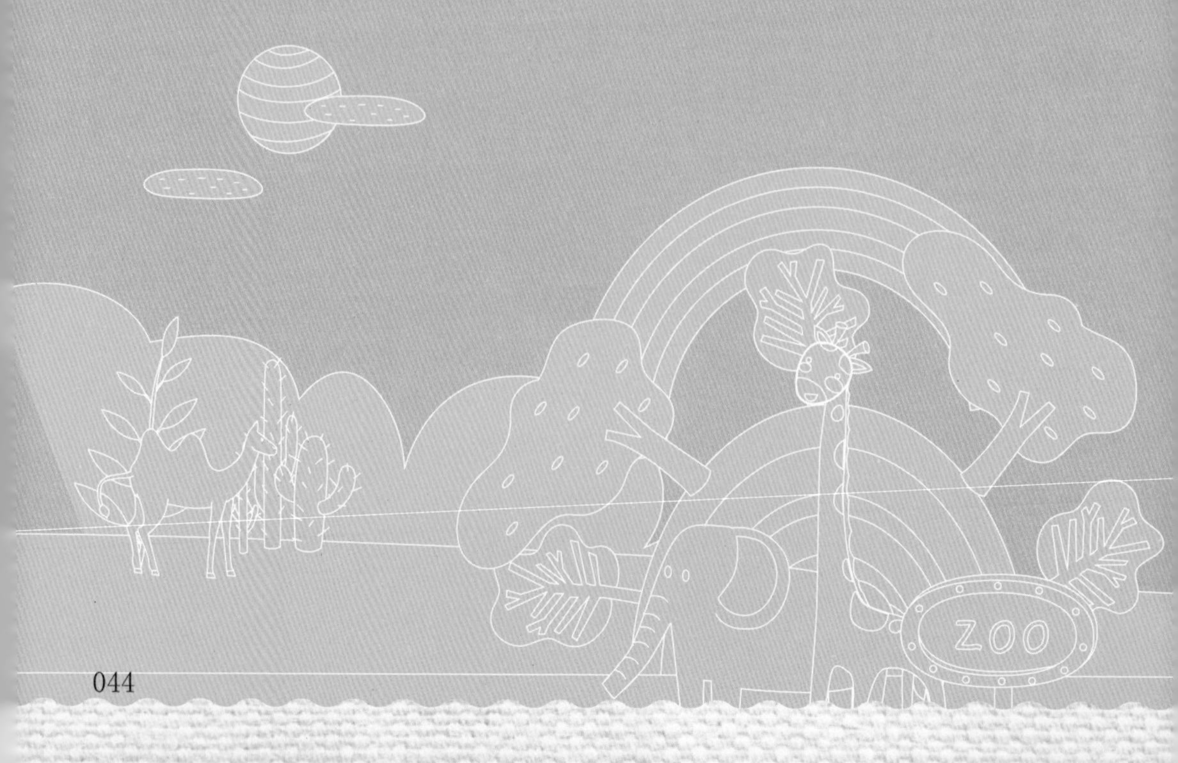

A 认识消化系统

消化系统主要是掌管身体的消化功能。该系统的器官从口腔算起，经过喉咙，包含了食道、胃、小肠、大肠和肝脏、胆、胰脏、肛门。

整个消化过程，从吃进食物开始，经由咀嚼、混合唾液后，食物通过咽喉、食道吞咽至胃部，借由胃液消化食物，再至小肠并加上胰脏所分泌的消化液与胆汁一起作用，此时脾脏也会加入，进行维持血液健康与清洁的工作，在小肠中，让养分被人体吸收，最后至大肠再进行微生物分解与最后的养分吸收，将对身体无用处的残余废物通过直肠、肛门排出而告终。一个完整的消化过程约 12 小时。

因为消化系统的器官繁多，因此病症也相当多，而通常会出现的消化系统病症有胃痛、慢性胃炎、消化不良、胃酸过多、胃肠胀气、上吐下泻、打嗝、腹胀、食欲不振、慢性肝炎、便秘、慢性肠炎等等。

B 小朋友常发生的消化系统疾病

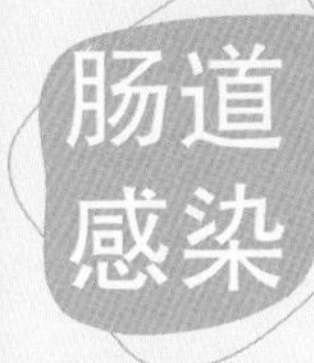

发生的原因

肠道感染是一种小朋友在夏季温暖季节时常见的发热性疾病，常见的肠道病毒群包括了柯萨奇病毒 A 型（共 23 种）、柯萨奇病毒 B 型（共 6 种）、埃可病毒（共 32 种）、肠道病毒（68 ～ 71 型，共 4 种）等，这些病毒由口咽腔感染后，于肠胃道内繁殖增生，经过 1 ～ 5 天的潜伏期，随即进入淋巴系统，并传入血液中，经由循环蔓延至全身而发病。

表现的症状

肠道依照感染的病原体不同，而有不同的外显症状，主要的症状有：

★持续发热不退→如在口中或腋下以体温计测量后，超过37.5℃，或是肛温超过38℃的话就是发热了。

★出现呼吸急促困难现象→小朋友正常呼吸次数约每分钟20~30次，若超过30次，呼吸会变得急促不顺畅。

★出现嗜睡、活动力减弱的现象→明显感觉到小朋友的活动力降低，而且明明已有充足睡眠，但却于非睡眠时间变得昏昏欲睡。

★感觉小朋友浮躁不安→小朋友没有办法静下心来，且注意力不集中。

★无端畏光→小朋友对于一般正常的光线有躲避感，并有眯眼状况。

★抽筋→四肢无端抽筋并产生疼痛感，且较一般频繁。

★意识不清→若感染病毒有一定程度时，小朋友的意识会变得模糊不清。

★心跳变快→在非发热期出现心跳急促的状况。

★长水疱→口腔上颚末端出现水疱、溃疡症状。

★皮肤出现疹子→会出现一颗一颗微小的疹子，并有瘙痒的感觉。

★拉肚子→肠胃感觉到不适，并伴随有轻重不一的腹痛，拉肚子的频率增加。

★恶心→不时会感觉到反胃现象，并有呕吐感。

生活改善的方法

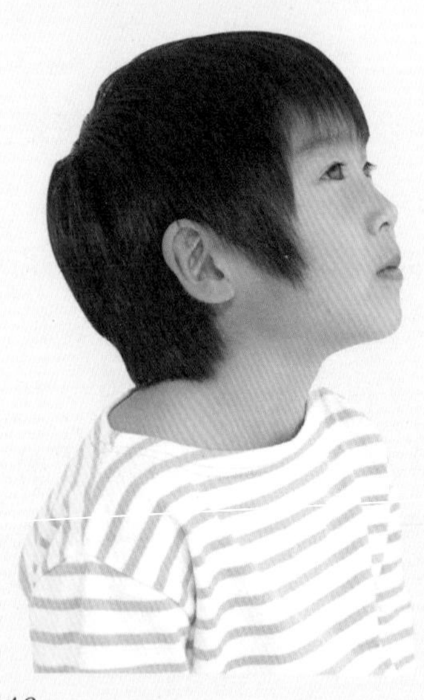

★肠道病毒流行期间，爸爸妈妈从外面回家后，除应先洗手、洗澡后再接触小朋友外，也要确实教导小朋友用正确的方式洗手。首先在水龙头下将手淋湿后，均匀地涂抹上肥皂或洗手液，开始用两手手心相互摩擦，从手背、手指、手掌再到手背都要仔细搓揉，接着以清水将双手洗净，两手捧水将水龙头冲洗干净后，关闭水龙头（避免接触残留在水龙头上的病菌），最后以干净的擦纸巾或烘干机将手擦干、烘干即可。

★注意环境卫生，保持居家环境清洁与干燥、通风，可减缓肠内病毒滋生。

★增强小朋友的免疫力，注意饮食的营养与均衡，并维持适量运动。

★流行时期避免小朋友出入人口密集的公共场所，如游泳池、公共浴池等。

★给小朋友戴上口罩，并注意其口、鼻是否完全覆盖。

★如果家中小朋友已经感染，最好将餐具单独处理，食用完毕后可用热水煮过消毒。

★由于肠道病毒在肠道中可存活6~8周，因此在处理完小朋友的粪便、口鼻分泌物后，要立即洗手，避免大人在带有病毒的状况下，重复交叉感染。

★感染期间，要让孩子尽可能在家休息，以免传染给其他小朋友。

便秘

发生的原因

大体而言，正常的肠功能下，食物消化、吸收后，会将食物残渣以蠕动的方式推至大肠，由其吸收95%的水分，再由结肠储存未被吸收的食物废料，并再吸收、保存出自于小肠的液体物质水分后，与直肠将剩余的废物形成粪便，最后经由内括约肌的收缩放松作用，将粪便经由肛门排出。如果结肠吸收了过多的水分，使粪便无法排出，就会造成便秘的现象。对小朋友来说，通常便秘的症状与身体健康状况没有太大关联，只要透过饮食的改变，或使用软便剂即可改善。

小朋友常见便秘的发生原因，通常是吃了过多精制食物，以至于无法保存水分，造成粪便不易顺利排出。另外一个则是小朋友不肯排便，肠道水分吸收太多，继而使粪便过硬所造成。在此时若不注意及改善，小朋友便秘的症状会扩大至结肠，使肌肉失去张力，进而造成排便的感觉减弱，渐渐形成慢性便秘，之后可能会引起腹痛、泌尿道感染、学习困难，甚至是不想上学等症状，因此一定要特别留意。

表现的症状

★排便周期太长→小朋友超过4天才排便一次。

★粪便变硬→排放的粪便呈现干燥、硬结的丸状，有可能大于正常粪便的大小，也有可能形成一小粒一小粒像羊便便大小的颗粒状。

★粪便量变多→排便次数少但量非常多。

★产生疼痛感→小朋友解便时有疼痛感，肛门也容易产生裂伤。

生活改善的方法

★养成小朋友规律运动的习惯，或者每天步行 20 分钟以上，并多做腹部运动，如仰卧起坐，以促进肠胃道蠕动。

★摄取大量的蔬果与水分，亦可在早晚各喝一杯加了适量蜂蜜的胡萝卜汁，也有不错的疗效。并以高纤食物（如全麦麦片、胚芽米），或杏仁、葡萄干等干果类代替精制食物（如白米、白面包）。

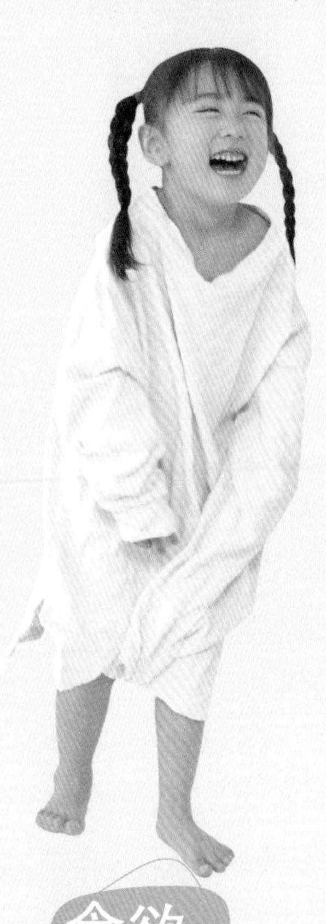

★起床后可喝一杯加了柠檬汁的温开水，帮助肠胃蠕动。

★每天定时给予排便训练，以养成小宝贝排便习惯：如早餐后 20~30 分钟，固定坐在马桶上，坐马桶时双脚要着地，或在马桶前放一张小脚凳，可使肛门肌肉控制较为良好，以利排便。

★不要养成小朋友一边阅读一边上厕所的习惯，以免分散注意力，使得排便时间延长，对直肠间接造成慢性伤害。

★让小朋友放松心情、尽情开怀大笑。

★如果已经有便秘症状，应尽量避免使用通便剂，以免造成依赖性，最后不断增加用量。使用泻药、肛门塞剂或灌肠等药剂则要经过医师的指示。

食欲不振

发生的原因

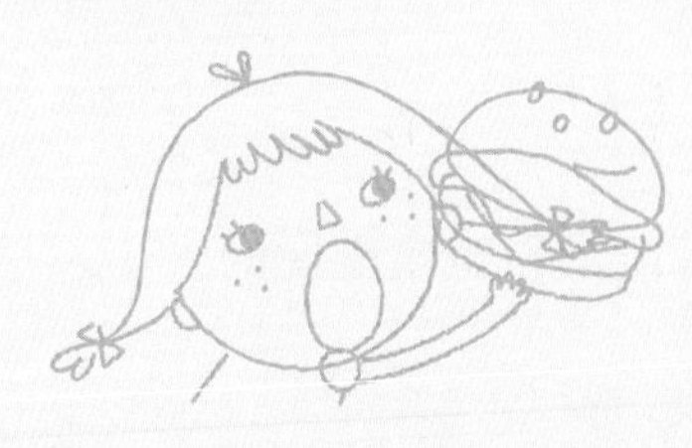

小朋友食欲不振，只有很小的概率是因为罹患了严重的疾病，如先天性甲状腺功能低下等造成的对什么食物都不感兴趣，形成长期的食欲不振现象。如果是短期的食欲不佳，则有可能是感冒、肠胃不适，或是天气太热所造成。

最多的状况是小朋友平时吃了太多的零食与垃圾食物，而产生正餐吃不下的状况。而吃过多零食与垃圾食物的结果，极有可能使得小朋友的身体变得瘦弱或虚胖与肠胃不佳。

表现的症状

★摄取量变少→正餐时间无法正常摄取一定的分量，甚至毫无食欲。

★产生逃避行为→逃避正餐吃饭时间，甚至有哭闹或躲起来的状况。

★莫名饥饿感→在非正餐时间肚子有饥饿感。

生活改善的方法

★避免小朋友吃过多的零食与垃圾食物（即高热量、营养素极少的食物），养成定时定量的良好饮食习惯。

★妈妈可以在烹调的手法上多一些变化，并依照节令来做改变，或以小朋友喜爱的卡通图案摆饰，增进食欲；并且多做一些营养的小点心，如三明治、五谷杂粮的饼干等当做零食食用，诱导小朋友养成正确的饮食观念。

★控制小朋友在零用钱方面的支出。

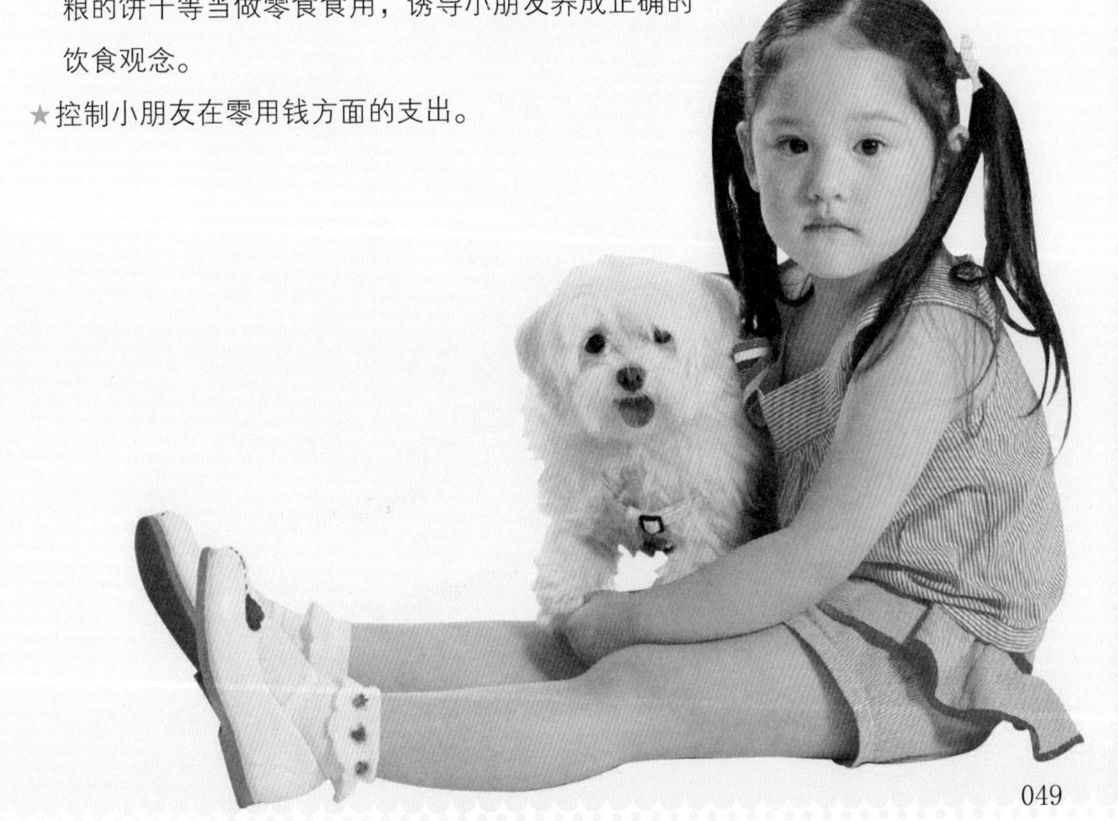

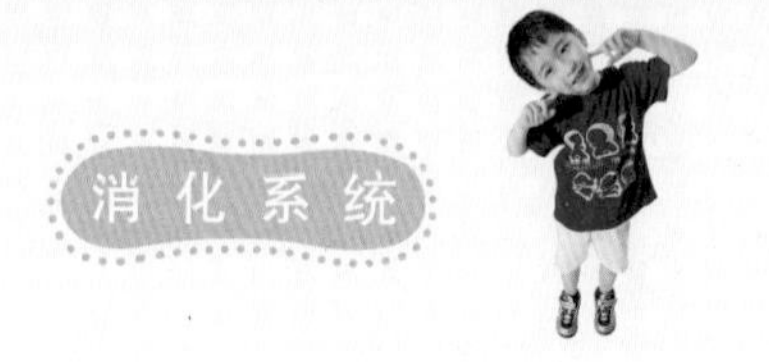

开胃罗宋汤

3人份
我想要多吃一点……

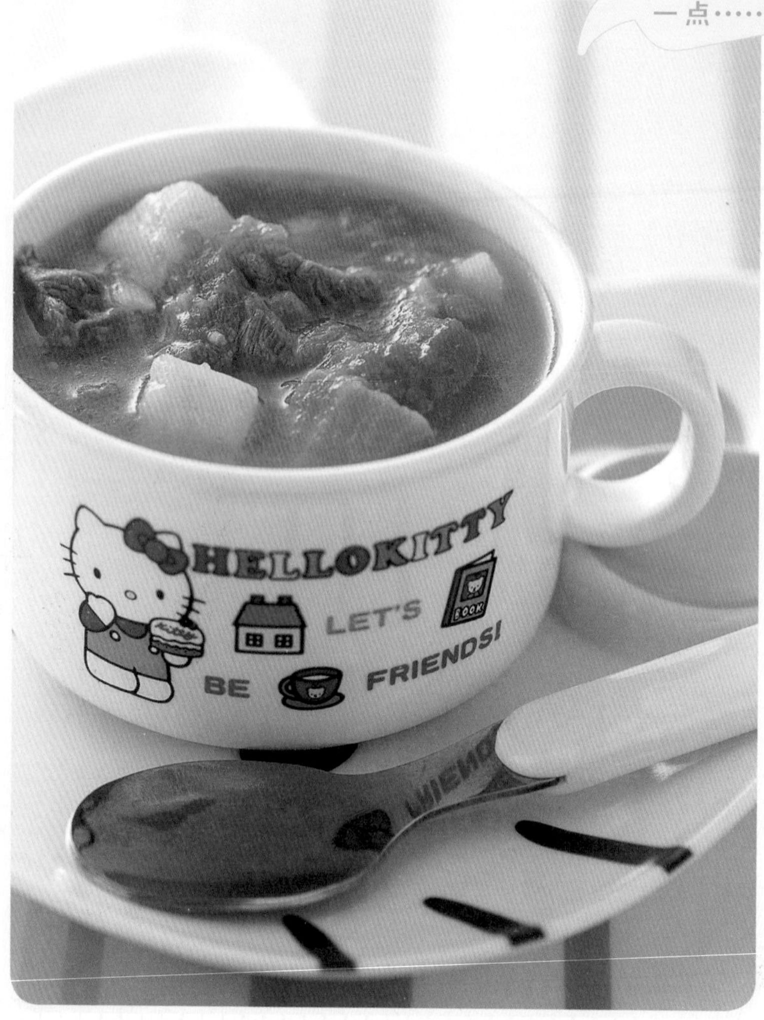

开胃罗宋汤

1人份营养分析

热　量 • 336千卡
脂　肪 • 20.6克
蛋白质 • 13.4克
铁　质 • 2.4毫克
钙　质 • 40.3毫克

作法

A 五味子 …… 10克
黄芪 …… 10克
B 牛腩 …… 200克
洋葱 …… 200克
胡萝卜 …… 100克
马铃薯 …… 200克
番茄 …… 250克

调味料

盐 …… 1小匙
番茄酱 …… 1大匙

做法

1 材料A分别洗净，放入棉布袋中包起备用。

2 牛腩切小块，用热水汆烫后洗净；洋葱、胡萝卜、马铃薯分别洗净后切块；番茄尾端轻划十字，用热水汆烫后，再冲冷水，剥皮后切块；备用。

3 所有材料一起放入锅中，加2000毫升水，大火煮滚后转小火，熬煮至材料软烂，取出药材包，再加入调味料煮滚即可。

妈咪锦囊

★ 食用方法
平常正餐时作为配汤食用即可。

★ 强壮妙计
可以补脾健胃、增加食欲、保健身体。

★ 谁不能吃
有发热痰多症状的小朋友不能食用。

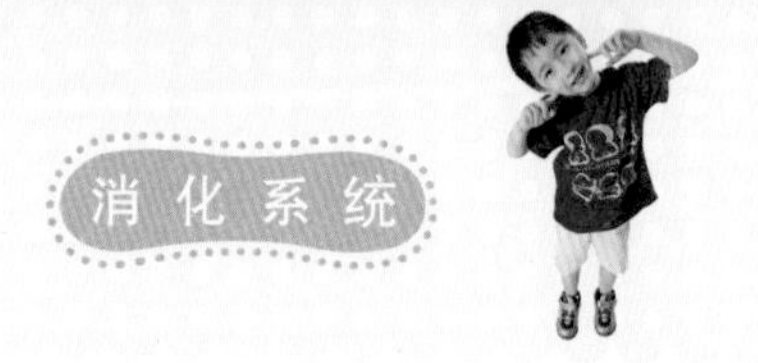

太子参鸡肉盅

2人份
食欲变好了！

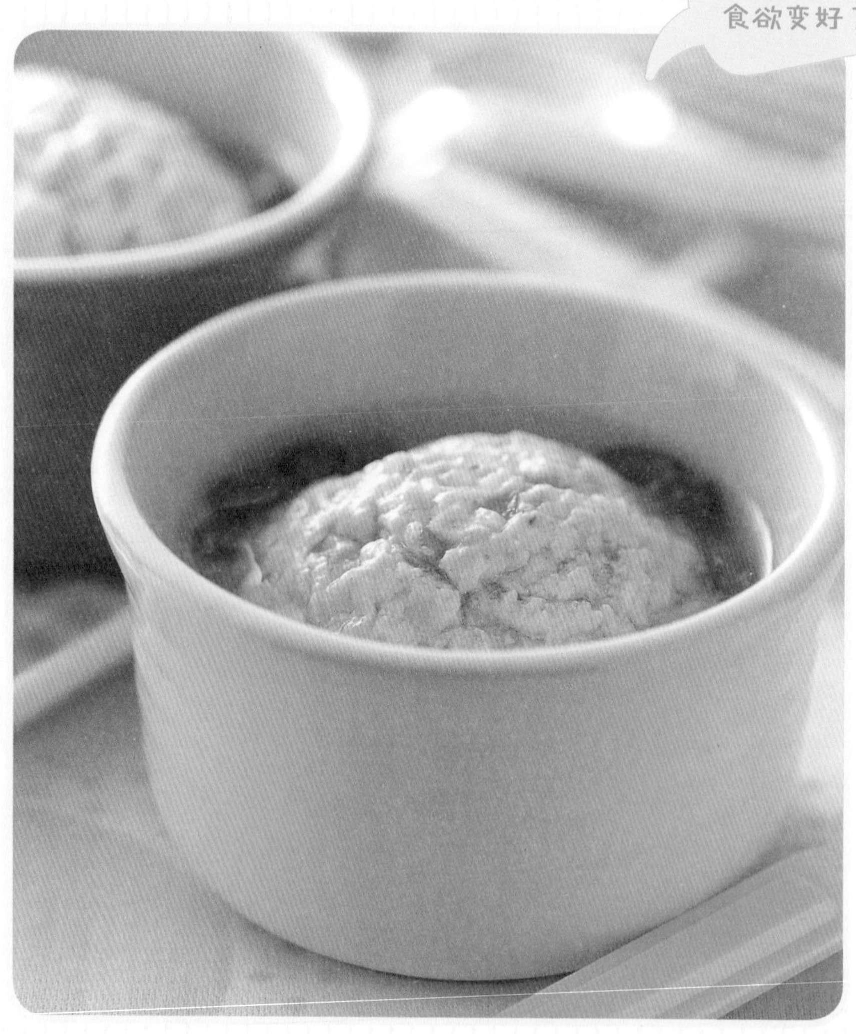

太子参鸡肉盅

1人份营养分析

热　量 • 155千卡
脂　肪 • 2克
蛋白质 • 23.6克
铁　质 • 0.65毫克
钙　质 • 13毫克

材料

A 太子参……30克
大枣（去核）……25克
枸杞子……15克
B 鸡胸肉……200克
胡萝卜……50克
鲜山药……80克

调味料

盐……少许

做法

1 太子参、大枣洗净后，用棉布袋包起，和1500毫升水一起用大火煮滚后，再转小火熬煮40分钟，取汤汁备用；枸杞子洗净备用。

2 鸡胸肉、胡萝卜、山药分别洗净后剁成泥状，加入盐拌打均匀，用手捏成圆球状。放入小盅内，倒入做法1的汤汁至七分满，并放入枸杞子。

3 将鸡肉盅用大火蒸约15分钟，即可取出食用。

妈咪锦囊

★ 食用方法

适合作为平日搭配的菜肴，不管是分量或是形状、味道，都很适合小朋友平日保健身体食用。做法1完成的汤汁可放入冰箱冷冻，下次烹调时取出使用，即可省略此步骤。

★ 强壮妙计

适合脾虚气弱、食欲不振导致体型消瘦的小朋友食用，可以补脾生津、增加食欲。

★ 谁不能吃

如果有胃部胀气的情况，可以不放或少放山药。

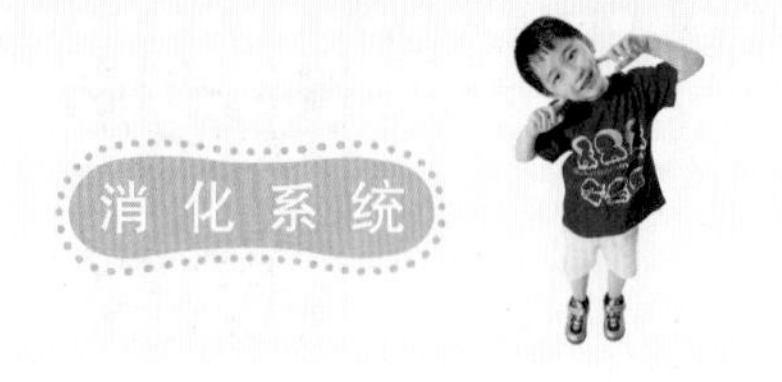

松子雪花粥

3人份

嗯嗯好顺畅！

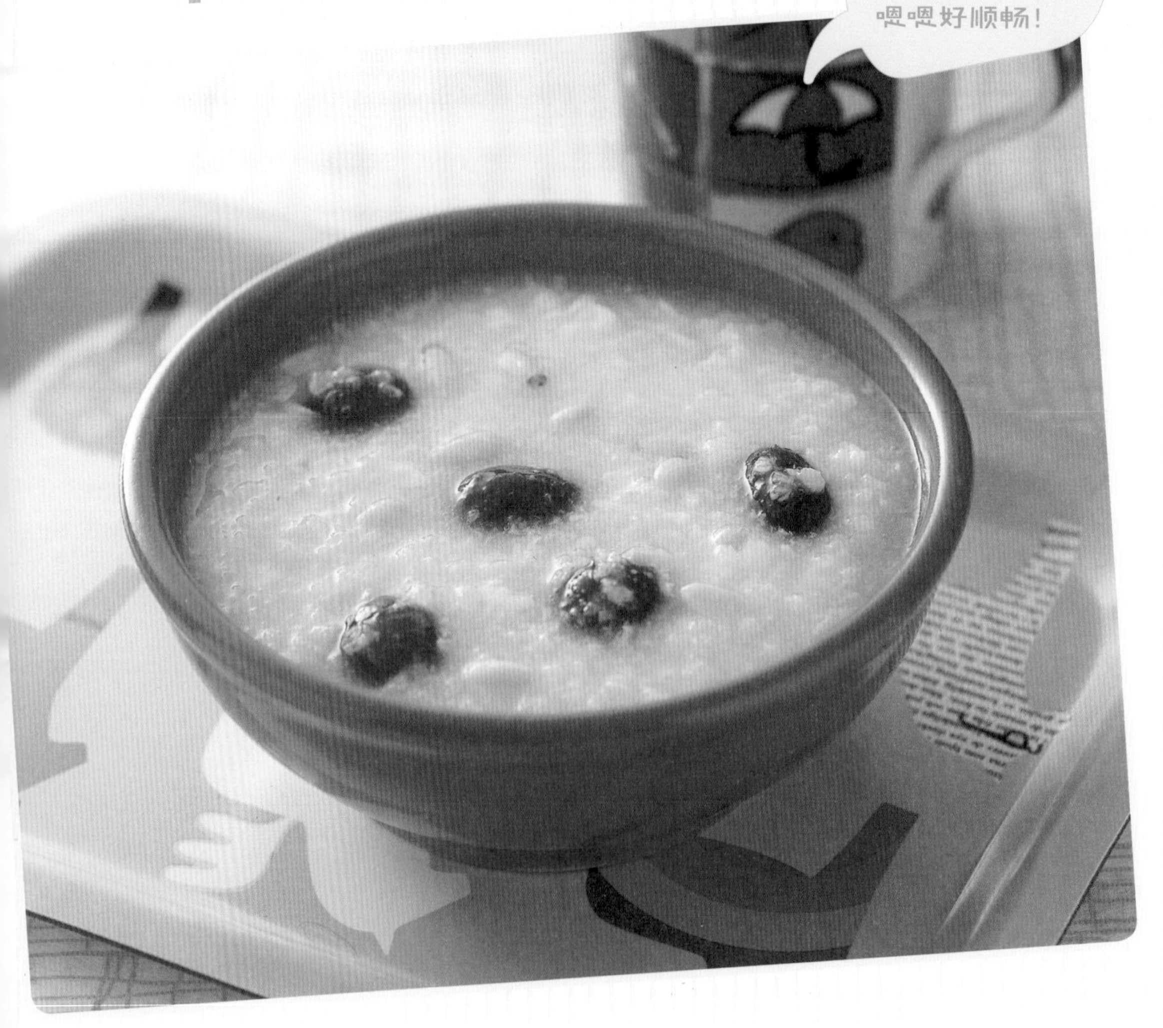

松子雪花粥

1 人份营养分析

热　量 • 205.8 千卡
脂　肪 • 9.5 克
蛋白质 • 8.9 克
铁　质 • 0.9 毫克
钙　质 • 7.3 毫克

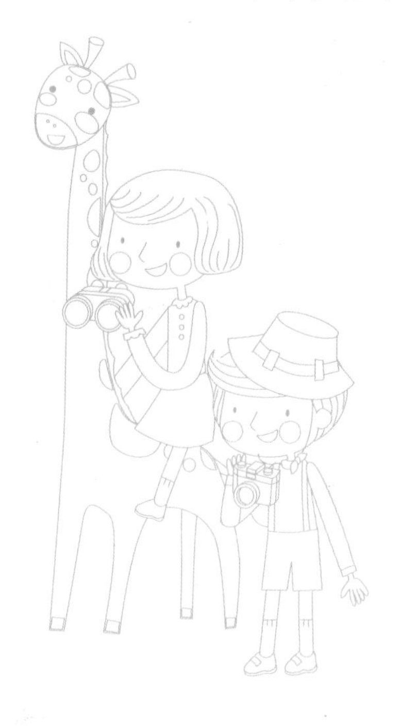

材料

A	松子	15 克
	大枣（去核）	6 颗
	柏子仁	15 克
B	糯米	150 克
	蛋白	2 个（约 60 克）

调味料

冰糖 ……… 2 大匙

做法

1 松子、大枣分别用清水洗净；柏子仁用棉布袋包起备用。

2 糯米洗净泡水 2 小时后，和材料 A、水 1500 毫升一起放入锅中，熬煮成粥状，取出药材包后，加入冰糖拌至溶化，再将打散的蛋白淋入，搅拌均匀即可。

妈咪锦囊

★ 食用方法
可当早餐或下午点心食用。

★ 强壮妙计
能够润肠通便，保护小朋友肠道的健康，让小朋友排便更顺畅。

★ 谁不能吃
若有腹泻症状或容易咳嗽痰多的小朋友请不要食用。

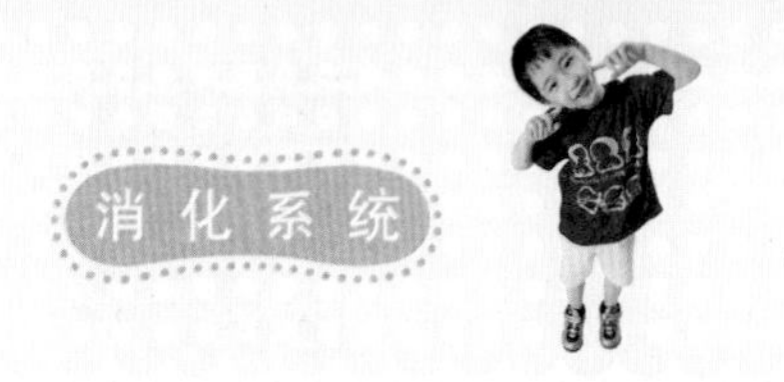

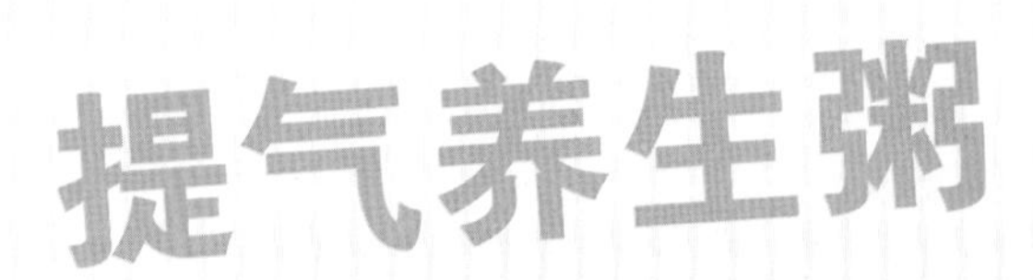

提气养生粥

2人份

不让肠道病毒靠近！

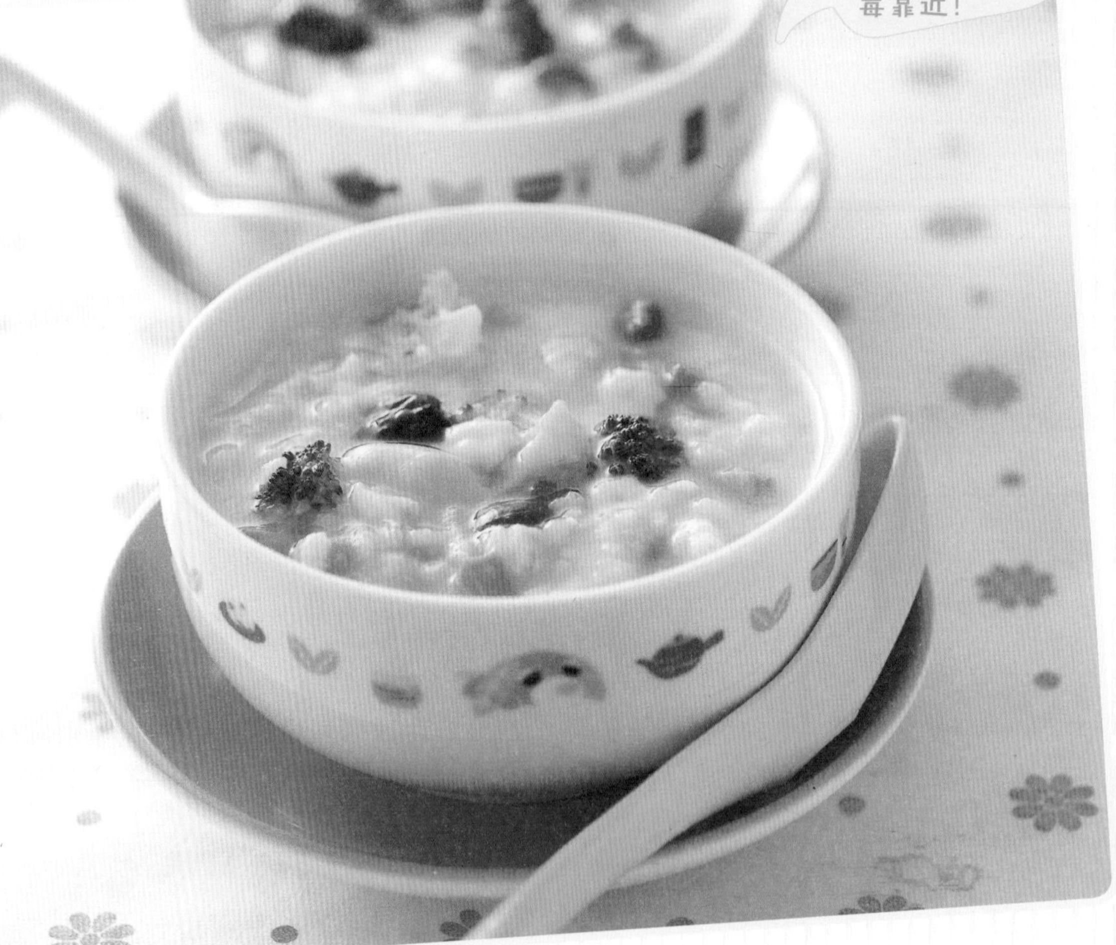

提气养生粥

1人份营养分析

热　量 • 258千卡
脂　肪 • 2.7克
蛋白质 • 18.61克
铁　质 • 4.5毫克
钙　质 • 44毫克

材料

A	黄芪	10克
	麦冬	10克
	红枣	15克
	枸杞子	15克
B	大米	50克
	燕麦	30克
	胡萝卜丁	60克
	花椰菜	60克
	鲜白果	50克
C	鸡胸	1副

调味料

盐 …… 1小匙

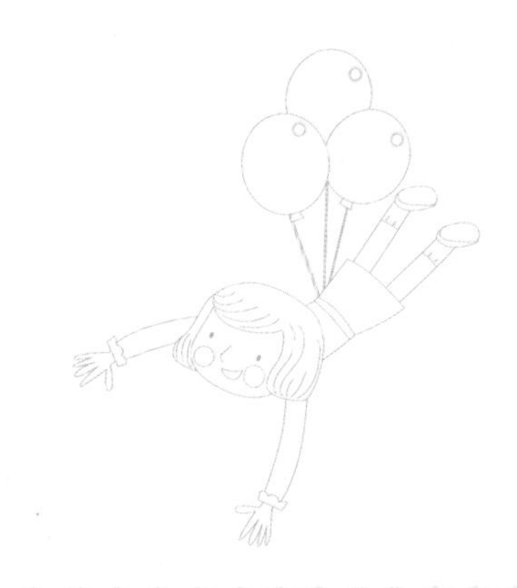

做法

1 黄芪、麦冬洗净，用棉布袋包起；红枣、枸杞子分别洗净；备用。

2 大米洗净，和燕麦一起泡水1小时后沥干水分；花椰菜洗净后切小朵；备用。

3 将鸡胸的肉取下后切小丁；鸡骨头切块，用热水汆烫后洗净；备用。

4 鸡骨、做法1的药材包、红枣、大米、燕麦和水1500毫升一起放入锅中，大火煮滚后转小火，熬煮1小时后挑除药材包，再加入胡萝卜丁、花椰菜、鲜白果、鸡丁、枸杞子，煮熟后再加入盐调味即可。

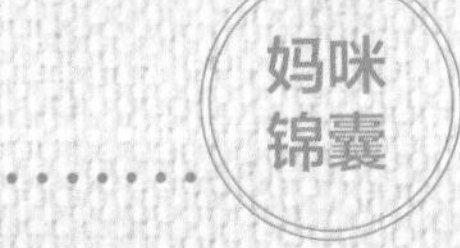

★ 食用方法

平日当主食食用，连续3周后，可慢慢增加抵抗力。

★ 强壮妙计

可强壮身体、增强免疫力、抵抗肠道病毒的侵袭。

★ 谁不能吃

若有胀气的小朋友请不要食用。

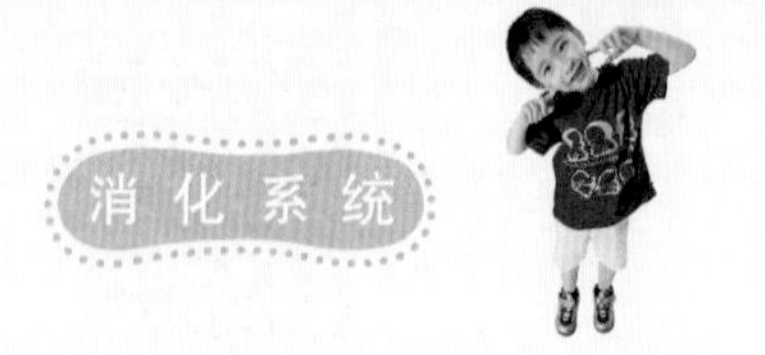

酱瓜鲜肉丸

2人份

再来一碗！

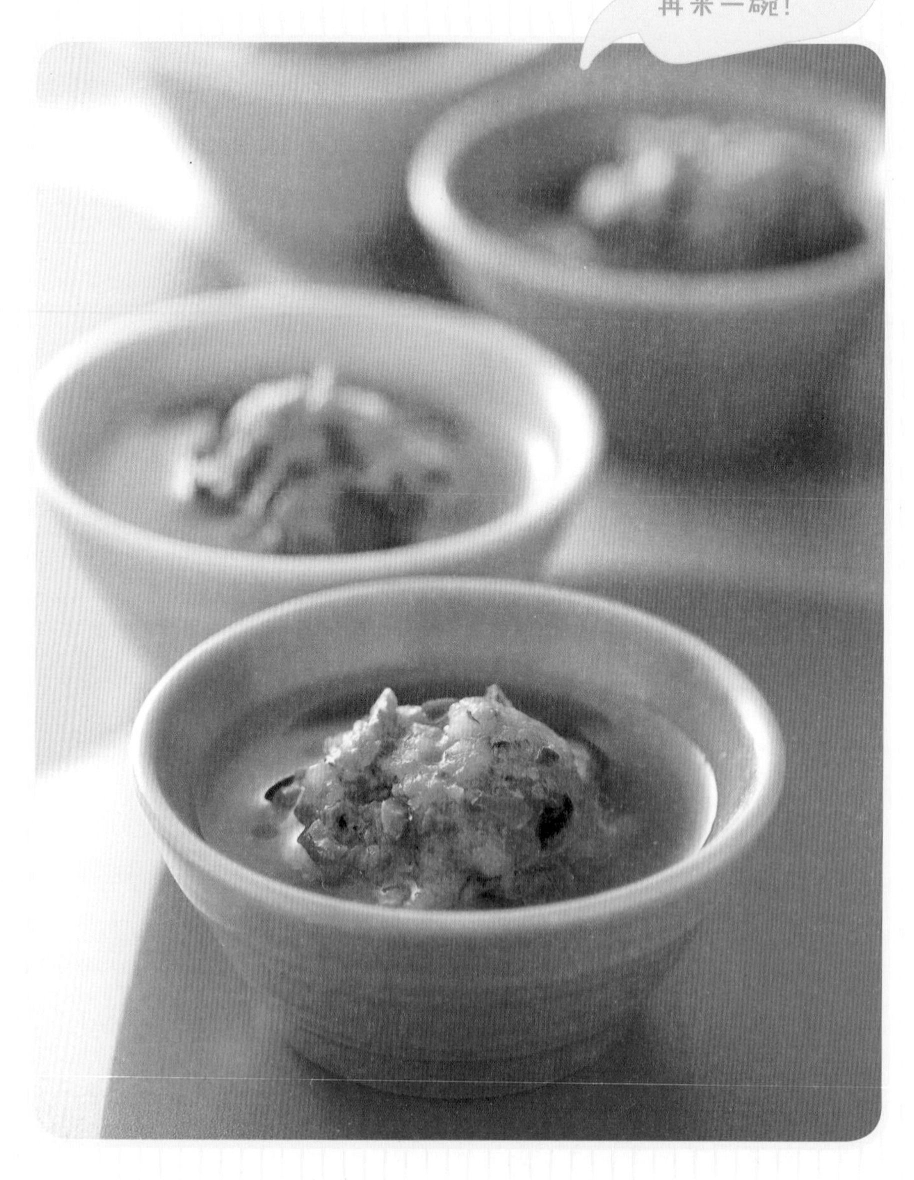

酱瓜鲜肉丸

材料

A 陈皮 …… 10 克

B 猪肉末 …… 200 克

花瓜（罐头）…… 80 克

花瓜汁（罐头）…… 80 毫升

鲜山药 …… 50 克

1 人份营养分析

热　量 • 135.2 千卡

脂　肪 • 4.6 克

蛋白质 • 19.6 克

铁　质 • 1.25 毫克

钙　质 • 4.3 毫克

调味料

盐 …… 1/2 小匙

做法

1 陈皮洗净，用 50 毫升水泡软，沥干水分后切细末，浸泡的水留下备用。

2 将花瓜擦干水分，和鲜山药一起剁成泥状。

3 猪肉末用盐抓匀，再加入陈皮、做法 2 的材料，顺着同一方向抓拌成有黏性，略整形成圆球状，放入小皿中，倒入陈皮水及花瓜汁，用大火蒸约 15 分钟至熟即可。

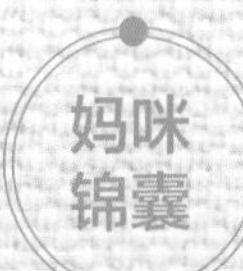

★ **食用方法**

平日作为配菜，搭配正餐食用。只要孩子没胃口时，就可以利用此道菜肴增进食欲。

★ **强壮妙计**

健脾开胃，还有通便效果，能够让不喜欢吃饭的小朋友开始喜欢吃东西。

★ **谁不能吃**

若常有干咳状况的小朋友不能食用。

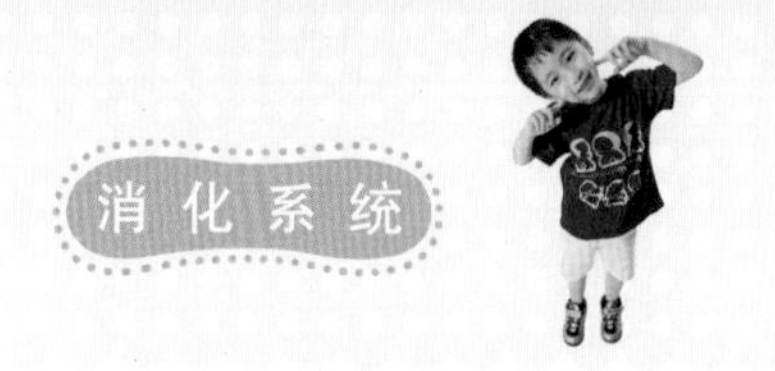

海鲜水果沙拉

1人份
我有好胃口！

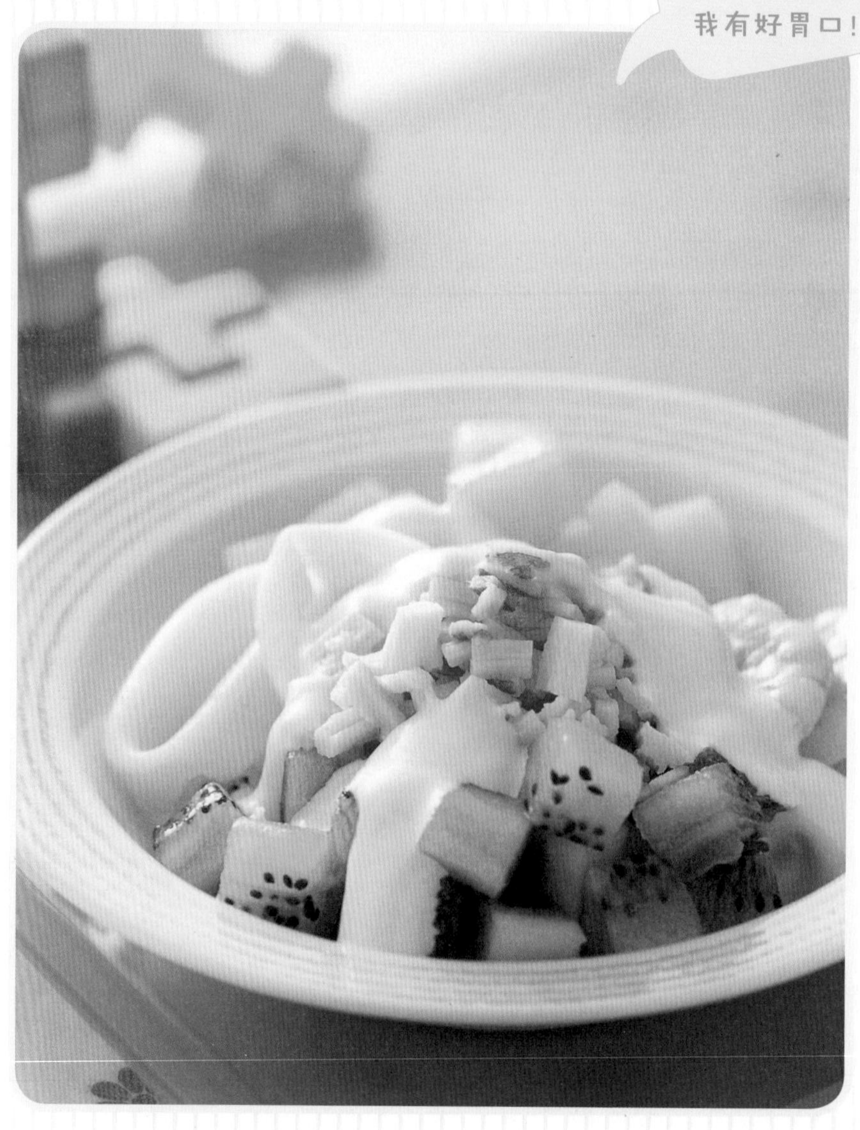

海鲜水果沙拉

1人份营养分析

热　量・120千卡
脂　肪・3.7克
蛋白质・11.6克
铁　质・1.25毫克
钙　质・61.7毫克

材料

A 洛神花 10克
B 虾仁 70克
鱿鱼 70克
蟹味棒 15克
猕猴桃 70克
洋香瓜 80克

调味料

酸奶 1大匙
沙拉酱 2/3大匙

做法

1 洛神花洗净，和水200毫升一起熬煮至水剩下约50毫升时熄火待凉，取20毫升和调味料拌匀，即为调味酱。

2 虾仁洗净，挑除虾线；鱿鱼洗净切成圈状；蟹味棒洗净。用热水分别将虾仁、鱿鱼氽烫至熟，再把蟹味棒切细末备用。

3 猕猴桃、洋香瓜分别去皮后，切成小丁，和做法2的所有材料一起排入盘中，再淋上调味酱即完成。

妈咪锦囊

★ 食用方法
平日当饭前的开胃菜，不忌食用天数，尤其在夏天孩子没胃口时，可以帮小朋友开胃。

★ 强壮妙计
清凉开胃，还有通便效果，适合不喜欢吃饭的小朋友食用。

★ 谁不能吃
胃寒或对海鲜过敏的小朋友不能食用。

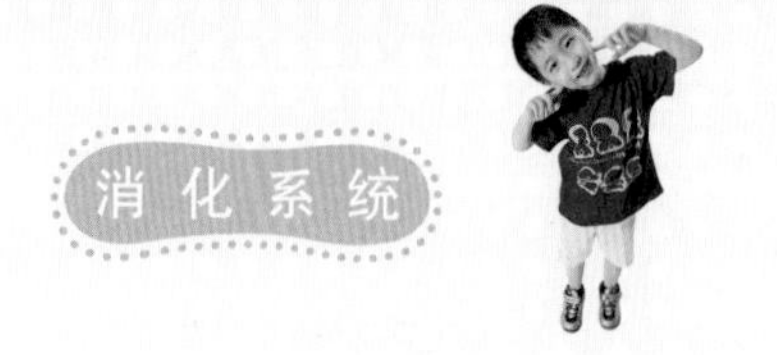

核桃芝麻糊

1人份

嗯嗯不痛了……

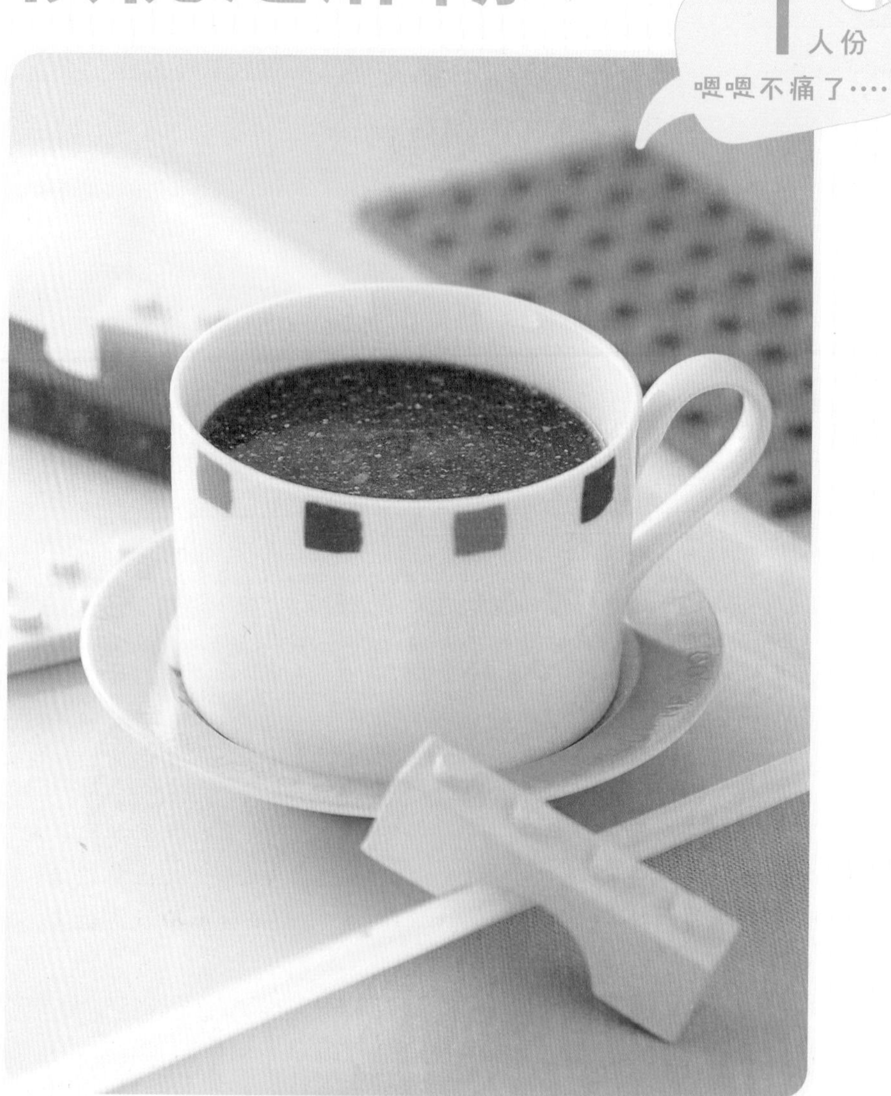

核桃芝麻糊

材料

白芥子 …… 10克
胡桃仁 …… 15克
黑芝麻 …… 20克
杏仁粉 …… 10克

调味料

蜂蜜 …… 1大匙

1人份营养分析

热　量 • 298千卡
脂　肪 • 20.7克
蛋白质 • 6.3克
铁　质 • 5.4毫克
钙　质 • 310.4毫克

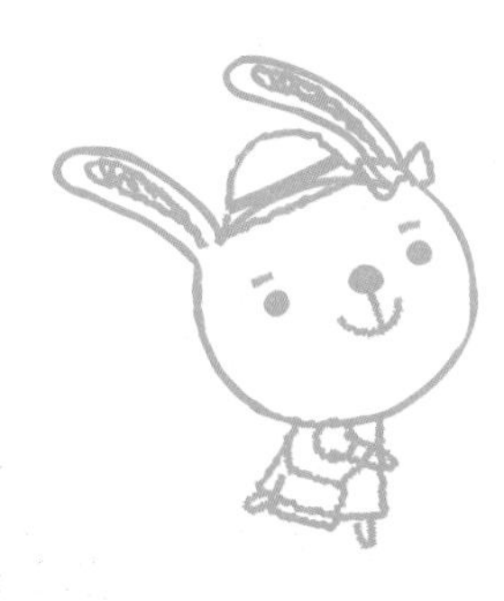

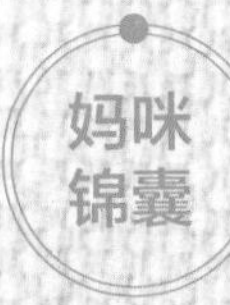

妈咪锦囊

★ **食用方法**

平日当早餐或点心吃，连续食用2周。

★ **强壮妙计**

可以补气、润肠、通便、补充钙质，尤其常有便秘现象的小朋友，此方可慢慢改善症状。

★ **谁不能吃**

平日大便较软或者皮肤有湿疹的小朋友不能饮用。

做法

1. 白芥子用棉布袋包起，和水500毫升一起熬煮至水剩下约300毫升，取汤汁备用。
2. 胡桃仁、黑芝麻一起用小火炒香，取出待凉后，放入调理机中搅打成细末，放入杯中，加入杏仁粉，倒入做法1的汤汁、蜂蜜拌匀即可。

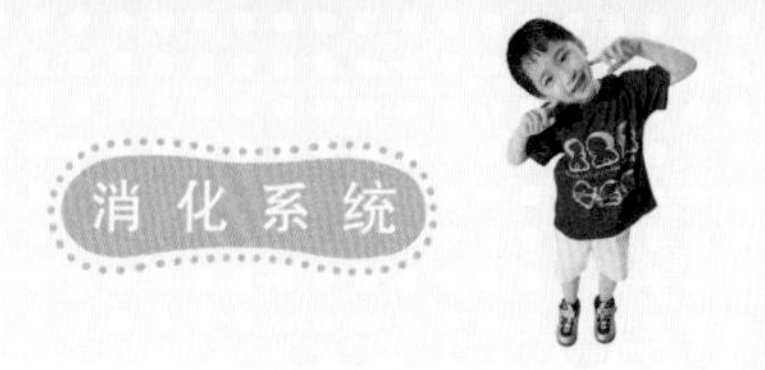

椰香地瓜枣

3人份

不会嗯不出来了……

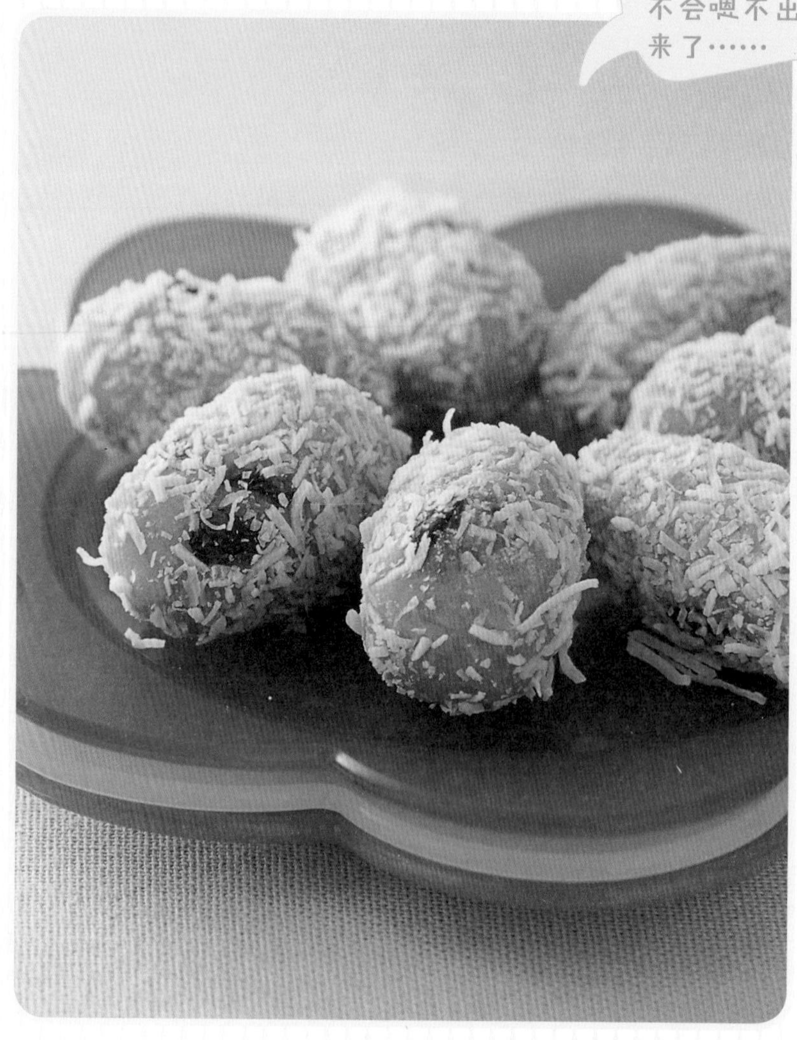

椰香地瓜枣

1人份营养分析

热　量 • 261千卡
脂　肪 • 3.73克
蛋白质 • 3.4克
铁　质 • 2.53毫克
钙　质 • 77.53毫克

材料

材料	用量
甘薯	200克
鲜山药	50克
椰丝	10克

调味料

调味料	用量
砂糖	1大匙
红豆沙	70克
葡萄干	30克

做法

1 甘薯、鲜山药分别洗净去皮，切片后放入电锅中蒸熟，趁热加入糖，一起拌成泥状备用。

2 取适量做法1的甘薯山药泥，包入适量豆沙、葡萄干，用手塑成椭圆球状，表面再均匀沾上椰丝。将全部甘薯山药泥都做完，并沾上椰丝即可。

妈咪锦囊

★ **食用方法**

平日当点心或是饭后甜点食用。

★ **强壮妙计**

适合肥胖偏食的小孩食用，连续食用2周后，可慢慢改善便秘状况；若小孩体重过重，也可多吃，可消除宿便。

★ **谁不能吃**

平常大便较软的小朋友不能食用。

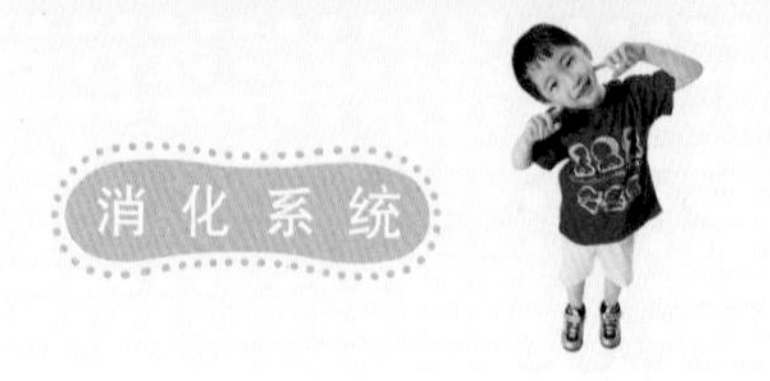

洛神甘蔗茶

2人份

帮助肠胃好消化……

洛神甘蔗茶

1人份营养分析

热　量 • 107.5千卡
脂　肪 • 0.5克
蛋白质 • 0.3克
铁　质 • 微量
钙　质 • 2毫克

妈咪锦囊

★ 食用方法

平日当茶饮，如果一次喝不完，可以放入冰箱保存，饮用前再加热即可。

★ 强壮妙计

可以帮助肠胃蠕动，有助消化，另外，如果有感冒现象时，可连续喝1周，即可改善症状。

★ 谁不能吃

脾胃虚寒者不能饮用生甘蔗汁。如生甘蔗汁加热过，属性就会转变成温性，则饮用无妨。先天性血糖高的小朋友不能饮用。

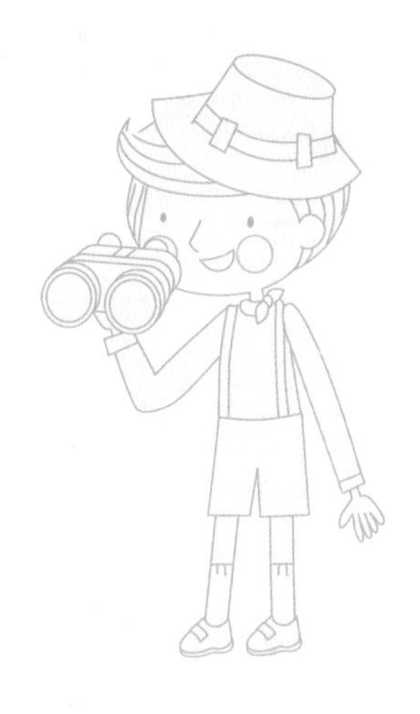

材料

洛神花……10克
甘蔗汁……500毫升

做法

洛神花洗净，放入锅中，加入300毫升水，煮滚后再煮3分钟，取出洛神花，再将甘蔗汁倒入，加热1分钟，趁热饮用即可。

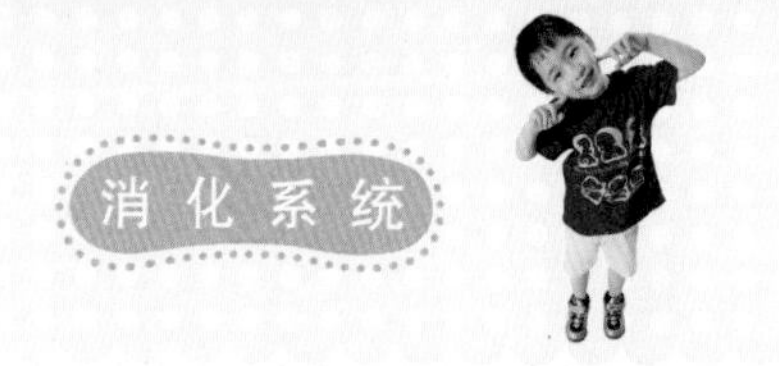

山楂茶

1人份

肚肚好舒服……

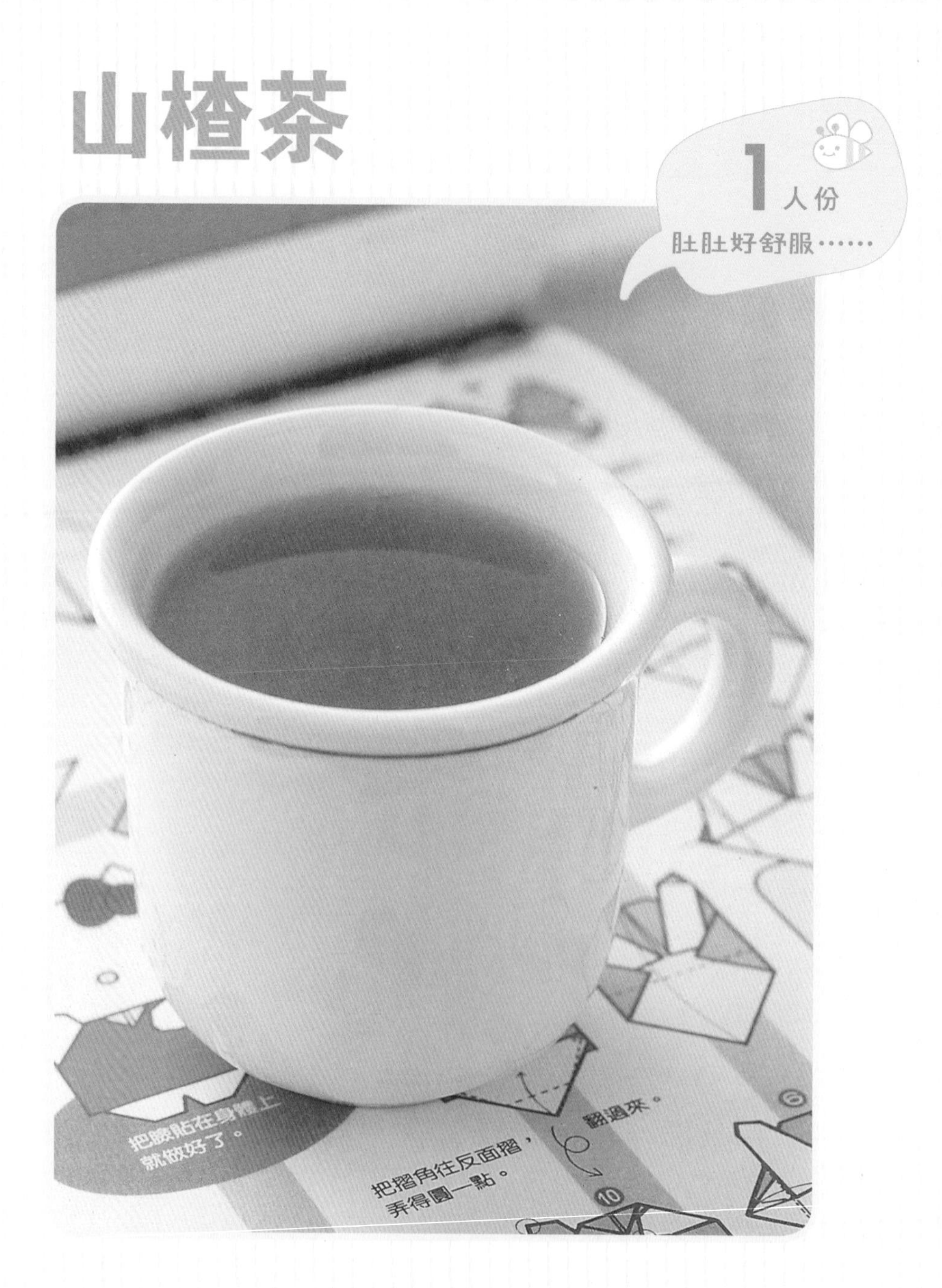

1人份营养分析

热　量 • 46.5 千卡
脂　肪 • 0.03 克
蛋白质 • 0.03 克
铁　质 • 微量
钙　质 • 微量

山楂茶

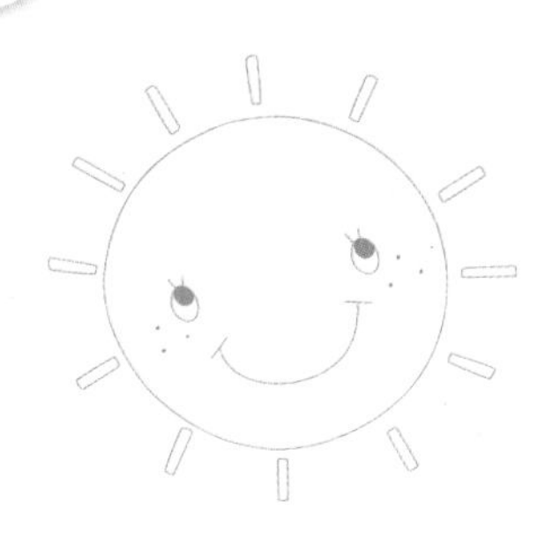

材料

山楂 ………… 15 克
决明子 ………… 10 克
甘草 ………… 5 克
热开水 ………… 500 毫升

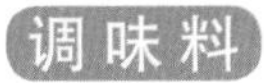

蜂蜜 ………… 1 大匙

做法

1 将所有材料分别洗净，放入棉布袋中包起备用。

2 将药材包放入杯子中，冲入热开水，浸泡 10 分钟，取出药材包，再加入蜂蜜拌匀后，即可饮用。

妈咪锦囊

★ 食用方法

平日当水饮用，连续 2 周后可慢慢改善胃胀症状。

★ 强壮妙计

可以帮助消化，对时常胀气、吃不下东西的小朋友有改善症状的功效。

★ 谁不能吃

容易拉肚子的小朋友不能饮用。

第 4 章

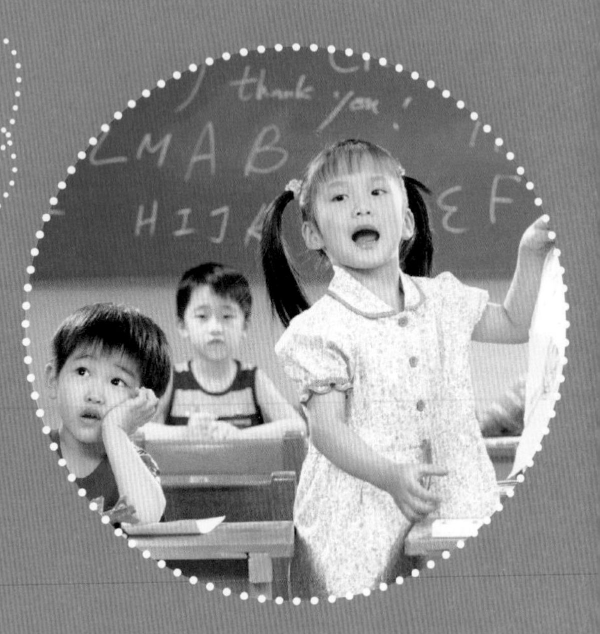

关心小朋友的
泌尿系统疾病

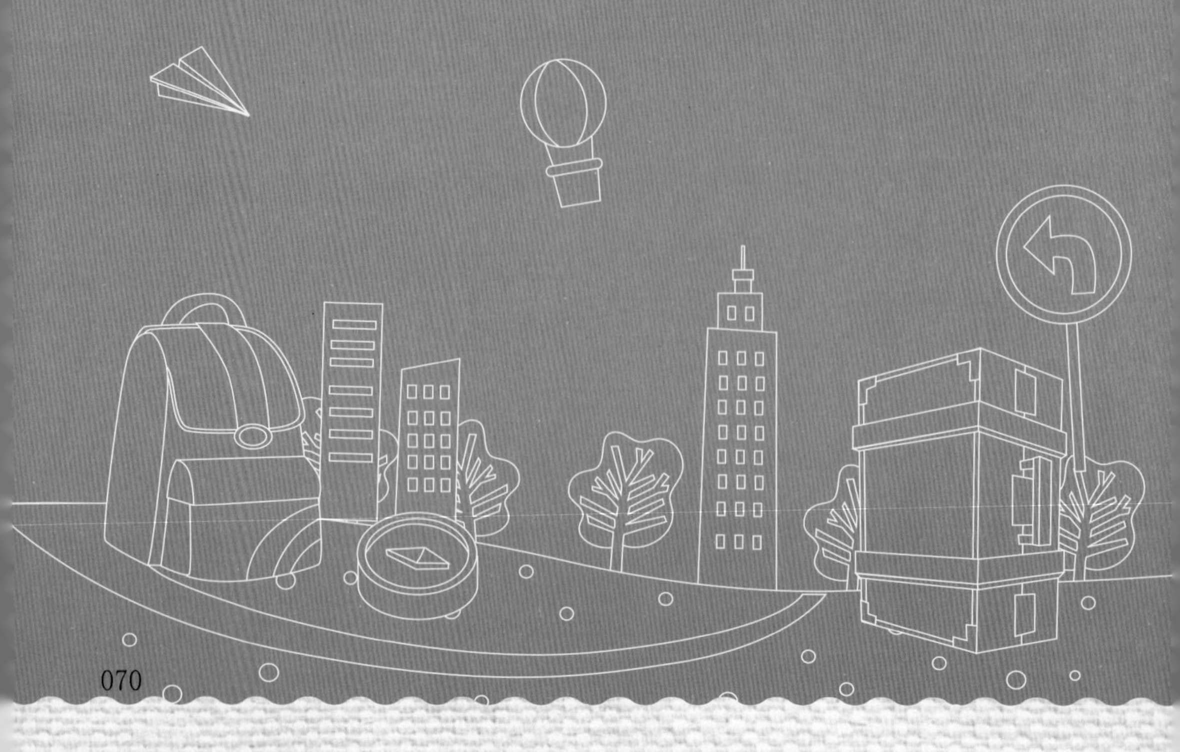

A 认识泌尿系统

泌尿系统由肾脏、输尿管系统两大部分组成，肾脏位于人体的腰背部腹腔内，左右各一个，而输尿管系统内包含输尿管、膀胱、尿道等器官。其运作的方式，为尿液自肾脏过滤产生后，经输尿管排到膀胱暂时储存，再由负责排尿的尿道排出。通常泌尿系统疾病的症状常与尿液相关，一般常见的病症有尿失禁、小便灼痛、涩痛、小便困难、频尿、尿路感染、肾炎等。

B 小朋友常发生的泌尿系统疾病

急性肾炎

发生的原因

儿童急性肾炎是指急性肾小球肾炎，是一种属于感染后免疫反应引起的病变，目前常发生在学龄儿童的身上，而一般发病的儿童大多伴随有扁桃腺炎或皮肤化脓性感染的病史。

其发生的主要原因是上呼吸道、扁桃腺或皮肤等被链球菌或B型肝炎病毒或是一些其他细菌感染，引起了肾脏的抗原抗体免疫反应。另外，虽然该病症的来去很快，大多会自行痊愈，但爸爸妈妈仍要细心照料以免转变为慢性肾炎。

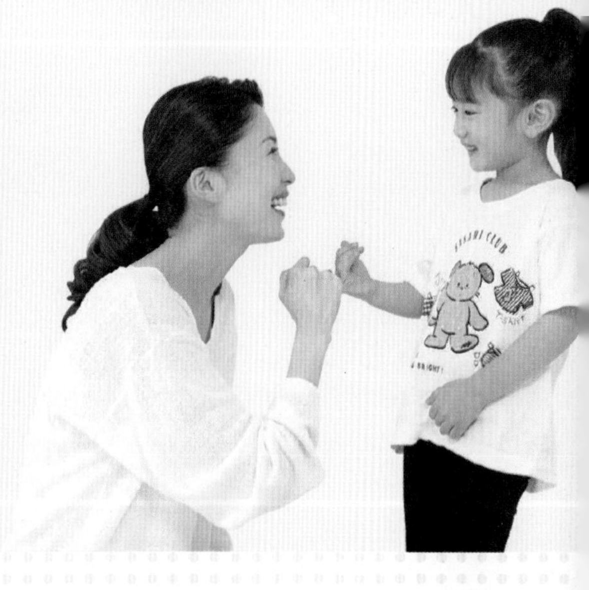

表现的症状

★ 血尿→其中尿液中带有血色或些微的血丝。

★ 脸色苍白→脸上毫无血色，并有疲惫感。

★ 食欲不振→毫无食欲，不想进食，或吃的分量减少。

★ 头晕→除头部会产生晕眩的症状外，更有恶心、呕吐的现象发生。

★ 腹痛→腹部有显著的闷痛现象，并持续不退。

★ 浮肿→由小朋友的眼睑开始，逐渐扩展至全身。

★ 尿量显著减少→尿量少于小朋友正常尿量的一半。

★ 呼吸急促→呼吸一分钟超过 30 次，且呼吸不均匀又困难，更严重时，还会出现语意表达不清楚的情形。

生活改善的方法

★ 发病后的前两周，小朋友应要卧床休息 7~10 天，待血尿和高血压症状趋于缓和后，可下床在室内走动，等到尿液检验正常后，可恢复正常的生活形态，不过短期内，要禁止小朋友从事过于激烈的活动。

★ 感染此病时，因为小朋友的肾功能减退，因此应该要摄取低蛋白及低盐的食物，并且要限制饮水，等到没有浮肿现象且血压恢复正常后，才可以慢慢再从低盐的饮食方式回到正常的饮食。

★ 遵照医师的建议，定时给予服药。

尿路感染

发生的原因

该病症可发生在泌尿道的任何一个组织器官，包含肾脏、输尿管、膀胱、尿道等。通常膀胱所排出的尿液应为无菌，但在经过尿道或阴道口时，可能因为被污染而引起感染，亦或因为细菌由尿道口往上蔓延产生，但大多是局部卫生不佳所引起。通常最常见的细菌为大肠杆菌、各种肠道杆菌等，也有因为菌血症而感染。因为女童的尿道较男童短，故女童患此病的概率较高。

尿路感染亦可依据发生的位置区分为尿道炎、输尿管炎等，但因为泌尿道的管道相连，因此即使是单一器官的感染，也容易感染到附近相连的泌尿器官，所以通常以尿路感染统称各种感染症状。

表现的症状

★ 频尿→有时一个小时高达 2~3 次，尿量却不多。

★ 发烧→在口中或腋下以体温计测量，温度超过 37.5℃，或是肛温超过 38℃。

★ 尿床→其频率较一般增加（以一周的天数，或一天所发生的频率判断）

★ 下腹疼痛→会有闷痛感。

★ 侧腰痛→有微微的抽痛或疼痛感。

★ 小便疼痛→有时有尿液浊热的现象。

★ 排尿困难→如厕时尿液无法顺利排出，且有断断续续的状况。

★ 呕吐→有时会不自觉反胃、作呕、恶心情形。

★ 尿液变质→尿液恶臭、浑浊有血色。

★ 背部疼痛→下背部有时会有轻重不一的疼痛感。

★ 生殖器变红→外部生殖器发红、有疼痛感。

生活改善的方法

★ 如果小朋友发生尿路感染时，需带到泌尿科请医师依其病症进行超声、肾功能与小便细菌培养等检查，或以口服抗生素方式治疗。父母也应全力配合医师做必要的随访检查，以免变成慢性尿路感染。

★ 鼓励小朋友多喝水，勤排尿。

★ 曾做过包皮切除术的小男生，较少发生该病症。

★ 教导小女生由前往后来擦拭阴部，以免肛门口的病菌感染尿道。

★ 有尿路感染症状时避免泡澡。

★ 内裤选择棉质为佳。

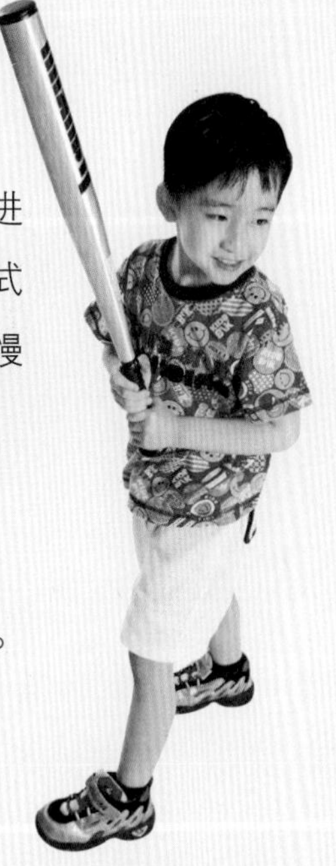

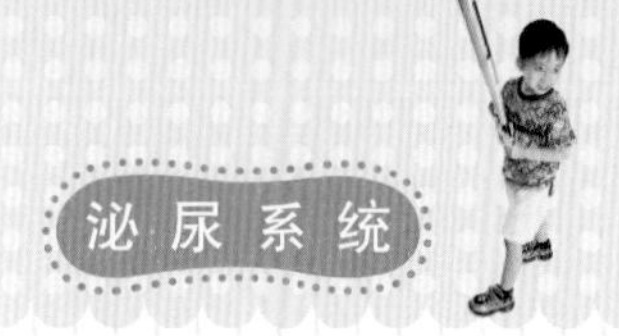

卤百汇

3人份

不再尿床了!

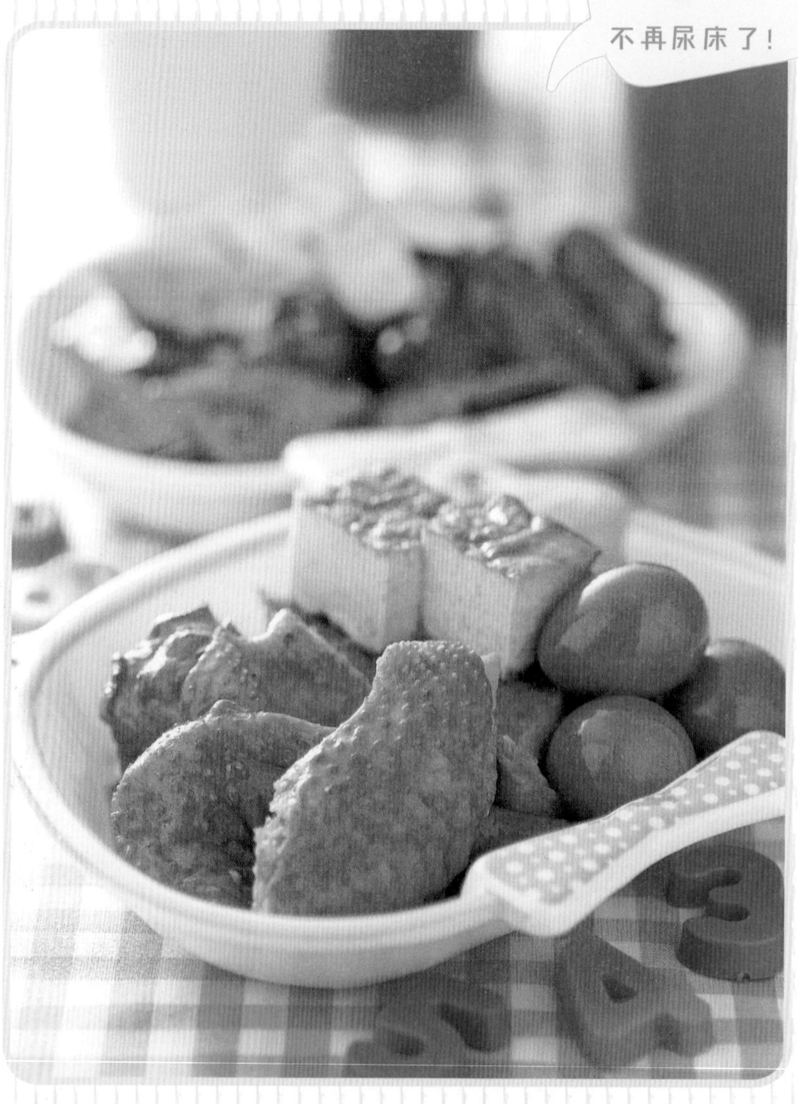

卤百汇

1人份营养分析

热　量 • 468千卡
脂　肪 • 27.6克
蛋白质 • 39.9克
铁　质 • 9.2毫克
钙　质 • 135.4毫克

材料

A 五味子 …… 15克
党参 …… 15克
大茴香 …… 15克
小茴香 …… 15克
桂圆 …… 30克

B 水煮鹌鹑蛋 …… 6颗
鸡翅 …… 3只
鸡肝 …… 75克
鸡心 …… 75克
米血糕（猪血糕） …… 75克
小豆干 …… 6块
油豆腐 …… 1块

调味料

酱油 …… 100毫升
香油 …… 1小匙

做法

1 材料A分别洗净，用棉布袋包起；鸡翅、鸡肝、鸡心分别洗净，再用热水汆烫后，捞起沥干水分；备用。

2 药材包、水2000毫升一起煮滚，转小火煮20分钟，加入所有调味料，煮约5分钟后，放入所有材料B，一起卤至材料入味，取出后切小块，即可盛盘食用。

妈咪锦囊

★ 食用方法

在正餐时作为配菜食用，连续2周后可慢慢改善尿床的情况。

★ 强壮妙计

能健脾益气、补肾宁心，可以改善小朋友半夜尿床的情况。

★ 谁不能吃

若有发热症状的小朋友不能食用。

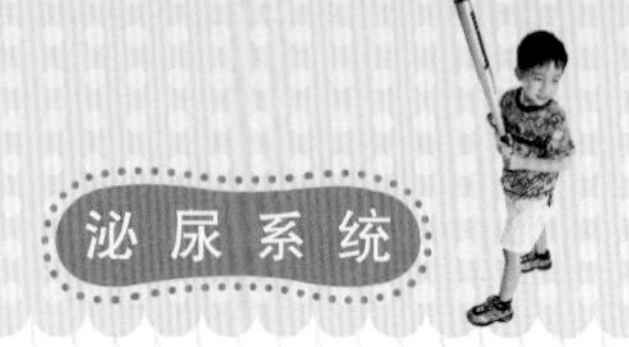

竹荪鸡汤

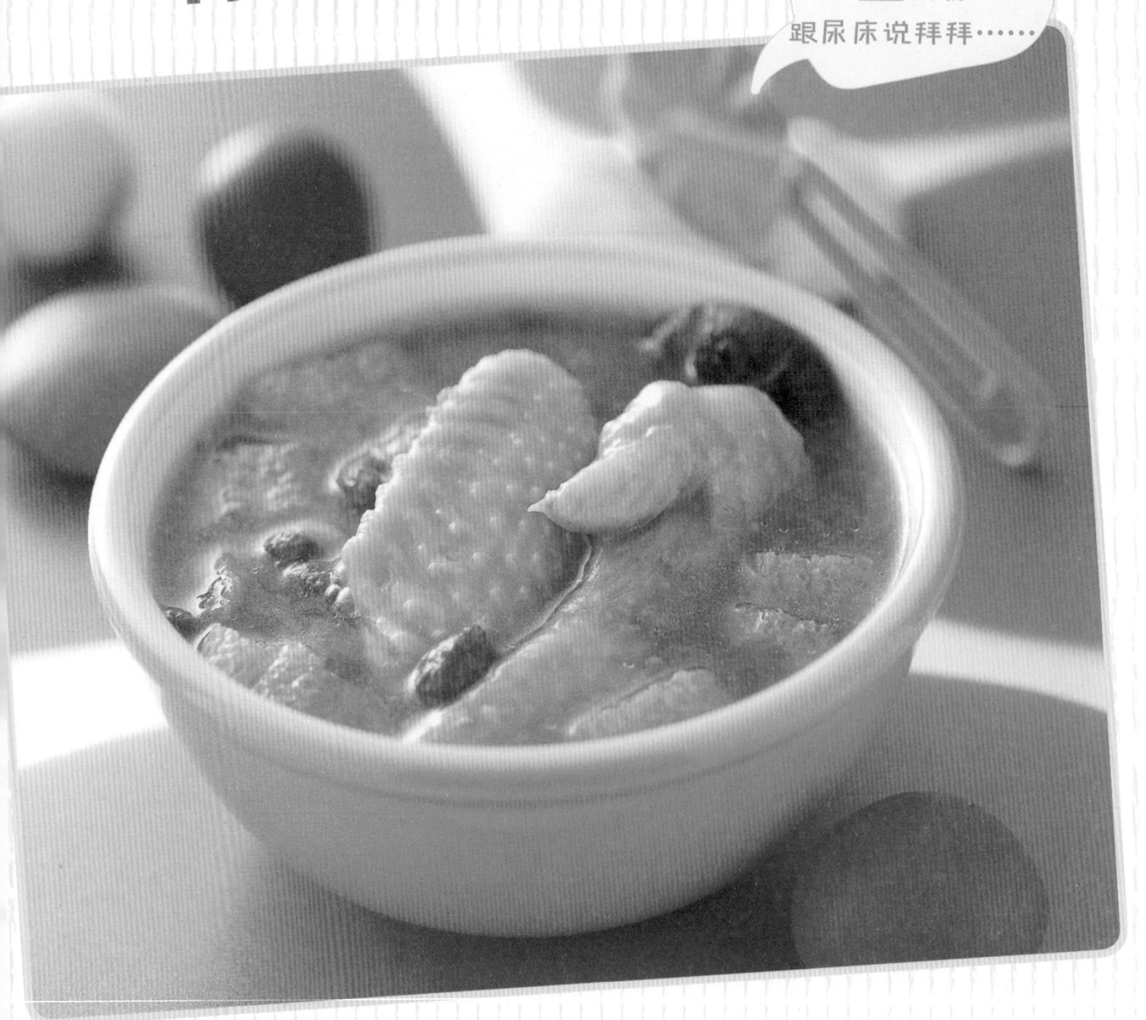

1人份营养分析

热　量 • 43.7千卡
脂　肪 • 16.2克
蛋白质 • 19.4克
铁　质 • 1.2毫克
钙　质 • 17.2毫克

竹荪鸡汤

材料

A	党参	10克
	益智仁	10克
	五味子	10克
	枸杞子	15克
B	鸡翅	200克
	竹荪	5克
	鲜香菇	20克

调味料

盐 ······ 1小匙

做法

1 材料A分别洗净，益智仁用棉布袋包起备用。

2 鸡翅洗净剁小块，用热水汆烫，捞起后沥干水分；竹荪用冷水泡软，挑除杂质，洗净后切小段；香菇洗净；备用。

3 将材料A、鸡翅、香菇和水1500毫升一起放入锅中，用大火煮滚后转小火，炖煮至鸡肉熟烂，放入竹荪，煮约3分钟，加盐调味，再挑除药材包即完成。

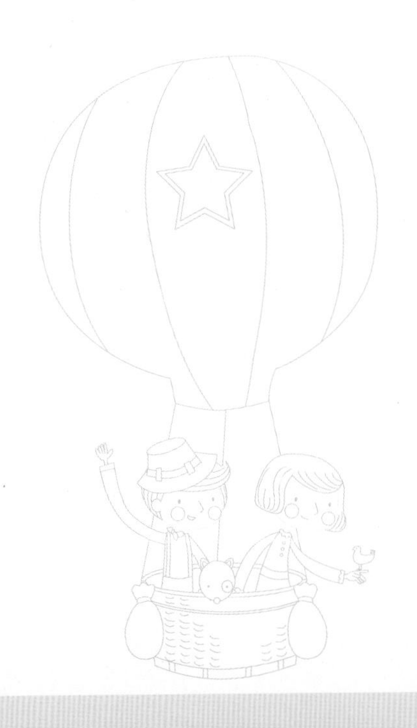

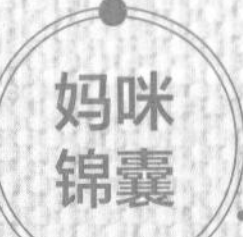

★ **食用方法**

平日当主菜，搭配白饭食用，连续3周后可慢慢改善尿床的情况。

★ **强壮妙计**

补脾益气、改善小朋友半夜容易尿床、手脚冰冷的情形。

★ **谁不能吃**

感冒发热时不要食用。

冬瓜鲤鱼汤

2人份

不再憋尿了!

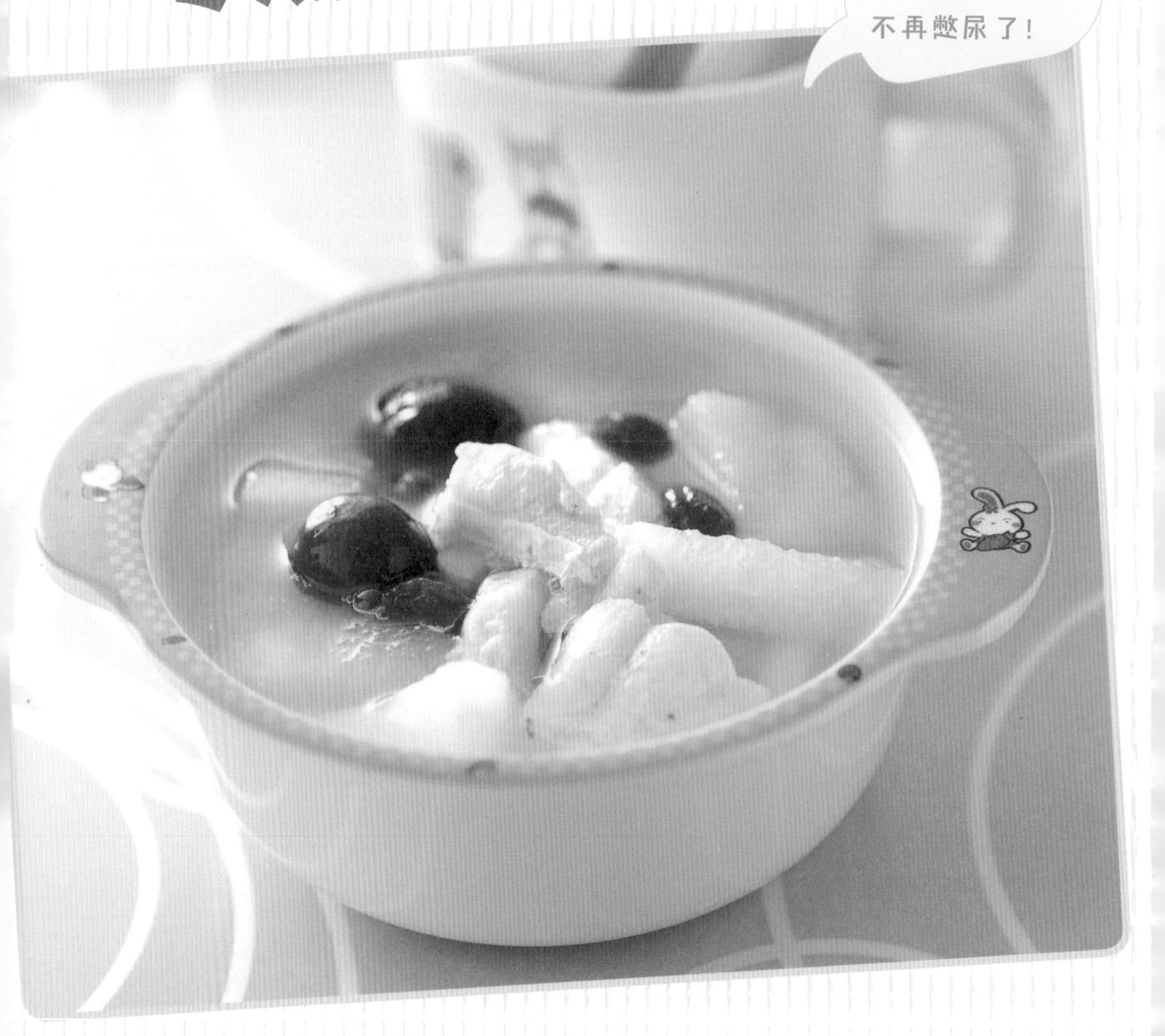

1人份营养分析

热　量•97.7千卡

脂　肪•7.4克

蛋白质•33.9克

铁　质•3.7毫克

钙　质•59.7毫克

冬瓜鲤鱼汤

材料

A	茯苓	25克
	大枣（去核）	10颗
	枸杞子	15克
B	鲤鱼	1条（450克）
	冬瓜	200克
	姜片	3片

调味料

盐……1小匙

做法

1 材料A分别洗净，茯苓压碎用棉布袋包起，一起放入锅中备用。

2 鲤鱼洗净去骨、刺，取鱼肉切片，鱼骨切小块，用棉布袋包起备用。

3 冬瓜去皮切块状，和姜片、鱼骨包一起放入做法1的锅子中，加入水1500毫升，用小火煮至冬瓜熟透，放入鱼片，转大火煮滚，加盐调味，再挑除药材包、鱼骨包即可。

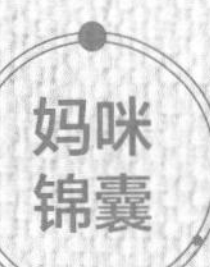

★ **食用方法**

作为平时的配汤，连续食用2周后，可慢慢改善憋尿的症状。

★ **强壮妙计**

可帮助不容易排尿的小朋友顺利消肿，适合有肾炎或膀胱炎病症的小朋友食用。

★ **谁不能吃**

平常就很容易尿床的小朋友不能食用。

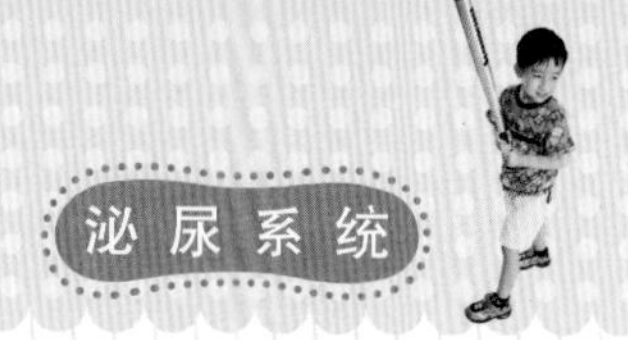

干贝蔬菜粥

3人份

消除水肿好有效！

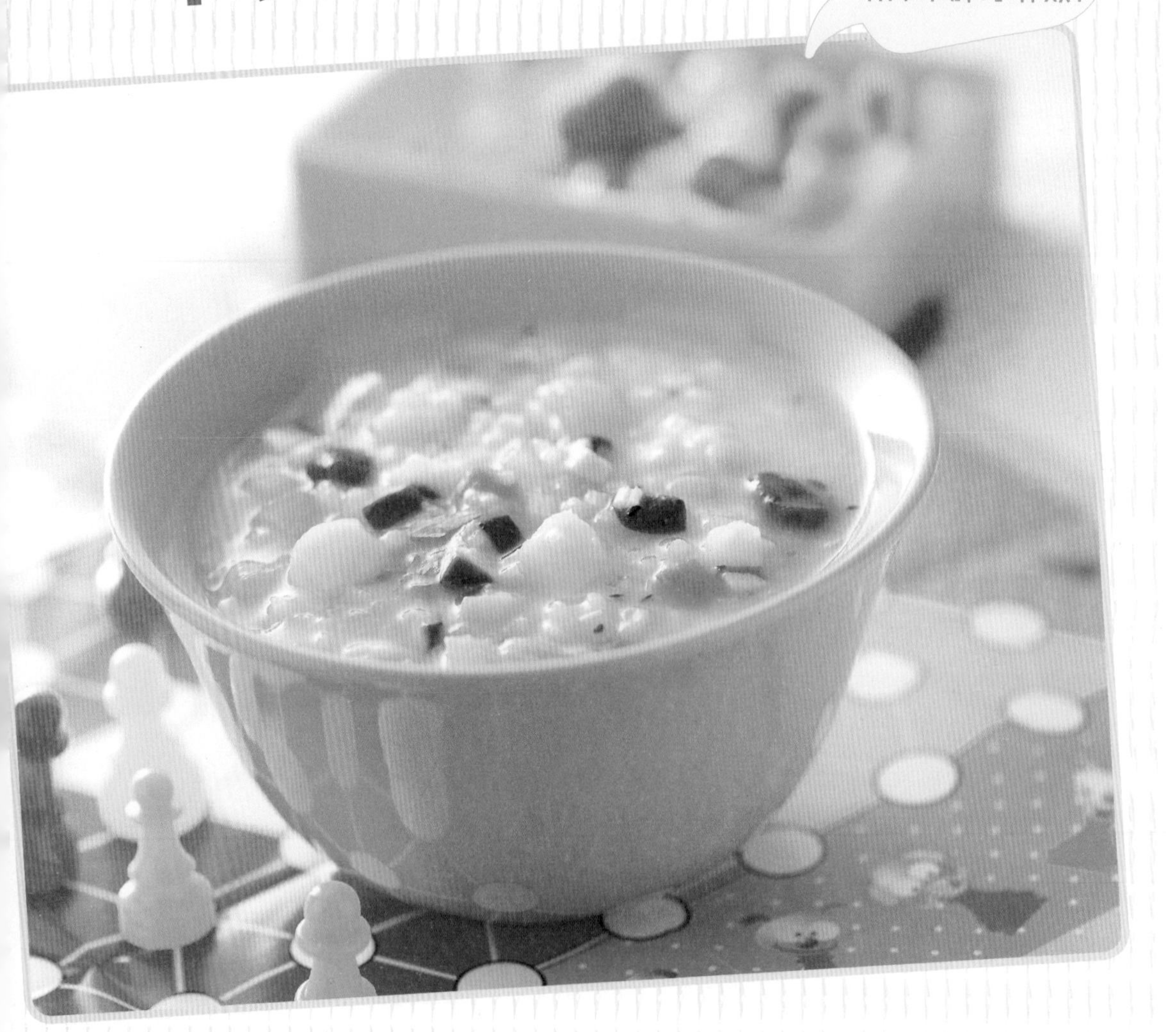

干贝蔬菜粥

1 人份营养分析

热　量 • 130.6 千卡
脂　肪 • 1.3 克
蛋白质 • 5.1 克
铁　质 • 0.7 毫克
钙　质 • 16.1 毫克

材料

A 薏苡仁 15 克
泽泻 10 克
车前子 10 克
枸杞子 15 克
B 鸡骨 1/2 副
白米 50 克
燕麦 30 克
干干贝 1 颗
鲜干贝 2 颗
冬瓜 50 克
胡萝卜 30 克
鲜香菇 1 朵
玉米粒 30 克
芹菜末 1 大匙
姜片 2 片

调味料

盐 1 小匙
米酒 1/2 小匙

做法

1 材料 A 分别洗净，薏苡仁、泽泻、车前子用棉布袋包起备用。

2 鸡骨切大块，汆烫过并洗净，用较大的棉布袋包起备用。

3 白米洗净，和燕麦用水浸泡 1 小时；干干贝用热水泡软后，剥成细丝；鲜干贝、冬瓜、胡萝卜、香菇分别洗净后切小丁；备用。

4 将水 1500 毫升、米酒、所有材料（芹菜末除外）放入锅中，用大火煮滚后转小火，熬煮至材料熟透，加入盐、芹菜末拌匀，再挑除鸡骨包、药材包即可。

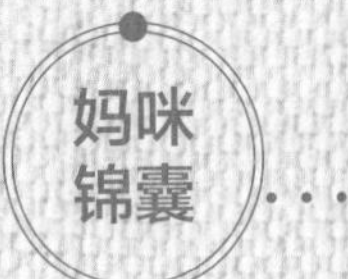

★ **食用方法**

平日当主食食用，每次间隔一天，连续 2 周后可慢慢改善水肿症状。

★ **强壮妙计**

可以健脾益气，利湿解热，适合因为慢性肾炎而有水肿症状的小朋友食用。

★ **谁不能吃**

若平常手脚有冰冷情况的小朋友不能食用。

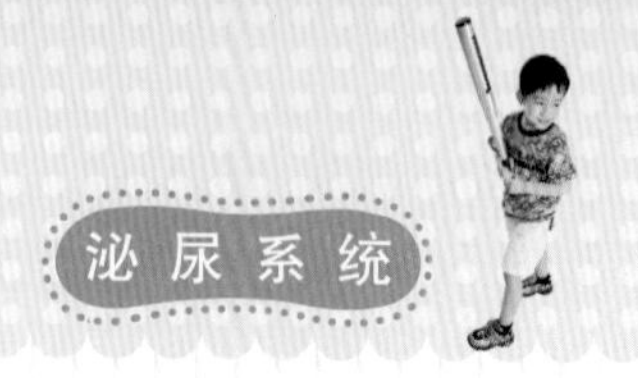

银芽烩蛤蜊

3人份

尿尿好顺畅……

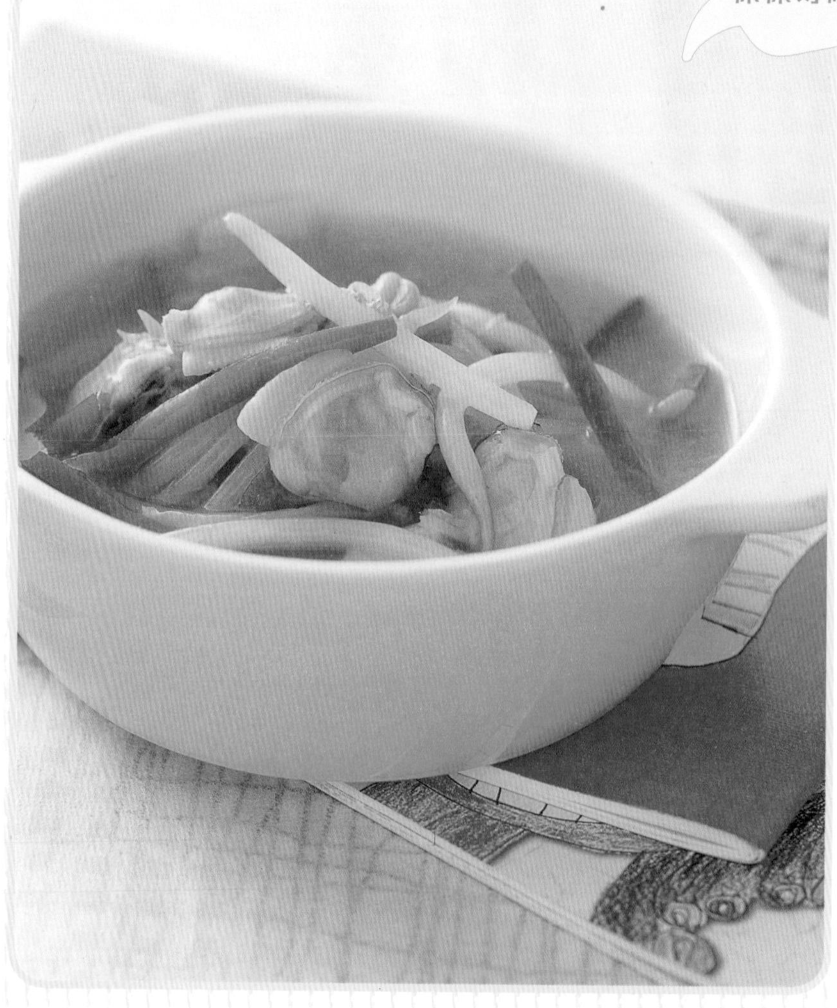

银牙烩蛤蜊

1人份营养分析

热　量・170千卡
脂　肪・1.5克
蛋白质・20.8克
铁　质・21.4毫克
钙　质・296.4毫克

材料

枸杞子……15克
豆芽菜……100克
蛤蜊……300克
芹菜……50克
红甜椒……70克

调味料

米酒……1大匙
盐……1小匙

做法

1 枸杞子洗净，用清水浸泡后沥干水分；豆芽菜洗净去除根部，放入加盐（分量外）的滚水中汆烫过，捞出后沥干水分；蛤蜊泡水吐沙；芹菜洗净切段；红甜椒切丝，用热水汆烫过，捞起沥干水分；备用。

2 锅中放入300毫升水煮滚，放入蛤蜊烫熟，去壳取肉，汤汁留下备用。

3 将枸杞子、米酒放入蛤蜊汤中，煮滚后转小火，煮约3分钟后，放入豆芽菜、芹菜、红甜椒、蛤蜊煮滚，再加盐调味即可。

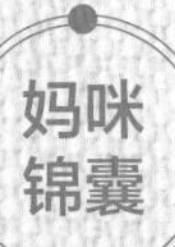

★ **食用方法**
正餐时作为配菜食用，连续6周可慢慢改善排尿不畅。

★ **强壮妙计**
能够清热利尿、消除水肿，帮助小朋友排尿顺畅。

★ **谁不能吃**
平日手脚冰冷的小朋友不能食用。

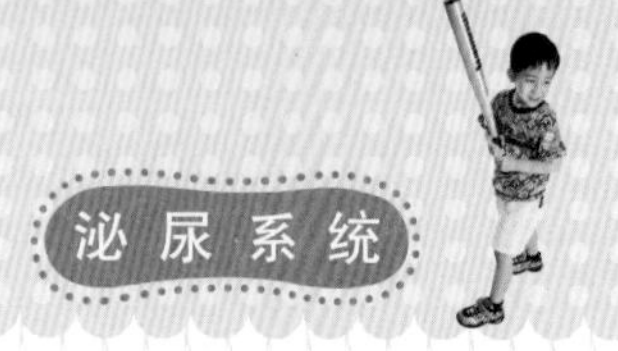

三珍凉冻

3人份

赶走尿尿不舒服……

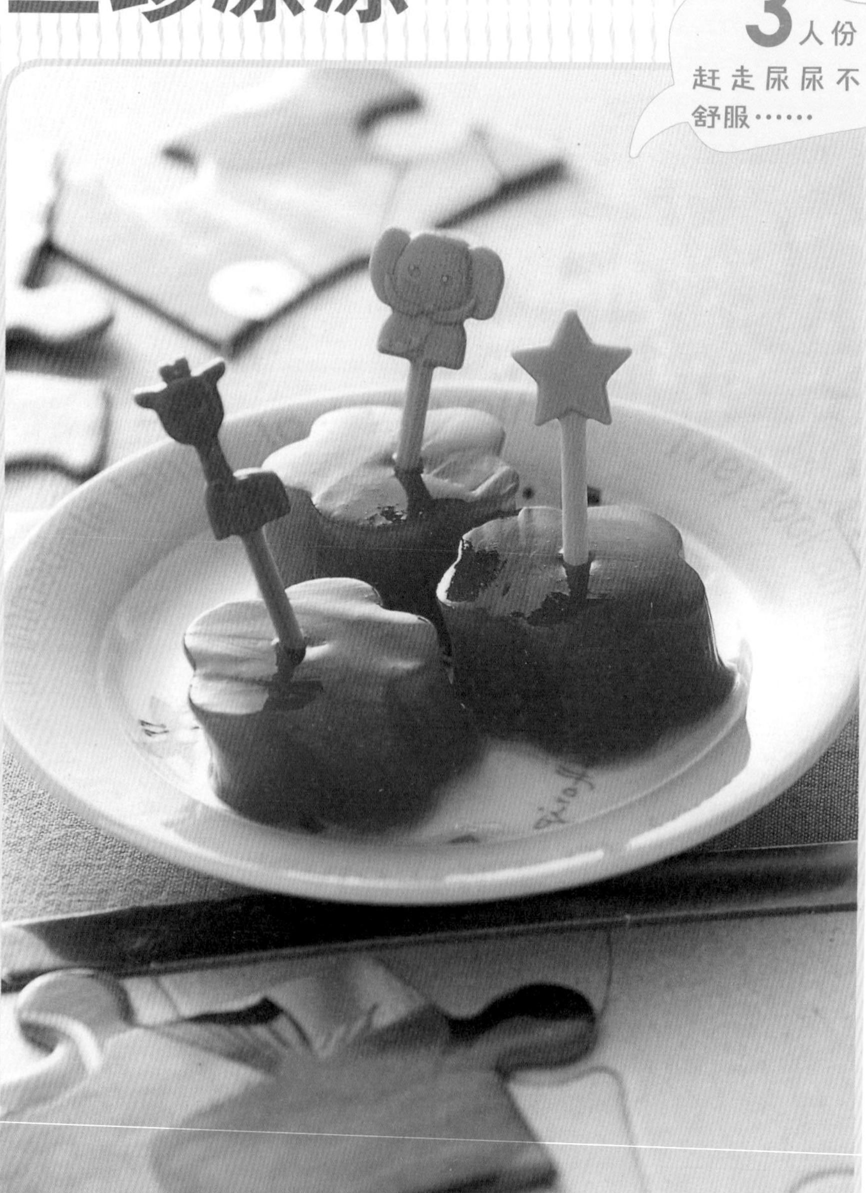

三珍凉冻

1人份营养分析

热　量 • 300.5千卡
脂　肪 • 1.31克
蛋白质 • 3.4克
铁　质 • 2.9毫克
钙　质 • 77.2毫克

材料

A 山楂 …… 15克
　洛神花 …… 15克
　茯苓 …… 15克
B 蔓越莓果汁 …… 200毫升
　红豆沙 …… 100克
　果冻粉 …… 40克

调味料

细粒冰糖 …… 100克

做法

1 山楂、洛神花、茯苓先用清水洗净，再用棉布袋包起备用。

2 将药材包、水1200毫升一起煮约30分钟，至水量剩下1000毫升，挑除药材包，留下汤汁备用。

3 果冻粉、冰糖和水100毫升先拌匀，再倒入做法2中，煮滚后放入果汁、红豆沙拌匀，倒入模型中，待凉后放入冰箱冷藏。

4 食用前取出，切块或用饼干模型压出图案，即可食用。

妈咪锦囊

★ 食用方法

作为餐与餐间的点心或饭后甜点食用，连续2周后可慢慢改善排尿不适。

★ 强壮妙计

能帮助排尿，适合有尿道炎、膀胱炎情况的小朋友食用。

★ 谁不能吃

平常小便不容易控制的小朋友请不要食用。

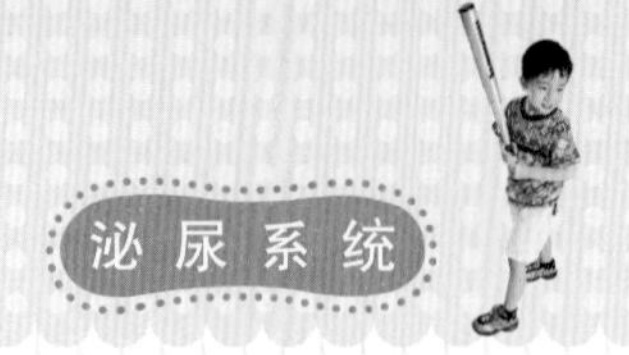

葛根枸杞茶

2人份

我敢尿尿了……

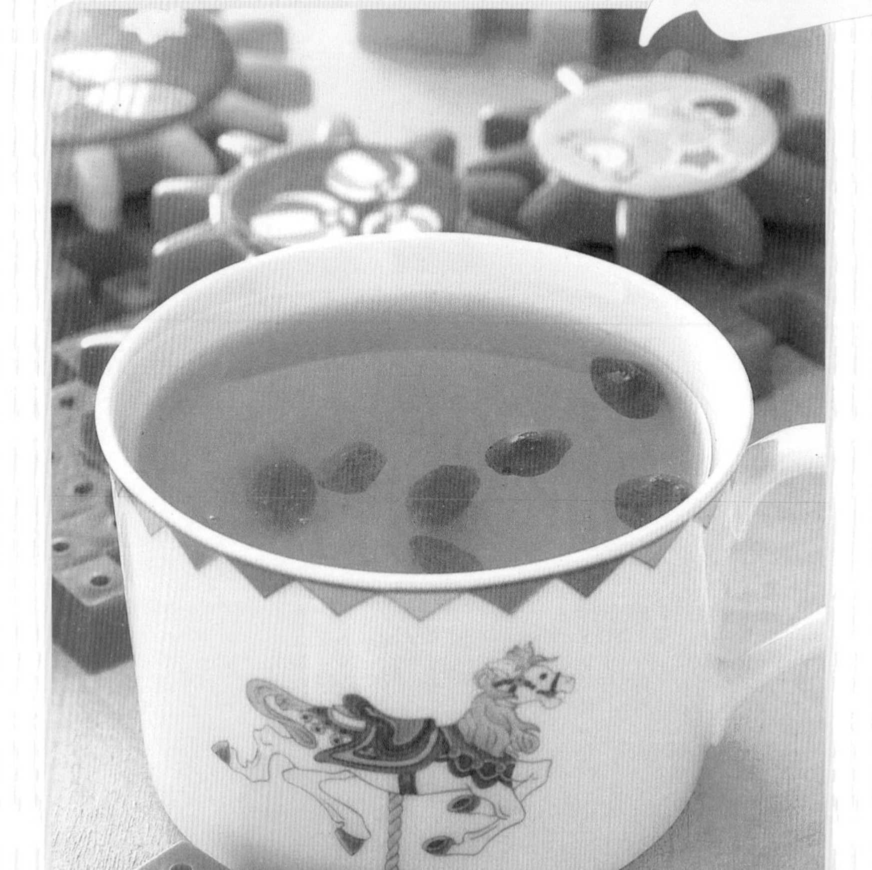

葛根枸杞茶

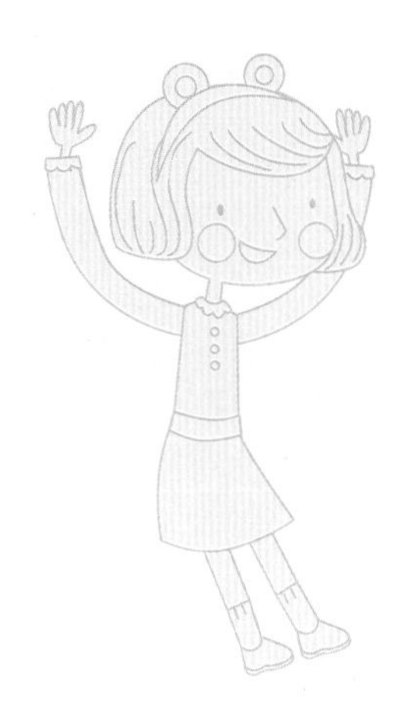

1人份营养分析

热　量 • 116.5 千卡
脂　肪 • 0.1 克
蛋白质 • 1.1 克
铁　质 • 1.1 毫克
钙　质 • 5.8 毫克

材料

葛根	10 克
枸杞子	10 克

调味料

蜂蜜	60 毫升

做法

1 葛根、枸杞子分别洗净，葛根用棉布袋包起备用。

2 将药材包、枸杞子、水 1000 毫升一起用小火煮约 30 分钟后，取出葛根包，加适量蜂蜜调味即可。

妈咪锦囊

★ **食用方法**

平日当茶饮用，连续 2 周后可慢慢改善排尿疼痛。

★ **强壮妙计**

健脾益胃、清凉解热、生津止渴。

★ **谁不能吃**

若为阴虚火旺体质（常见症状为面色苍白、舌头颜色较红）的小朋友不能饮用。

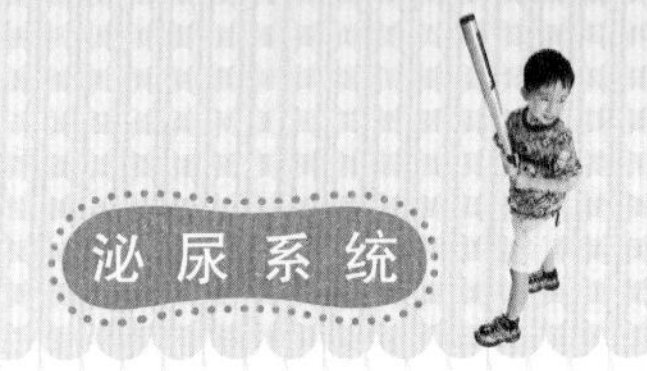

酸梅汤

3人份
肚肚好清爽！

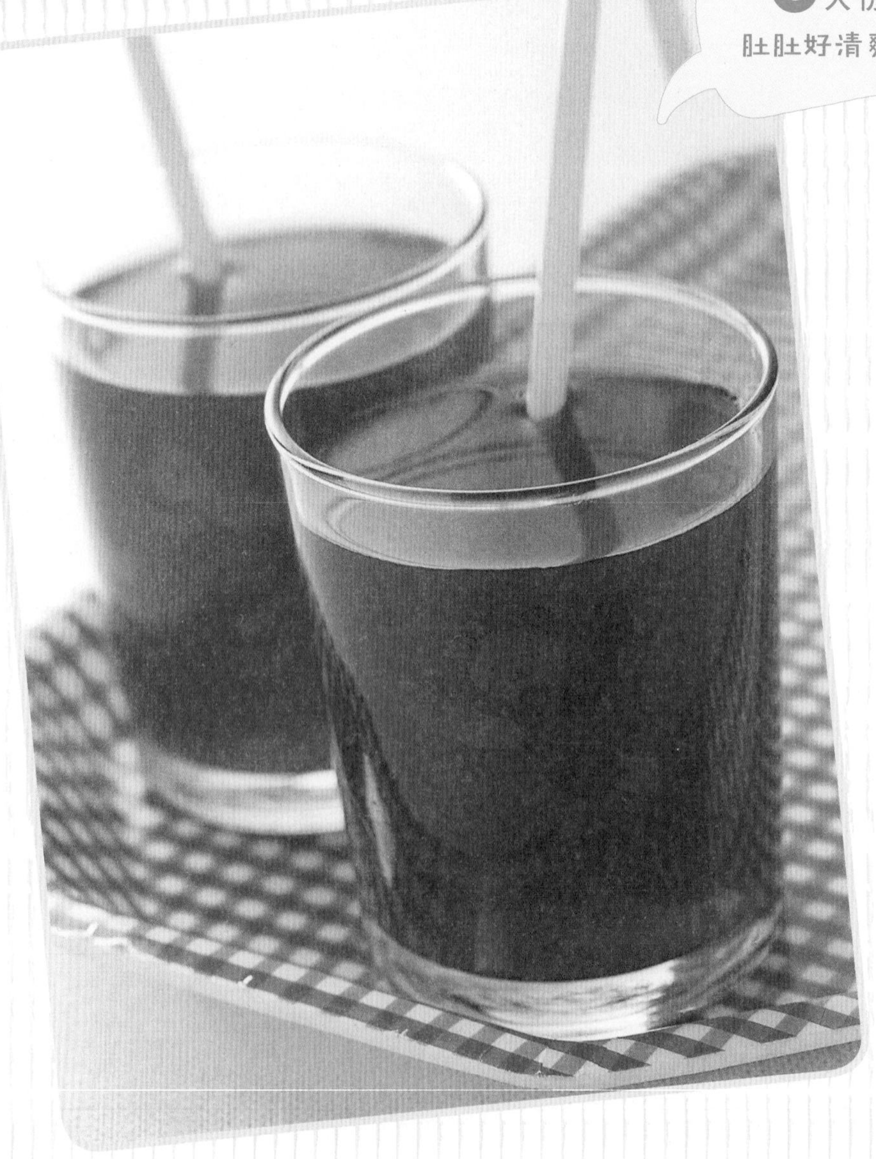

酸梅汤

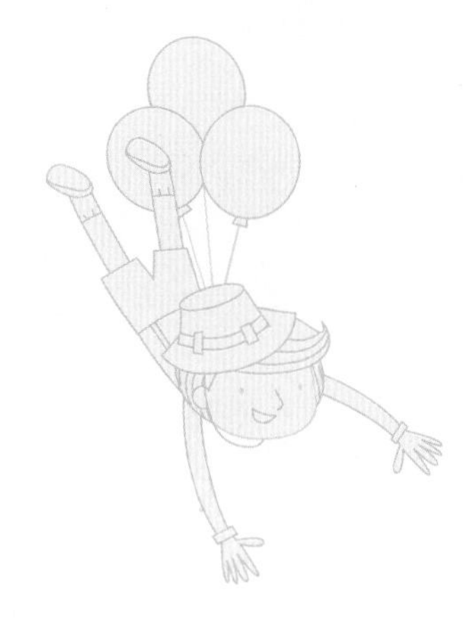

1人份营养分析

热　量 • 143.2 千卡
脂　肪 • 微量
蛋白质 • 0.1 克
铁　质 • 0.1 毫克
钙　质 • 6.9 毫克

材料

党参 ………… 15 克
乌梅 ………… 15 克
洛神花 ………… 10 克
麦芽 ………… 30 克
甘草 ………… 10 克

调味料

冰糖 ………… 100 克

做法

将所有材料分别洗净，放入大锅中，加水3000毫升，用大火煮滚后，转小火熬煮40分钟后，过滤出汤汁再加冰糖调味即可。

妈咪锦囊

★ 食用方法

平日当茶饮用，1人1天约800毫升，连续1周后可慢慢改善腹胀不适。

★ 强壮妙计

可消除腹胀感，并能健脾开胃、生津止渴。

★ 谁不能吃

如果有感冒、口干舌燥或便秘症状的小朋友不能饮用；另外孕妇也需注意不能饮用。

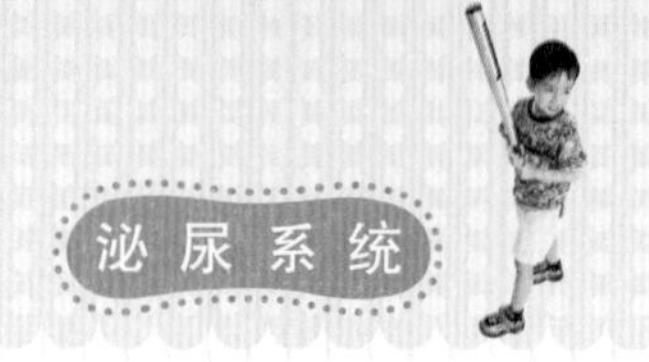

茯苓烧仙草

2人份

水肿快消失！

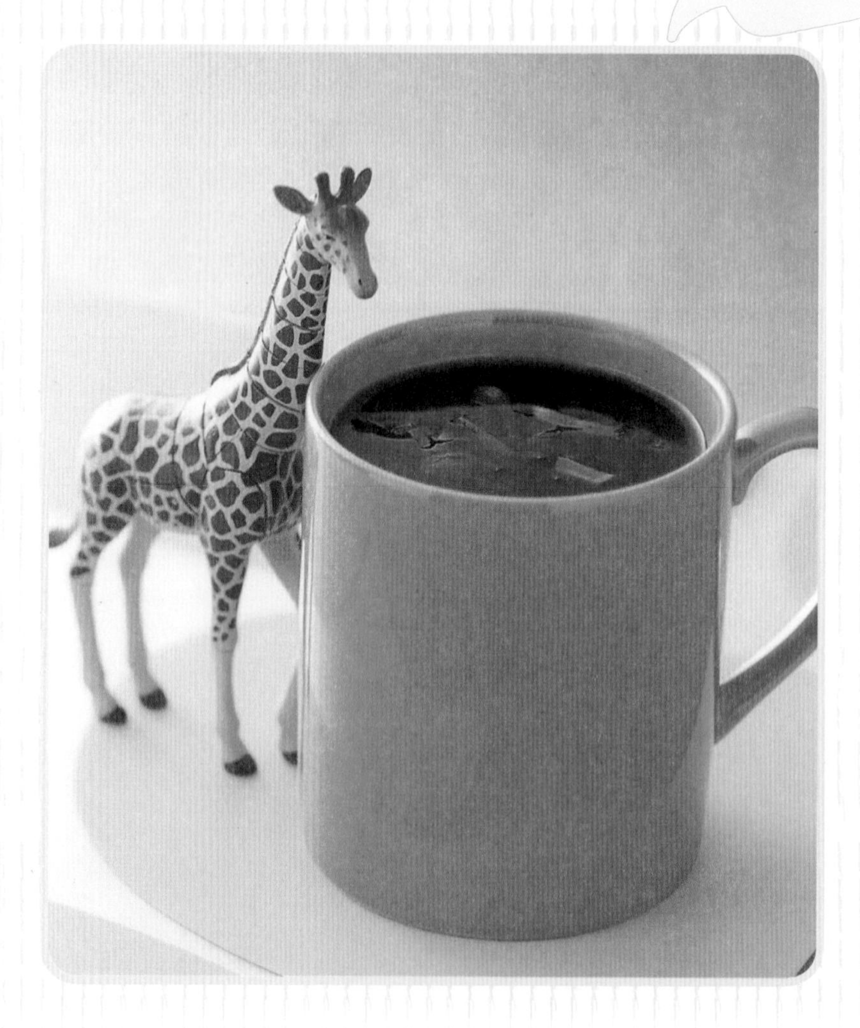

茯苓烧仙草

1人份营养分析

热　量 • 280.9 千卡
脂　肪 • 5.8 克
蛋白质 • 3.1 克
铁　质 • 1.9 毫克
钙　质 • 51.9 毫克

材料

A 仙草粉 ……… 1 包（10 克）
　茯苓粉 ……… 15 克
　杏仁粉 ……… 15 克
B 枸杞子 ……… 5 克
　杏仁片 ……… 15 克
　蒟蒻丁 ……… 15 克

调味料

冰糖 ……… 50 克
莲藕粉 ……… 20 克

做法

1 枸杞子用清水洗净备用。

2 材料 A 放入锅中，加入水 500 毫升，用小火煮滚，再加入冰糖拌匀。

3 莲藕粉先用冷水 50 毫升调匀后，倒入做法 1 中勾芡，再加入材料 B，拌匀后即可食用。

妈咪锦囊

★ 食用方法

可当早餐或餐与餐间的点心，连续 2 周后可慢慢改善水肿症状。

★ 强壮妙计

能够健脾利湿、提高免疫力，适合有慢性肾炎水肿情况且胃口不佳的小朋友食用。

★ 谁不能吃

平常小便不容易控制的小朋友不能食用。

第 5 章

关心小朋友的

免疫系统疾病

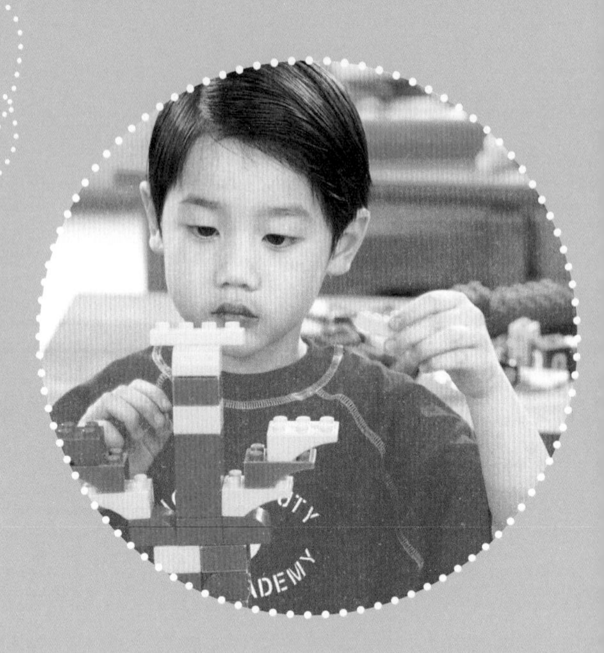

A 认识免疫系统

免疫系统类似许多组织构成的网络，包含了淋巴结、骨髓，与脾脏、扁桃体及黏膜相关淋巴组织，还有许多的免疫细胞。人体共有三道免疫防线共同起到保护人体的作用：第一道防线由皮肤和黏膜构成，第二道防线是体液中的杀菌物质和吞噬细胞，第三道防线主要由免疫器官和免疫细胞组成。

免疫细胞的主要工作，是负责抵抗可能危害身体的各项疾病、感染病原体（包括病毒、细菌、真菌及寄生虫等），与调养、修补各个器官，因此如果该系统的功能可以正常稳定，那么全身的新陈代谢与循环系统都可以完美地运作。

由于免疫系统极易受到营养的摄取和外在环境条件的影响，如营养不良、摄取的营养素不均衡，或是过量摄取某类食物等，都会导致体内的免疫系统细胞功能发生障碍，抵抗力降低，进而使病原体入侵，而发生感冒、肺炎、肠炎甚至肝炎等疾病。

另外也有可能是环境中的有毒物质致使体内产生了自身抗体（免疫细胞攻击自体的正常细胞），引起了如系统性红斑狼疮、甲状腺功能亢进、类风湿关节炎和肾炎等常见的免疫系统疾病。最常发生在小朋友身上的则是各类的过敏症状。

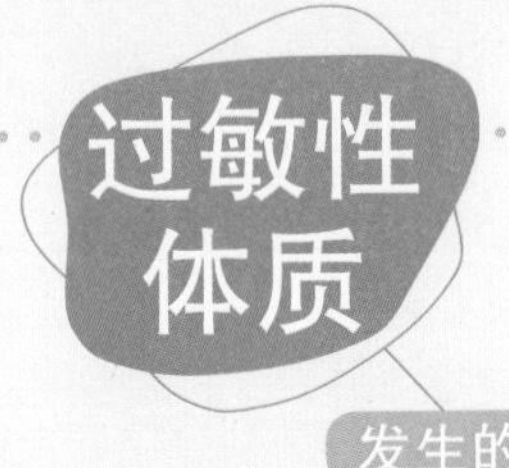

B 小朋友常发生的免疫系统疾病

发生的原因

小朋友过敏性体质的产生与遗传有很大的关系，此外，会引起过敏的原因和成长期间所接触的食物、环境因子及过敏原（如花粉、动物毛发、灰尘、清洁用品及海鲜等）有关。通常过敏性疾病初次发作的时间常在婴幼儿时期感冒之后，因其抵抗力仍较弱，故容易因原本存在的过敏因子诱发过敏反应。

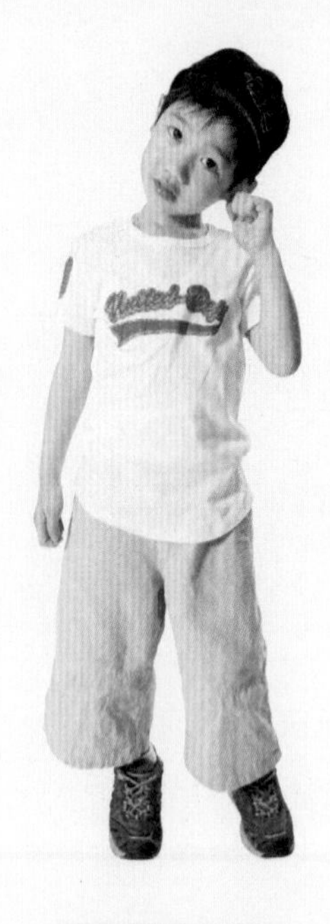

过敏体质常发生的疾病有：过敏性鼻炎、过敏性哮喘（亦称细支气管炎）、过敏性皮肤炎（亦称异位性皮肤炎），这三种疾病有单独出现的状况，也有两种或三种同时出现的状况，并会互相转移。另外过敏性结膜炎症也属于过敏性体质常见的病症之一，其发生的原因与花粉、空气品质及加工食品成分复杂有关，使得该病时好时坏，不容易根治。

其实过敏病症的发病通常与抵抗力的强弱有很大的关系，加上如果气温的变化大、情绪起伏过大也会诱发，故爸爸妈妈在平时就要多注意，调养好小朋友的体质。

表现的症状

由于过敏性哮喘、过敏性皮肤炎（亦称异位性皮肤炎）在其余的章节已有详细的说明，故此处只针对小朋友过敏性鼻炎与过敏性结膜炎的部分提醒爸爸妈妈。

过敏性鼻炎常见症状有：

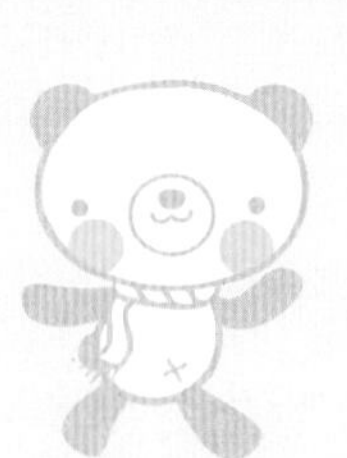

- ★ 小朋友早晨起床后，出现上腭发痒、眼眶周围皮肤痒。
- ★ 突然出现流鼻水、打喷嚏、鼻塞的症状。
- ★ 温度突然下降变冷或吹到冷风时，过敏症状有加重的可能。
- ★ 有的小朋友在睡前会有鼻塞症状，其鼻涕的颜色为无色透明、不黏稠。

过敏性结膜炎常见症状有：

- ★ 眼睛发痒→使得小朋友会不停地眨眼并会揉眼睛。
- ★ 皮肤发痒→身体的皮肤会无来由的发痒，无法停止。
- ★ 常打喷嚏→有时会伴随鼻塞、流鼻水。

生活改善的方法

虽然过敏体质属于先天性，但随着年龄增长，小朋友的体质会跟着转变，加上免疫系统也逐渐趋于成熟，因此大部分的过敏疾病都有机会改善，只要在生活及饮食上加以注意即可。

- ★ 避免太过频繁进出开着空调的房间。
- ★ 随时保持小朋友身体的温暖，天气转凉时，应戴口罩保持口鼻温暖。
- ★ 家中应避免饲养毛发过多的宠物，如：猫、狗、兔子等等，以减少过敏原入侵的机会，并避开容易使小朋友过敏的过敏原。
- ★ 保持规律的作息，让小朋友睡眠充足，保持良好体力。
- ★ 训练小朋友做规律而渐进的运动，如游泳（由于游泳时的水面湿度高，气管较不容易收缩，亦可以锻炼肺活量，增强肺功能），但应避免从事过于激烈的活动。
- ★ 多摄取新鲜、未经过精加工的食物，避免生冷食物、饮品（应以温开水代替）与巧克力及加工品。
- ★ 保持居家环境的通风良好、整洁干净；避免潮湿以免滋生霉菌和尘螨，最好保持室内湿度指数在 50 左右。
- ★ 家中的布置应少用毛质的材料，以人造纤维与防尘螨材质为优先考量。小朋友常接触的枕头套、被单和被套，应两周清洗一次。

过敏性结膜炎的生活改善方法：

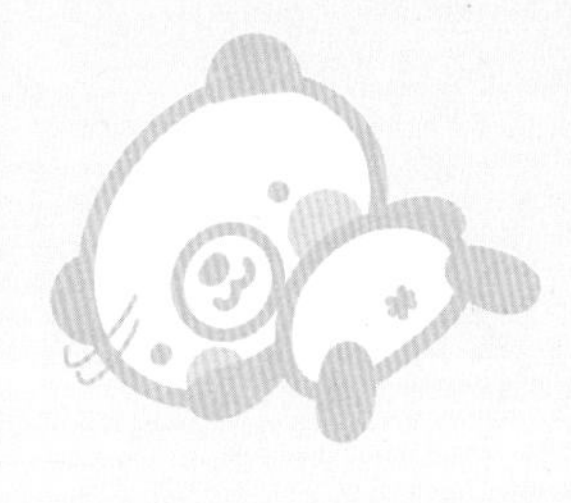

- ★ 避免让小朋友食用以油炸处理或使用加工食品的料理。
- ★ 减少小朋友暴露于脏空气中的机会。
- ★ 避免小朋友熬夜及用眼过度。
- ★ 可依照医师指示，使用副作用小的抗过敏药水，以减轻过敏反应。

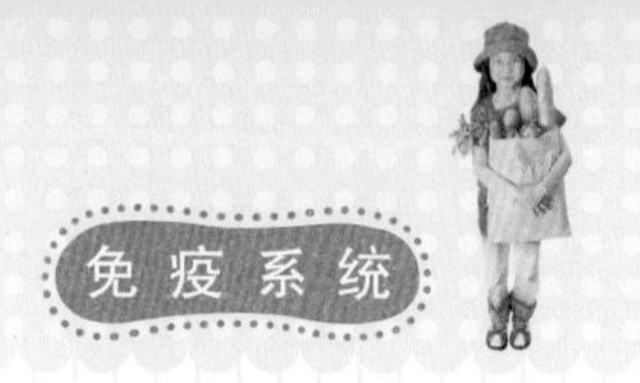

金针海参鸡汤

2人份
我是健康小超人……

金针海参鸡汤

1人份营养分析

热　量 • 298.3 千卡
脂　肪 • 10.9 克
蛋白质 • 39.5 克
铁　质 • 3.2 毫克
钙　质 • 153.9 毫克

材料

A 当归……10 克
黄芪……15 克
枸杞子……15 克
B 干金针……10 克
海参……200 克
鸡腿……1 只（300 克）

调味料

盐……2 小匙

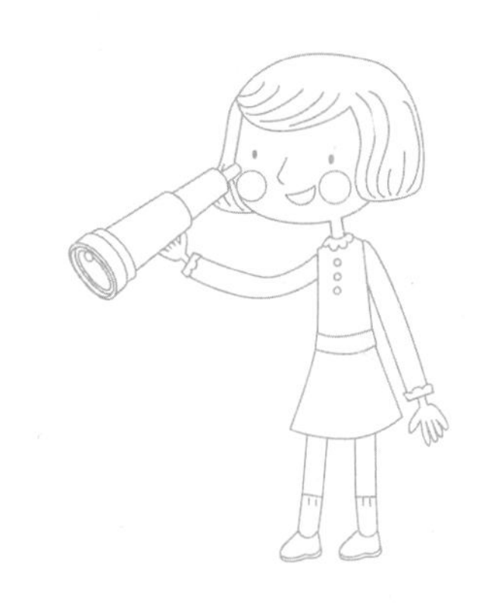

做法

1 将材料 A 分别洗净，黄芪用棉布袋包起，和水 1250 毫升一起煮滚，放入当归，转小火熬煮至水量剩下 750 毫升左右，取出药材，留下汤汁备用。

2 干金针洗净，用水 200 毫升泡软，浸泡的水留下备用。

3 海参洗净，去除内脏后切小块；鸡腿洗净切块。将海参、鸡腿分别用热水汆烫，捞起后沥干水分备用。

4 将材料 B、枸杞子一起放入电锅内锅中，加入做法 1 的汤汁、盐，并倒入浸泡金针的水。将内锅放入电锅中，外锅加入水 1 杯，按下开关，等跳起后再焖 5 分钟即可。

妈咪锦囊

★ 食用方法
搭配主食食用，连续 2 周后可感觉过敏症状慢慢改善。

★ 强壮妙计
能够补血健身，适合有贫血、头晕、心悸、习惯性便秘症状的小朋友食用。

★ 谁不能吃
若有感冒症状时不能食用。

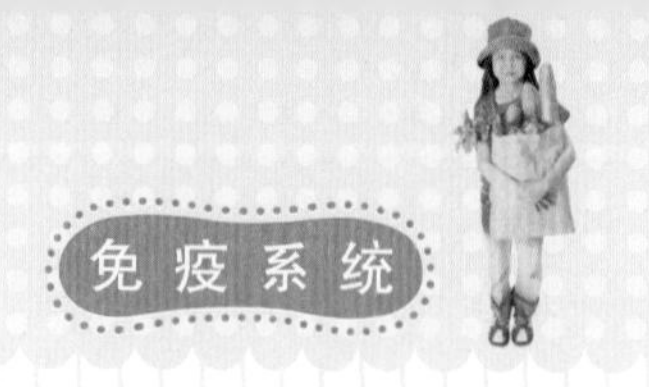

红糟鲷鱼羹

2人份
脸色变红润了……

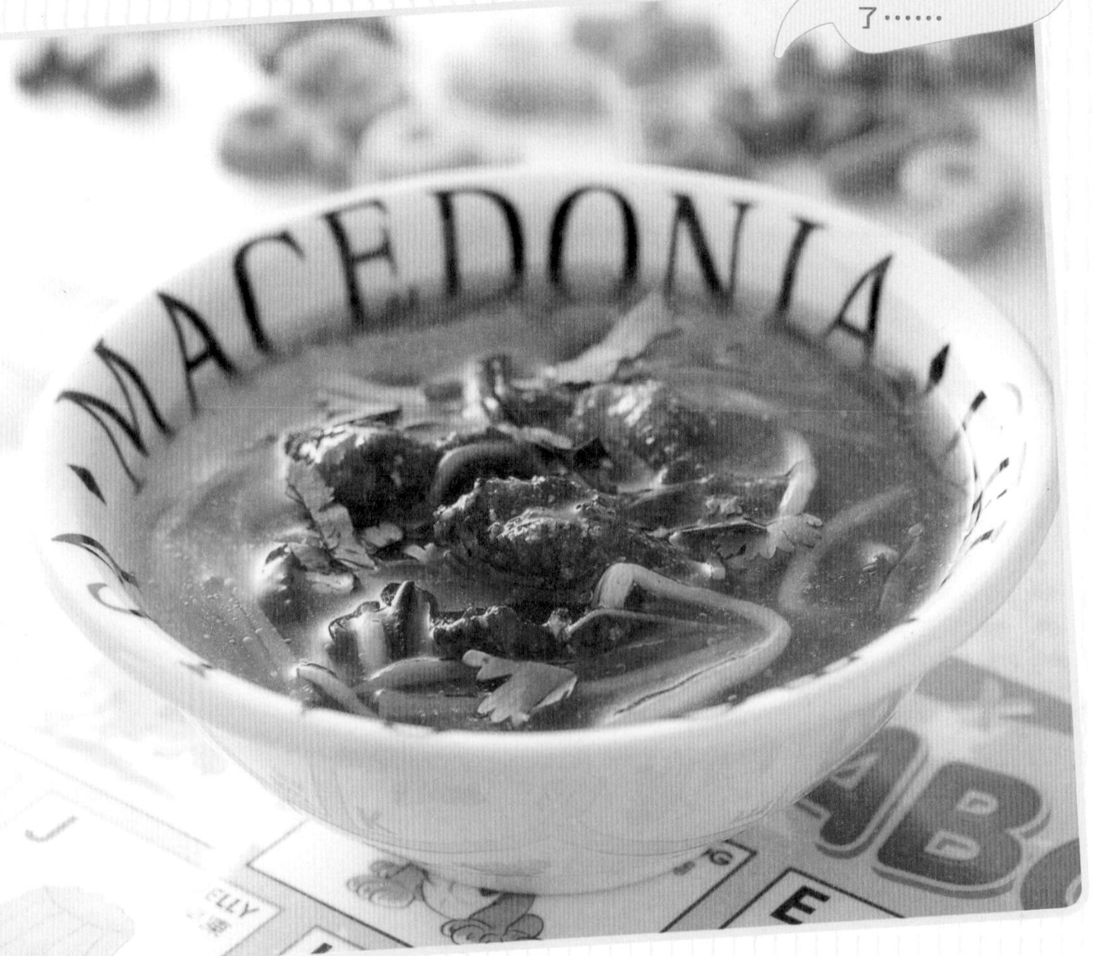

红糟鲷鱼羹

1 人份营养分析

热　量 • 102.6 千卡
脂　肪 • 0.6 克
蛋白质 • 4.3 克
铁　质 • 0.5 毫克
钙　质 • 62.6 毫克

材料

A 人参须 …… 15 克
当归 …… 5 克
丹参 …… 5 克
五味子 …… 10 克
桂圆肉 …… 15 克
B 鲷鱼 …… 100 克
黑木耳 …… 20 克
豆芽菜 …… 30 克
胡萝卜 …… 45 克
香菜 …… 少许
太白粉水 …… 3 大匙

调味料

A 红糟 …… 1 大匙
糖 …… 2 小匙
米酒 …… 1 小匙
葱段 …… 10 克
姜片 …… 3 片
B 太白粉 …… 2 大匙
番薯粉 …… 3 大匙
C 盐 …… 1/2 小匙
味淋 …… 1 小匙

做法

1 将材料 A 分别洗净，用棉布袋包起，和水 750 毫升一起煮滚后转小火，再煮约 20 分钟，取出药材包，留下汤汁备用。

2 鲷鱼洗净，切成约 3 厘米长的长条状，和调味料 A 拌匀，腌约 1 小时备用。

3 黑木耳洗净切丝；豆芽菜洗净后去除根部；胡萝卜去皮后刨成丝；香菜洗净切末；备用。

4 将调味料 B 混合，放入鲷鱼片沾裹均匀，再放入热油锅中油炸至熟，捞起沥干油分备用。

5 将做法 1 的汤汁煮滚，放入黑木耳、豆芽菜、胡萝卜，煮熟后放入鲷鱼片，等再次煮滚后，加入调味料 C，用太白粉水勾芡，盛盘后撒上香菜末即可。

妈咪锦囊

★ 食用方法

可搭配白饭或煮熟的面条食用，连续 3 周后可感觉过敏症状改善。

★ 强壮妙计

能够调养身体、活络气血，适合脸色苍白、没有力气、容易倦怠、胸口闷痛的小朋友食用。

★ 谁不能吃

若有感冒症状时不能食用。

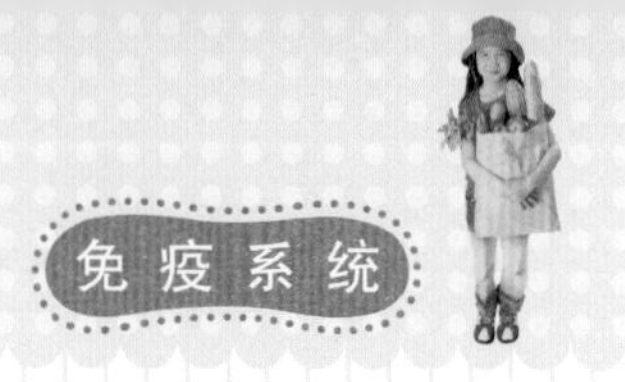

彩色虾仁饭

3人份

精神体力一级棒！

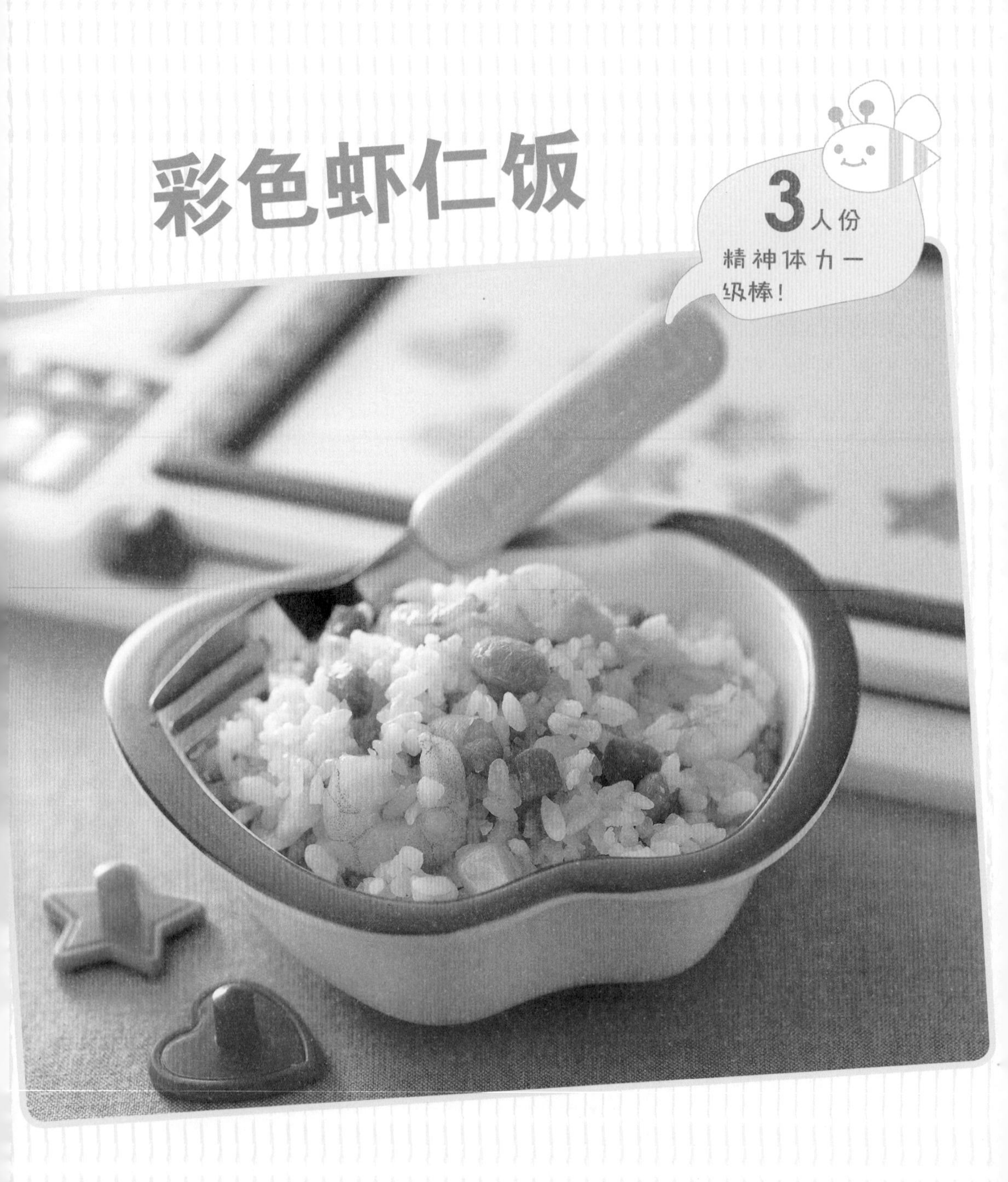

彩色虾仁饭

1人份营养分析

热　量 • 172.7 千卡
脂　肪 • 0.6 克
蛋白质 • 21.4 克
铁　质 • 2.8 毫克
钙　质 • 74.9 毫克

材料

A 当归 5克
黄芪 10克
枸杞子 10克
红枣 15克
B 大米 150克
虾仁 100克
冷冻三色蔬菜 100克
蛋 1个
葱末 1大匙

调味料

A 盐 1/2小匙
米酒 1小匙
B 盐 1/2小匙
柴鱼粉 1/2小匙

做法

1 材料A分别洗净，黄芪、红枣、枸杞子用棉布袋包起，和水750毫升一起煮滚，再放入当归，转小火熬煮至水量剩250毫升时，过滤后取汤汁备用。

2 大米洗净，和做法1的汤汁一起浸泡1小时，放入电锅中煮熟后待凉备用。

3 虾仁挑除虾线后洗净，和调味料A及少许蛋白略腌；蛋打散成蛋液；备用。

4 烧热锅子，放入少许油，倒入蛋液，炒熟后盛出。再放入少许油，将虾仁入锅炒熟后盛出。

5 利用锅中余油爆香葱末，放入白饭炒香，再加入调味料B、虾仁、三色蔬菜、蛋，一起拌炒均匀后即完成。

妈咪锦囊

★ **食用方法**
可当正餐食用，连续3周后可改善气血虚弱体质。

★ **强壮妙计**
可以保健身体、强壮体力，适合气血虚弱、容易头晕目眩、手脚冰冷的小朋友食用。

★ **谁不能吃**
若有感冒症状且有痰时不能食用。

金针蔬菜卷

2人份

我不怕病菌！

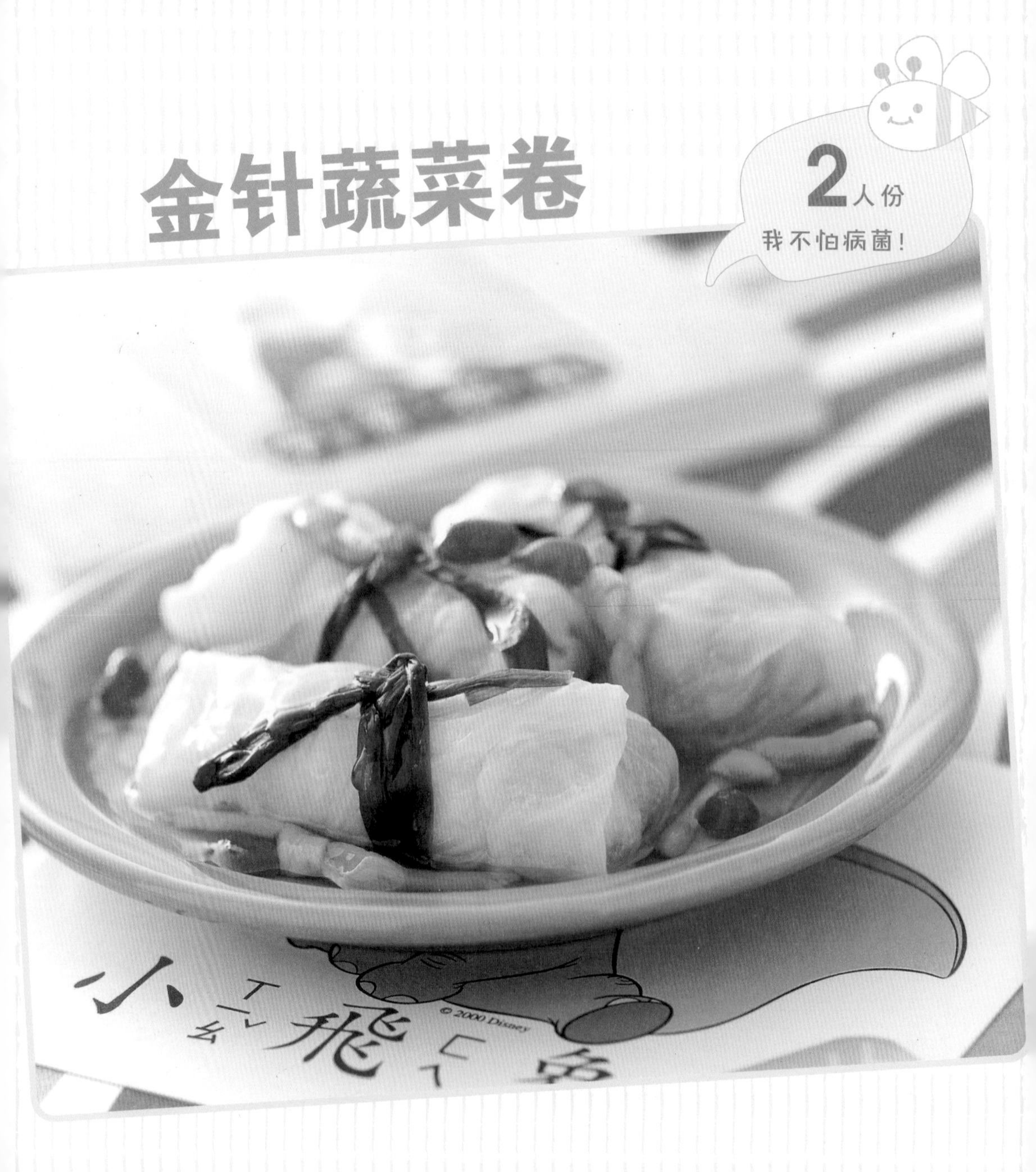

金针蔬菜卷

1人份营养分析

热　量 • 184.1 千卡
脂　肪 • 4.2 克
蛋白质 • 23.4 克
铁　质 • 3 毫克
钙　质 • 47.4 毫克

材料

A 黄芪 …… 10克
党参 …… 10克
白术 …… 10克
枸杞子 …… 10克
干金针 …… 5克
B 高丽菜叶 …… 2片
猪肉末 …… 200克
虾仁 …… 50克
荸荠 …… 20克
韭菜 …… 1根

调味料

A 莲藕粉 …… 15克
盐 …… 1小匙
B 胡椒粉 …… 少许
盐 …… 1/2小匙

做法

1 材料A分别洗净，将黄芪、党参、白术用棉布袋包起，和水750毫升一起煮滚，转小火后熬煮至水量剩250毫升时，取出药材包，留下汤汁；枸杞泡水至软后捞起；干金针用水泡软；备用。

2 高丽菜叶、韭菜分别用滚水烫熟。将高丽菜叶摊平，削除粗梗，再切成两片，用纸巾擦干水分；韭菜取绿色叶子；备用。

3 虾仁挑除虾线后洗净，用纸巾吸干水分；荸荠去皮，用刀背压碎后挤干水分，和猪肉末、虾仁一起剁碎，加入盐拌打至有黏性，再加入莲藕粉搅拌均匀后即为肉馅。

4 取1片高丽菜叶，舀入1大匙肉馅放中间，由左右两侧向内包起，再小心卷起来，用韭菜绑在菜卷中间固定，一一完成备用。

5 菜卷的收口面朝下，放入锅中，加做法1的汤汁、枸杞子、金针，再加水300毫升，一起煮滚后，转小火焖煮15分钟，加入调味料B，煮熟后捞出盛盘，淋上锅中汤汁即完成。

妈咪锦囊

★ 食用方法

搭配正餐，作为配菜或是点心食用。

★ 强壮妙计

可强健、保养身体，补充元气，强化肝脏功能，让小朋友的免疫力变好，不容易生病。

★ 谁不能吃

阴虚内热（常有小便色黄、粪便干硬、口渴、易全身发热、出汗等症状）和感冒的小朋友不能食用。

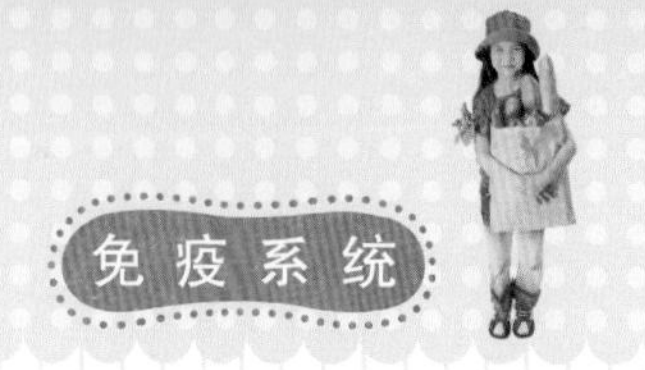

草莓虾球

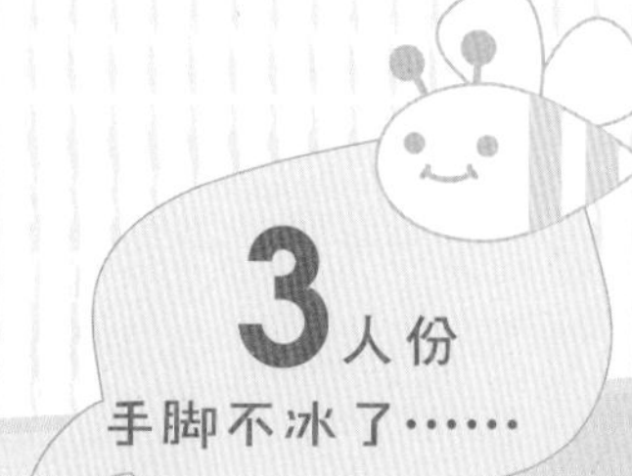

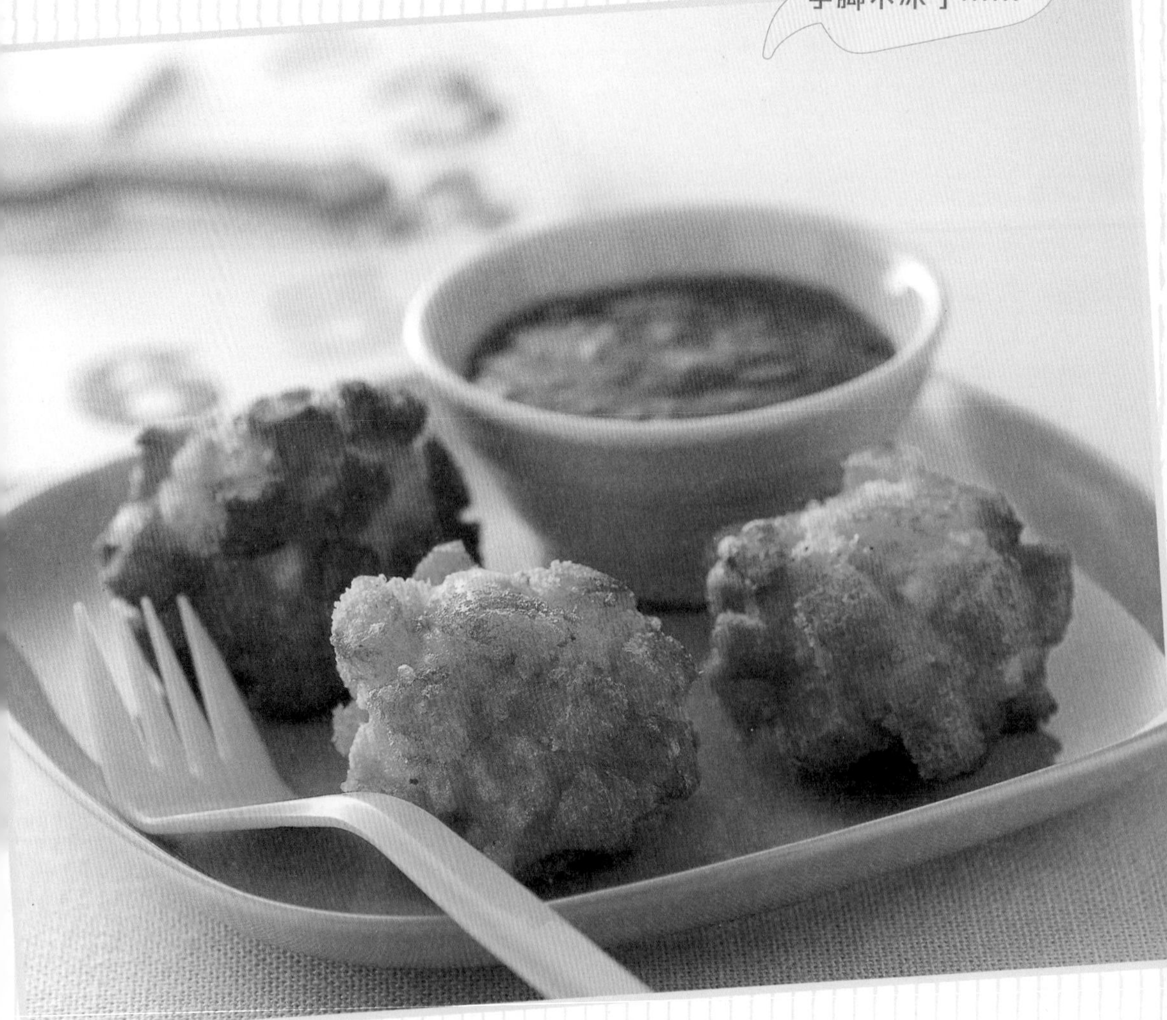

草莓虾球

材料

A	芍药	10 克
	当归	5 克
B	草莓	3 个
	虾仁	300 克
	鲜山药	50 克
	面包	3 片
C	莲藕粉	1 小匙
	水	1 大匙

1人份营养分析

热　量 • 169.2 千卡
脂　肪 • 2.5 克
蛋白质 • 14.6 克
铁　质 • 3.6 毫克
钙　质 • 115 毫克

调味料

A	米酒	1 小匙
B	莲藕粉	1 大匙
	盐	1/2 小匙
	糖	1/2 小匙
C	番茄酱	2 大匙

做法

1. 芍药洗净，和水 300 毫升一起煮滚，放入洗净的当归，熬煮至水量剩 100 毫升时，过滤后取汤汁备用。
2. 面包放入冰箱中冰硬，再切小丁；草莓洗净擦干去蒂头，每个都切成 4 片；备用。
3. 虾仁挑除虾线洗净后，和米酒拌匀，腌约 20 分钟，再用纸巾擦干，和山药一起剁碎，加入调味料 B，拌打至有黏性。
4. 用汤匙挖出 1 匙虾线，中间包入草莓，包好后沾上做法 1 的汤汁，再均匀裹上土司丁，放入油温为 130℃的油锅中，炸至金黄色，起锅前转大火，逼出油分，捞出后放在纸巾上吸油，盛盘备用。
5. 番茄酱和剩下的汤汁一起煮滚，再用拌匀的材料 C 勾芡，作为蘸酱即可。

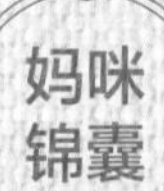

★ 食用方法
搭配正餐，作为配菜或是点心食用。

★ 强壮妙计
可以帮助容易感冒或手脚常冰冷的小朋友增加抵抗力。

★ 谁不能吃
如果感冒有痰时不能食用。

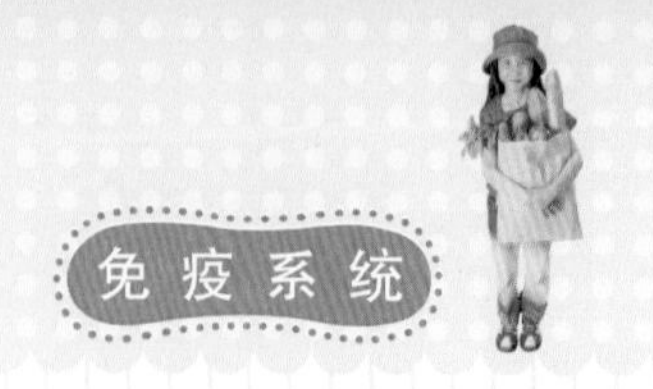

腐竹荸荠甜汤

2人份

我有小苹果脸!

腐竹荸荠甜汤

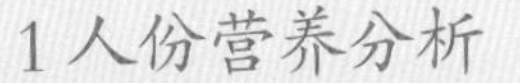

1人份营养分析

热　量 • 111.6千卡
脂　肪 • 0.6克
蛋白质 • 2.5克
铁　质 • 0.6毫克
钙　质 • 14.2毫克

材料

大枣（去核）……6颗
腐竹……1张（15克）
荸荠……6颗（75克）

调味料

冰糖……2大匙

做法

1 大枣洗净稍微泡软；腐竹用水泡软，再换水将腐竹漂白，捞起后沥干水分；荸荠洗净，削除外皮；备用。

2 荸荠、大枣和水700毫升放入锅中，用大火煮滚后，转小火熬煮20分钟，放入腐竹，再煮5分钟，最后放入冰糖煮至溶化后即完成。

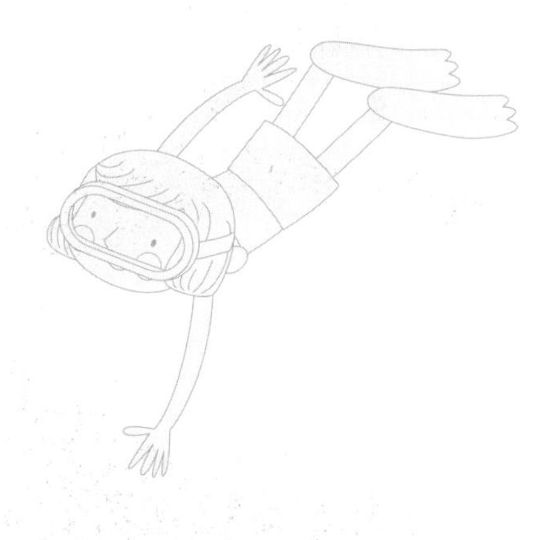

妈咪锦囊

★ 食用方法

平时当点心或是饭后作为甜汤食用，连续2周后即可感觉过敏症状改善。

★ 强壮妙计

帮助小朋友调养气血，也可纾解身体燥热引起的过敏现象。

★ 谁不能吃

若咳嗽有痰稀且色白的状况时，属于虚寒体质，不能食用。

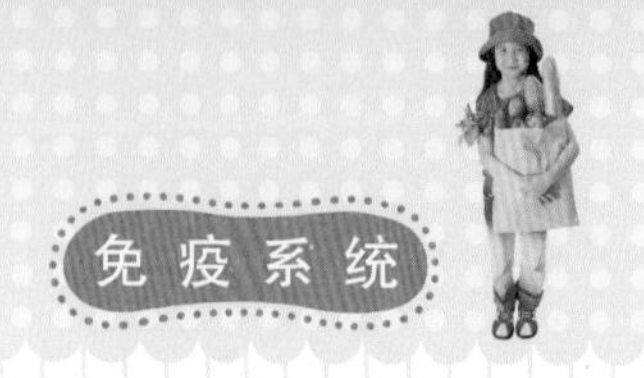

杏片松糕

2人份

不再生病了……

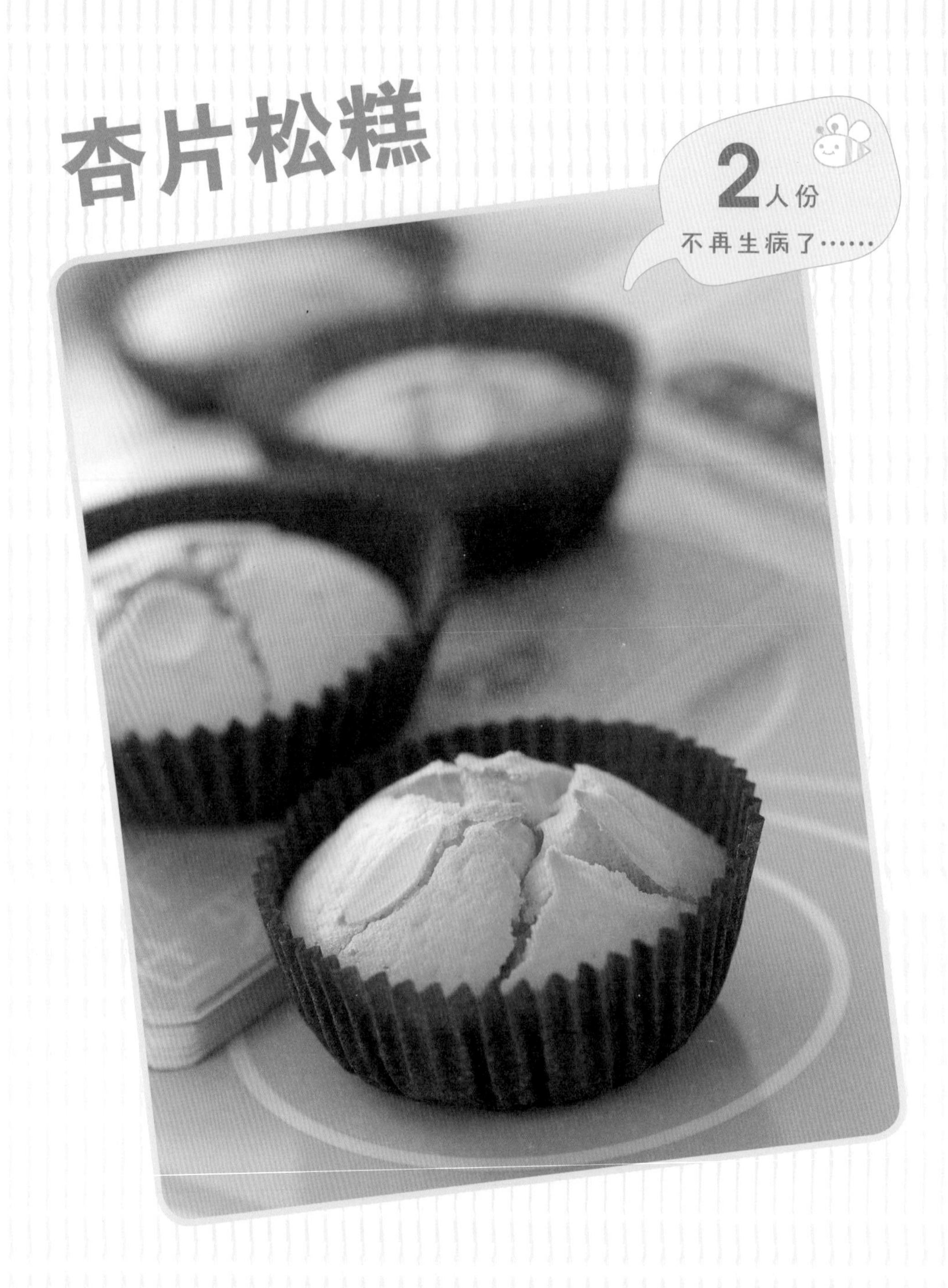

杏片松糕

1人份营养分析

热　量 • 501.3千卡
脂　肪 • 3.9克
蛋白质 • 4.2克
铁　质 • 0.8毫克
钙　质 • 2.6毫克

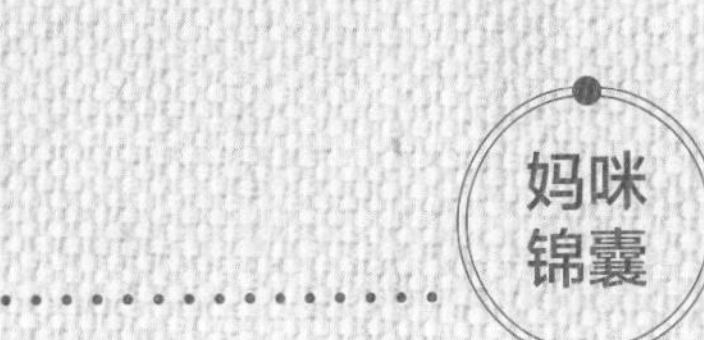

★ 食用方法

当做早餐或点心食用，连续3周后可慢慢改善过敏症状。

★ 强壮妙计

能帮助排尿，对肺、肾功能有调养的功效。

★ 谁不能吃

平常尿液量多的小朋友不能食用。

材料

	材料	用量
A	茯苓粉	20克
	面粉	130克
	泡打粉	1小匙
B	蛋	1个
	细砂糖	120克
	蜂蜜	60克
	色拉油	1大匙
	水	100毫升
C	杏仁粉	50克
D	杏仁片	少许

做法

1 烤箱预热至180℃，材料A混合过筛2次，备用。

2 蛋打发后，加入其他材料B，拌匀后再加入过筛后的材料A、杏仁粉，搅拌均匀后即为面糊。

3 将面糊倒入小烤模至约8分满，撒上少许杏仁片，放入烤箱中，烤约20~25分钟即完成。

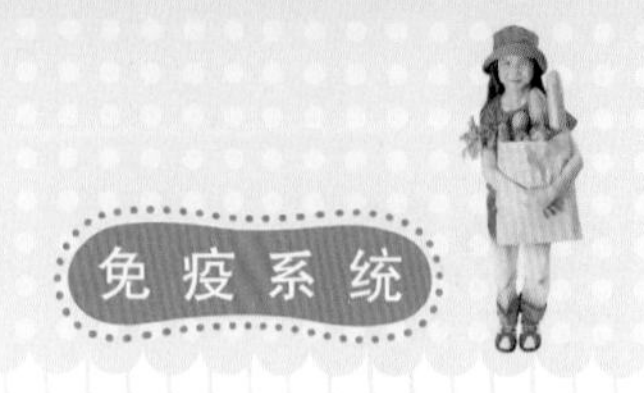

葡萄凤苹优酪

2人份
抵抗力一百分！

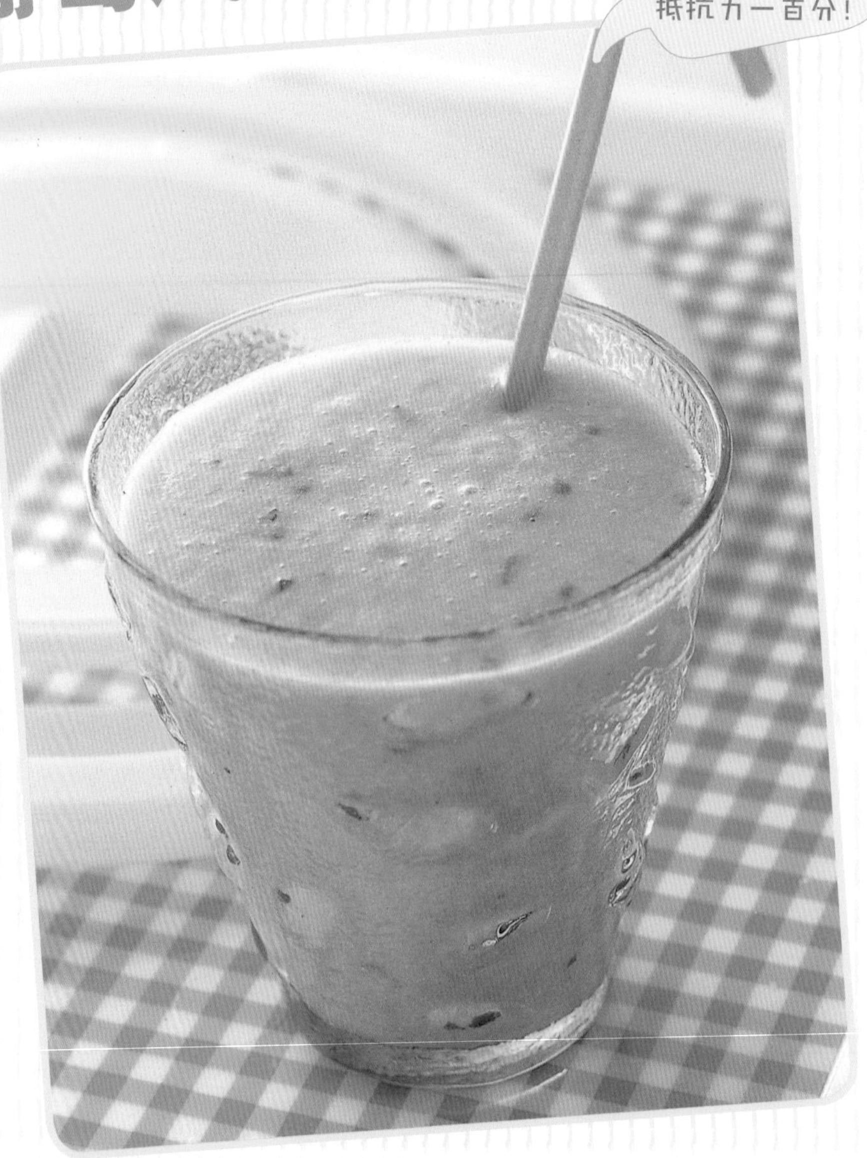

葡萄凤苹优酪

1人份营养分析

热　量 • 176.5千卡
脂　肪 • 2.3克
蛋白质 • 5.1克
铁　质 • 0.4毫克
钙　质 • 14.8毫克

材料

A 菠萝 …… 150克
葡萄 …… 50克
苹果 …… 50克
鲜山药 …… 50克
B 柠檬汁 …… 1小匙
酸奶 …… 200毫升

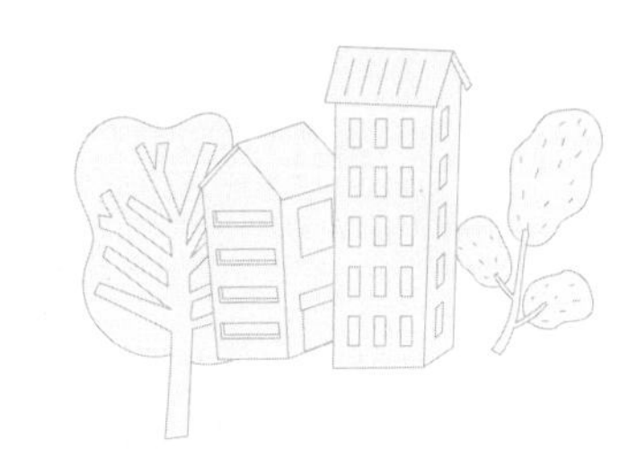

调味料

蜂蜜 …… 1大匙

做法

将所有材料A分别切小片后，放入果汁机中搅打成泥状，再加入材料B、调味料，拌匀后即可饮用。

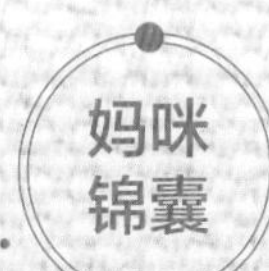

★ 食用方法

平常代替开水饮用或是作为下午点心。

★ 强壮妙计

有丰富维生素（B、C）及纤维质，能提高肠道与皮肤的免疫力，改善过敏性体质引起的症状。

★ 谁不能吃

容易拉肚子的小朋友不能饮用。

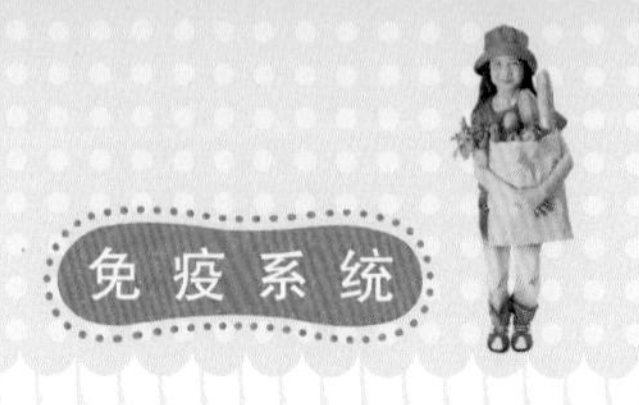

补气大枣茶

1人份
身体变强壮了……

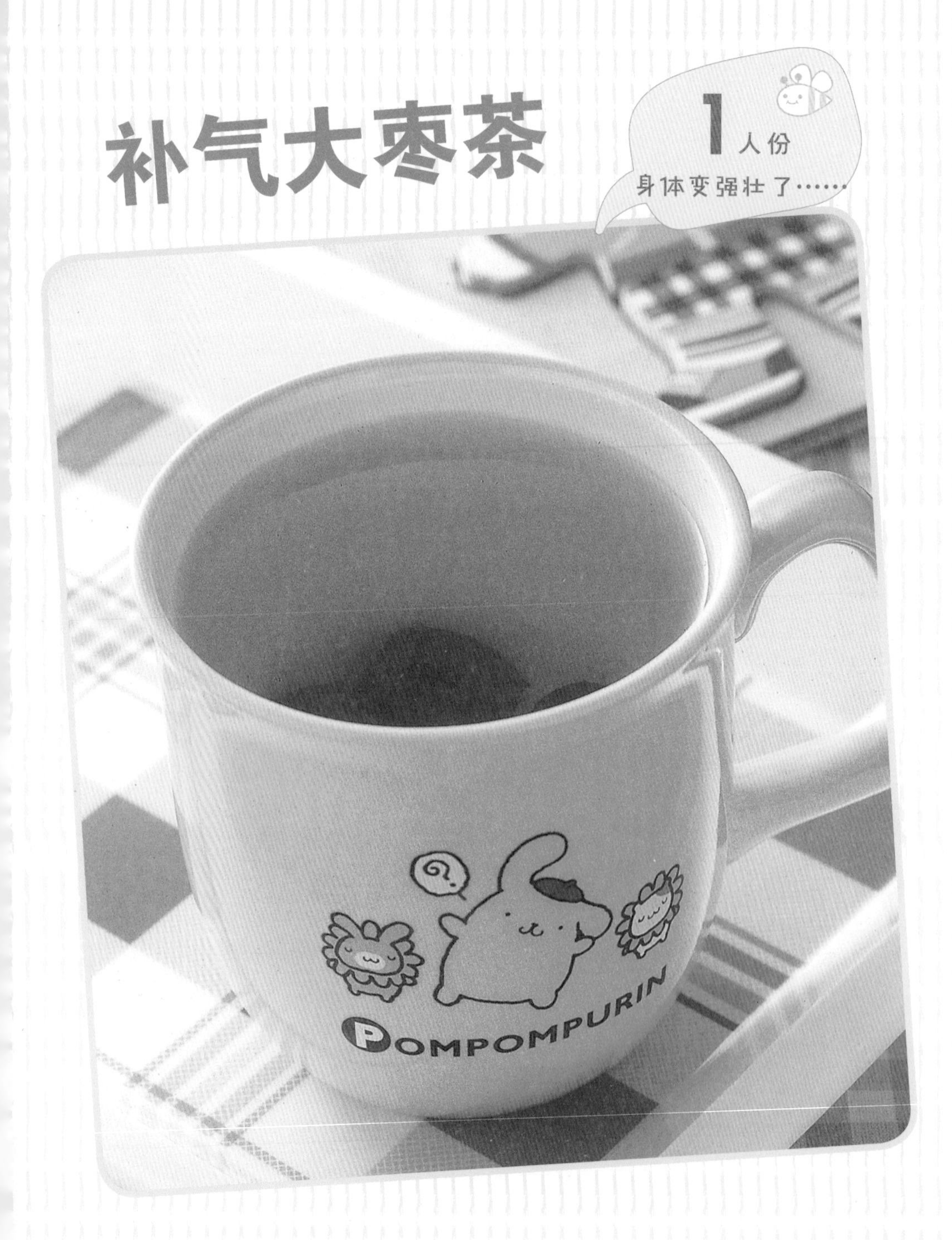

补气大枣茶

1 人份营养分析

热　量 • 67.2 千卡
脂　肪 • 0.3 克
蛋白质 • 1.1 克
铁　质 • 0.4 毫克
钙　质 • 16.9 毫克

材料

A 人参须 ……………… 5 克
　红枣（去核）……………… 2 颗
　桂圆肉 ……………… 20 克
B 热开水 ……………… 1000 毫升

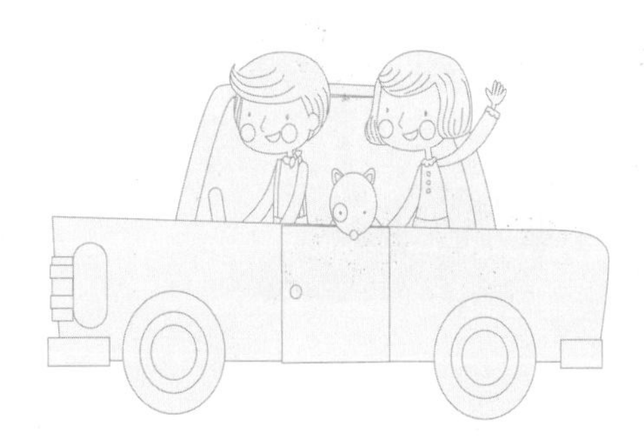

做法

材料 A 分别洗净，放入保温杯中，冲入热开水 500 毫升，焖约 10 分钟即可饮用，喝完后可再回冲 1 次。

妈咪锦囊

★ **食用方法**

平时当茶饮用，连续 3 周后可明显感觉过敏症状改善。

★ **强壮妙计**

可以补血养气，改善小朋友身体虚弱、容易感冒或手脚冰冷的体质。

★ **谁不能吃**

如果感冒有痰不能饮用。

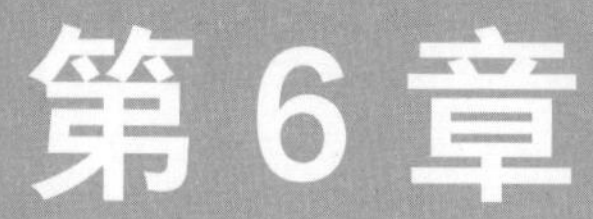

关心小朋友常出现的
皮肤问题

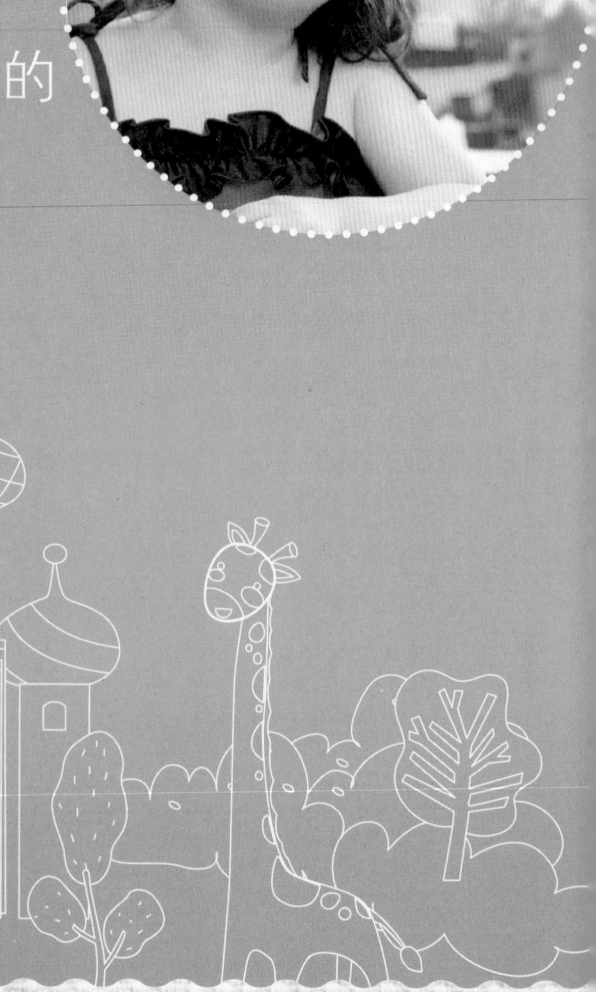

A 认识皮肤结构与功能

皮肤是人体最大、最多功能的器官，可以保护人体内部组织的器官，再加上是直接与环境接触，因此更显重要。

皮肤是由细胞组成，分为三层，由外而内共有表皮、真皮及皮下组织三层。表皮层的特点为坚韧及具有防水的作用，因此可保护皮肤，不易磨损。第二层的真皮层也就是细胞层，其内包含皮脂腺、血管、毛囊和汗腺，作用为分泌油脂，以润滑皮肤、抵抗微生物与病菌侵袭，并可调节温度、具有触觉及痛楚等感觉功能。真皮层下的即为脂肪层，功能为使身体温暖及贮藏能量。

B 小朋友常发生的皮肤疾病

湿疹

发生的原因

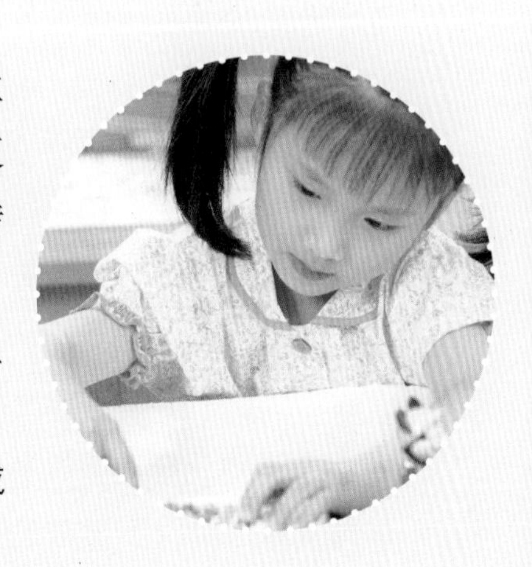

湿疹是一种受到外部刺激所引发的皮肤病，其主要的因素为皮肤过敏，有急性与慢性之分，常会反复的发作。如果急性湿疹未能完全治疗，则有可能会转换为慢性湿疹，其诱发的原因非常多。

★ 本身即属敏感体质→除湿疹外，还容易产生如哮喘、过敏性鼻炎和荨麻疹等疾病。

★ 摄取或接触过敏、刺激性物质→如鸡蛋、乳制品或者是动物的皮毛与洗衣粉等。

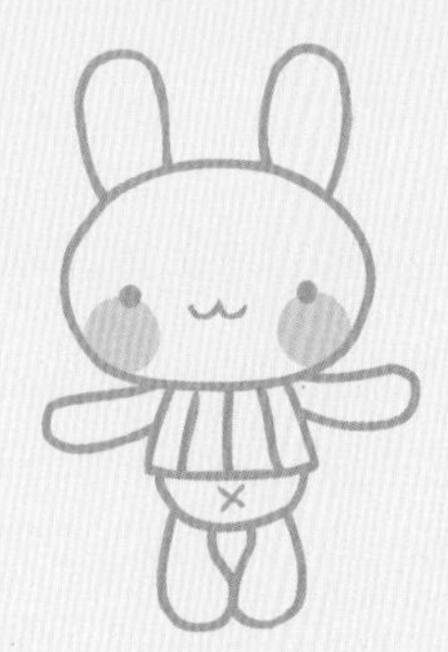

★ 情绪因素→由于常感压力、紧张、情绪沮丧，或精神压抑而引起该症状。

★ 细菌感染→如小朋友罹患扁桃体炎、膀胱炎、鼻窦炎或是牙龈受到感染时，都有可能引发症状。

表现的症状

★ 急性湿疹→小朋友的脸、颈部、手与四肢的内侧皮肤（通常在对称部分）会有干痒、红肿症状，并产生细小的水泡，而当瘙痒状况剧烈时，常会影响小朋友的睡眠。

★ 慢性湿疹→上述的情况较不会发生，但会有皮肤变厚、表面粗糙、呈现暗红色及色素沉着的情形，时间一久而无法痊愈时，会因为干燥而容易发生皲裂现象。年龄越大，则会倾向慢性苔藓化。

生活改善的方法

★ 药物治疗→医生依照病情的程度，选择抗组胺类与抗生素，甚至是口服类固醇治疗，并需按时让小朋友吃药与涂药。

★ 避免抓破皮肤→将小朋友的指甲剪短以免抓破皮肤；如果小朋友已经将皮肤抓破，应让他戴上手套以降低感染的概率。

★ 保持环境干爽→保持居家的清洁与凉爽，避免接触与食用可能诱发湿疹的过敏原。

★ 洗澡水温不可太高→患有湿疹的小朋友洗澡时，其水温应控制在 38~42℃，以保护皮脂膜。

★ 补充适当营养素→可以多补充如 B 族维生素 B_2、B_6、B_{12} 及维生素 E；平常也可多用山药、薏苡仁等作为食材来烹调。

★ 饮食应清淡高纤→治疗期间不宜摄取如巧克力、花生糖、油炸食物等高热量食物，应该以清淡的蔬果、高膳食纤维类食物为佳。

★ 衣着需宽松→尽量穿着宽松吸汗的棉质衣物；避免穿着会直接接触皮肤、增加摩擦刺激的化纤及毛织品。

★ 保持身体凉爽→不要带小朋友到拥挤的公共场所或闷热地方，并避免于强烈的太阳下从事户外活动，以免小朋友太热及出太多汗，并常用毛巾擦拭保持身体清爽。

★ 生活规律正常→使小朋友的生活与饮食规律、均衡，并保持心情的愉悦。

特应性皮炎

发生的原因

又称“异位性皮炎”，有时也被称作“过敏性接触性皮肤炎”，是一种会使肌肤干燥，且奇痒无比的疾病，属于遗传疾病之一，常伴随过敏性鼻炎与哮喘，通常没有办法根治，只能通过药物获得局部暂时性的改善。

目前形成小朋友感染的原因仍不确定，以遗传基因来说有两种因素，其一是小朋友本身具有特殊的过敏体质，其二是小朋友接触到特殊的过敏原，也就是说如果小朋友属于过敏体质，且又接触到特殊的过敏原，这时就会发病。

另外还有许多诱发因素，会导致病情发作。

★ 皮肤干燥与过度出汗→如洗澡次数太多或过度清洗。

★ 气候变化→在炎热的天气下，流汗会造成瘙痒；天气转凉时，皮肤干燥也会瘙痒。天气一转变，就容易诱发症状。

★ 情绪压力→小朋友如果在生活中遇到压力，如家庭、课业等，会使得特应性皮炎发作得更频繁，或是瘙痒状况更严重。

★ 接触过敏原→接触过敏或刺激性物质，如香精、肥皂、清洁剂，甚至是金属合金、毛料衣物等。

★ 吃到致敏食物→摄取到过敏原食物，如带壳的海鲜、蛋、牛奶，或是食物中的防腐剂等。

★ 吸入过敏因子→经由呼吸吸入过敏原因子，如动物毛发、灰尘、花粉、尘螨等。

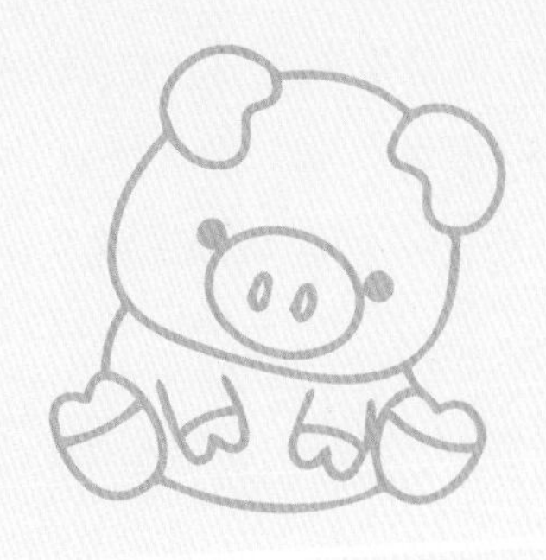

表现的症状

该病症发病的年龄若在婴幼儿，其症状大多在脸颊与手脚的侧面，产生皮肤干燥发痒、发红、脱皮且反复起斑疹、水泡与渗出分泌物的现象。然后逐渐形成干裂、硬化的皮肤炎，病情时好时坏。一般而言，随着小朋友逐渐长大，症状会慢慢消失或不再复发，但也可能反复发生至长大成人。

因为长期的搔抓、磨擦，所以非常容易造成红疹、皮肤粗糙、苔藓化，甚至因为抓破皮而引起伤口溃疡、细菌感染及色素沉着等并发症产生，其中细菌感染约有 5% 会引起结膜炎、角膜炎，严重损害视力，因此要特别注意。

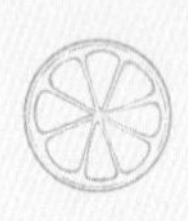
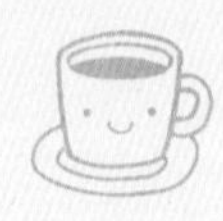

生活改善的方法

- ★ 药物治疗→可请医生依病症的严重性程度，开立适当的口服与抗组织胺、抗发炎及免疫调节药物，以减轻小朋友瘙痒难耐的症状。
- ★ 维持皮肤干爽→保持小朋友皮肤适当的湿度，避免太湿、太热、太干、太冷。
- ★ 采取适当的沐浴方式→尽量减少小朋友洗澡的次数，并使用非皂性、没有刺激感的清洁用品，以达到温和清洁、重建皮脂膜的作用。避免冲洗过热的水与采用泡浴，或加入沐浴油等沐浴方式，以保护皮脂膜的完整性。
- ★ 选择适合的乳液→使用不含有香精、防腐剂、羊毛脂等含有易过敏成分的保湿剂，以减轻皮肤的瘙痒感与外用类固醇的使用量，来维持皮脂膜、角质层功能的完整。
- ★ 穿着棉质吸汗衣物→少穿毛料质地易引起瘙痒感的衣物。
- ★ 不给孩子压力→尽量让小朋友保持心情愉快，减少心理压力。
- ★ 正确用药→确实地让小朋友涂药、服药，保持皮肤与红疹处干净，避免接触可能引起症状的过敏原，如果症状较为严重时，应该前往医院就诊，以避免症状恶化。

痱子

发生的原因

痱子又称汗疹、热疹或是粟粒疹，发生的季节多为夏季或是炎热的季节，但穿了过多的衣物时也可能产生症状。通常是因为汗水产生过多，汗液没有办法顺利排出，使得皮肤表面的汗腺开口暂时堵塞住，也因为汗液无法顺利的排出，所以会挤破汗腺开口，进而刺激到周边的皮肤组织，使得皮肤产生许多发红的疹子。

表现的症状

在脸颊、颈部、肩膀、胸口与皮肤皱折处，或者在身体的任何部位，毛细孔的周围长出上百颗像针尖大小的粉红色或是红色的疹子。通常会有瘙痒及刺痛感，可能会留下抓痕，严重者会导致湿疹或细菌、念珠菌感染，甚至形成脓肿。

生活改善的方法

★ 保持居家环境的凉爽与空气通畅，可用电风扇和冷气辅助。

★ 增加沐浴的次数，使汗腺通畅，保持皮肤清洁。但避免给小朋友做泡泡浴。

★ 穿着轻柔吸汗且透气的棉织衣物。

★ 避免让小朋友食用太油、太甜与刺激性食物。

★ 多喝开水，帮助排汗。

★ 停止较激烈的运动。

★ 如果痱子出现在小朋友的脸上，应换用透气枕头。

★ 可洗冷水澡或用稀释的酒精来拍打小朋友身体；也可在洗完澡后，使用痱子粉、痱子膏、痱子水，以保持身体的干爽，缓和不适。

★ 如果仍然有剧痒、剧痛甚至产生烧灼感时，应马上寻求皮肤科专科医师的协助，以减缓小朋友的不适。

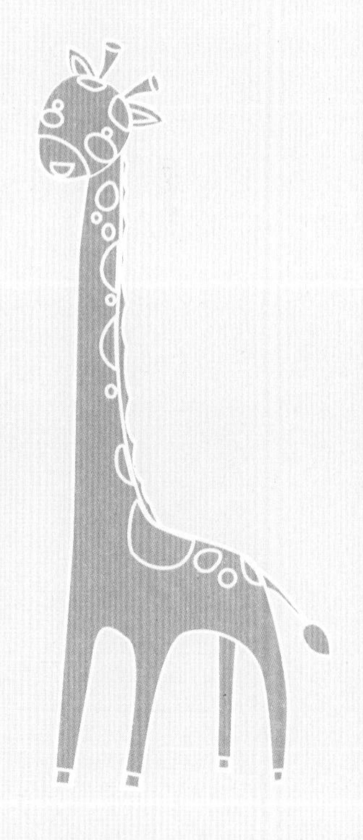

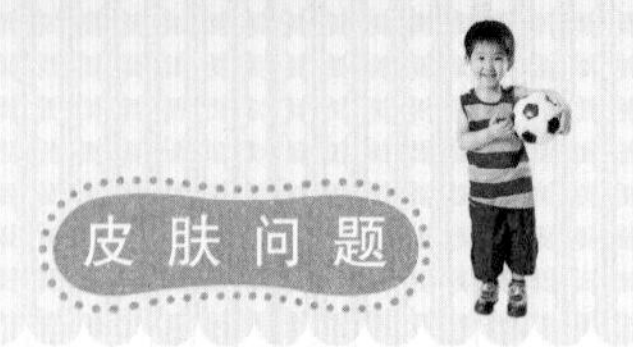

养肤猪脚汤

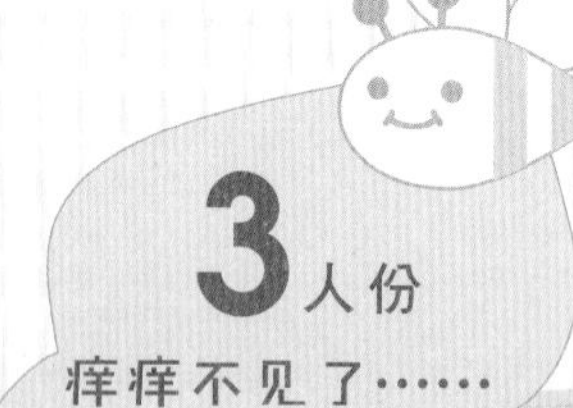

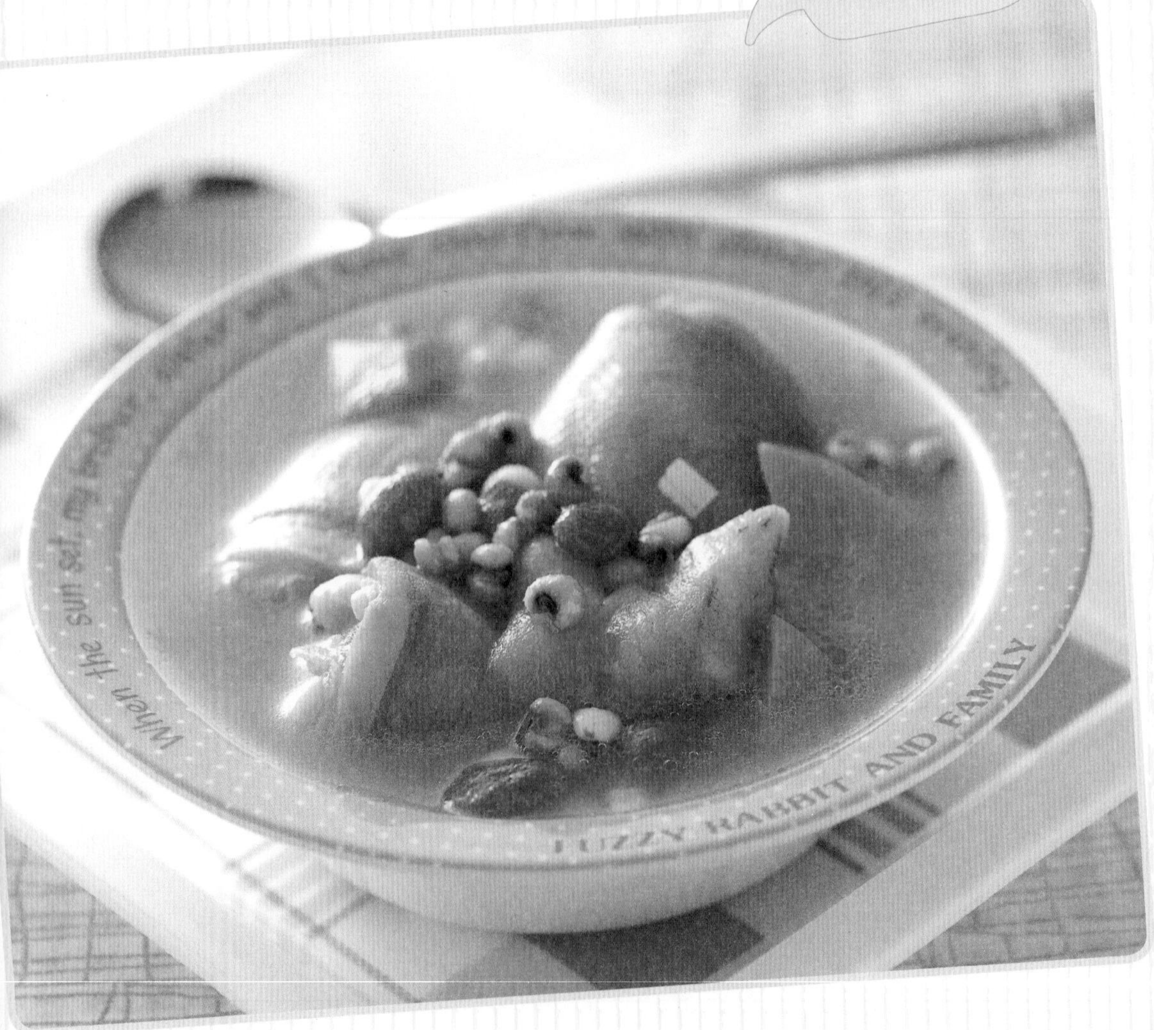

1人份营养分析

热　量 • 190.3 千卡
脂　肪 • 9.9 克
蛋白质 • 12.1 克
铁　质 • 1.9 毫克
钙　质 • 16.1 毫克

养肤猪脚汤

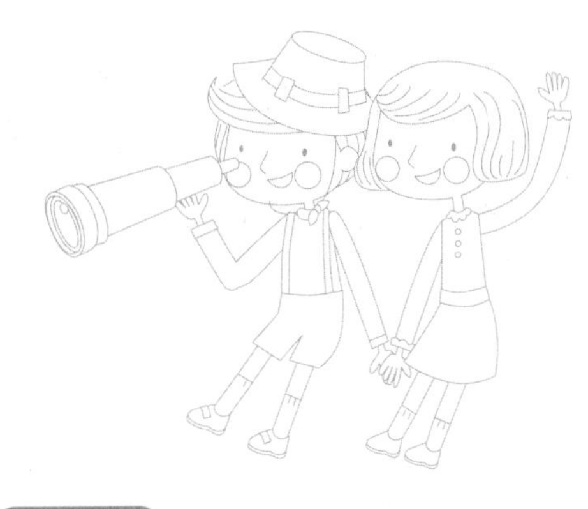

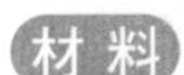

材料

A 人参须 ········ 10 克
　黄芪 ········ 10 克
　麦冬 ········ 10 克
　枸杞子 ········ 10 克
　薏苡仁 ········ 50 克
B 猪脚 ········ 200 克
　胡萝卜 ········ 100 克
C 生姜片 ········ 3 片

调味料

盐 ········ 1 小匙

做法

1 将人参须、黄芪、麦冬分别洗净，放入棉布袋中包起；枸杞子洗净后用水泡软；薏苡仁洗净，泡水 30 分钟；再一起放入大锅中备用。

2 猪脚洗净后剁成小块，用热水汆烫过，放入做法 1 的大锅中。

3 胡萝卜洗净后切小块，放入大锅中，加入生姜片、水 1500 毫升，用大火煮滚后转小火，煮约 30 分钟后将药材包捞出，续熬煮至猪脚熟透，加盐调味即可。

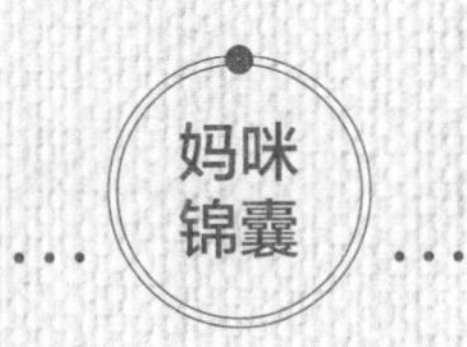

★ 食用方法

当做配汤食用，连续 3 周后可慢慢改善瘙痒症状。

★ 强壮妙计

可以清除体内燥热、强化体质，也可保护皮肤，适合有特应性皮炎病症的小朋友来调养身体及减轻症状。

★ 谁不能吃

小朋友若有尿床或小便不能控制的现象时，不能食用。

薏苡仁南瓜浓汤

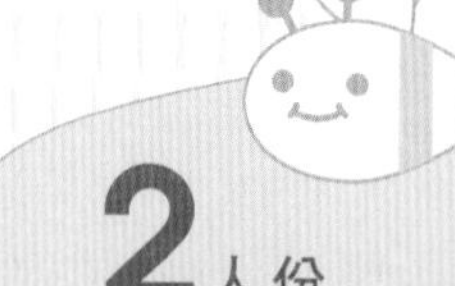

2人份

小疹子消失了！

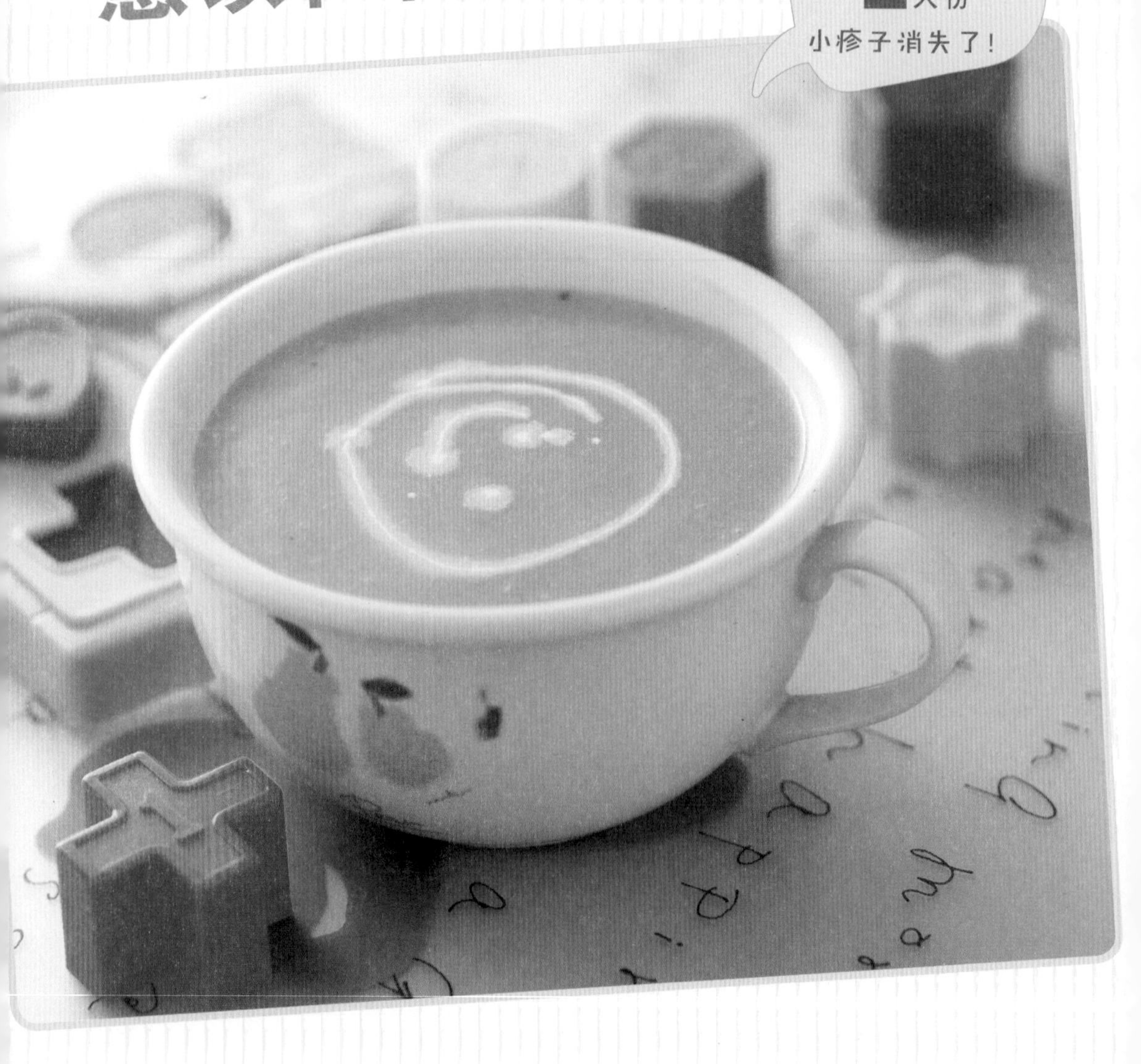

薏苡仁南瓜浓汤

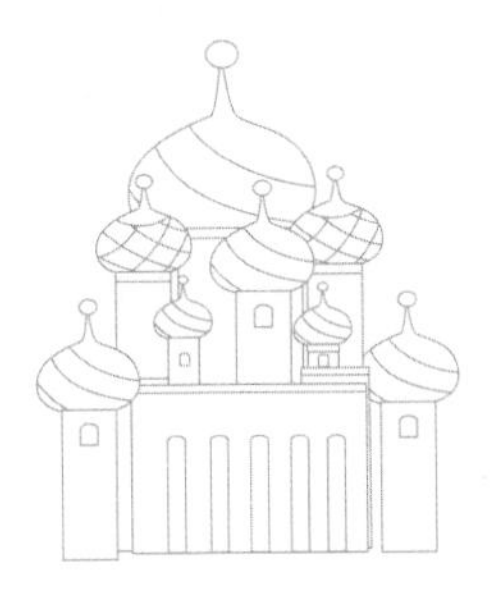

1人份营养分析

热　量 • 150千卡
脂　肪 • 1.2克
蛋白质 • 4.5克
铁　质 • 0.8毫克
钙　质 • 14.6毫克

材料

薏苡仁	35克
南瓜	150克
洋葱	60克

调味料

奶油	1小匙
盐	1小匙
胡椒粉	少许
奶精球	1个

做法

1 薏苡仁洗净，用水100毫升泡软后，连水放入果汁机中打成薏苡仁泥，倒出备用。

2 南瓜、洋葱都切成细丁备用。

3 烧热锅，放入奶油烧融后，加入洋葱丁炒香，再放入南瓜丁及少许水煮至熟烂后，倒入果汁机中，加水500毫升，一起打成泥状（若果汁机容量小，可分数次打匀）。

4 做法3与做法1的薏苡仁泥一起倒入锅中，用大火煮滚后转小火，煮约3分钟，等薏苡仁糊化成浓汤状后，加盐、胡椒粉调味，再淋上少许奶精即可。

妈咪锦囊

★ 食用方法

当做配汤食用，连续3周后可慢慢改善瘙痒症状。

★ 强壮妙计

可以清除体内湿热、强化体质，对湿疹、特应性皮炎有改善效果。

★ 谁不能吃

小朋友若有尿床或小便不能控制的现象时，不能食用。

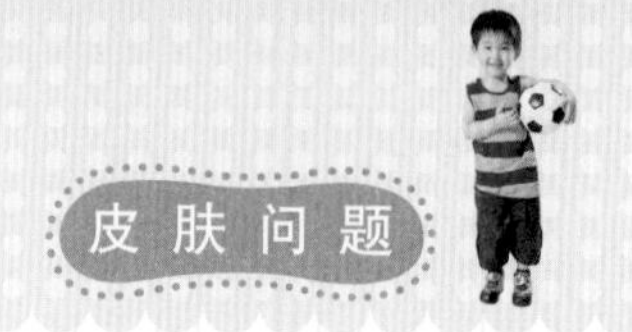

洋芋炖肉

3人份

皮肤不痒了……

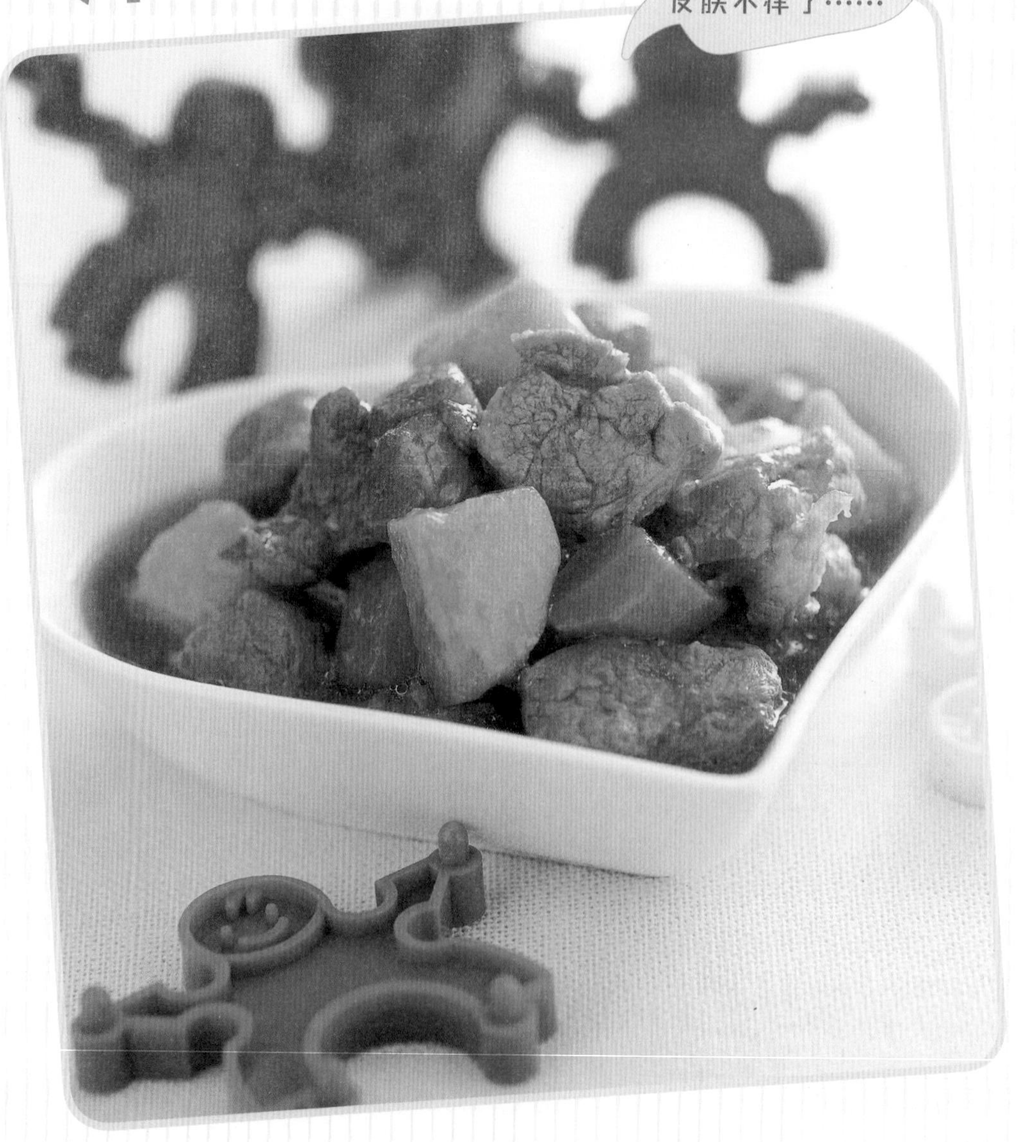

洋芋炖肉

1人份营养分析

热　量 • 134.5 千卡
脂　肪 • 10.5 克
蛋白质 • 12.4 克
铁　质 • 0.9 毫克
钙　质 • 12 毫克

材料

A 黄芪 …… 15 克
玉竹 …… 10 克
葱白 …… 1 段（30 克）

B 胛心肉（猪下肩胛肉）…… 150 克
马铃薯 …… 100 克
胡萝卜 …… 100 克

调味料

番茄酱 …… 1 大匙
糖 …… 1/2 大匙
酱油 …… 2 大匙

做法

1 黄芪、玉竹分别洗净，葱白切小段，一起放入棉布袋中包起备用。

2 将药材包、水 2000 毫升一起煮滚，转小火熬煮至水量剩下 1000 毫升后，再将药材包取出，留下汤汁备用。

3 胛心肉切小块；马铃薯、胡萝卜分别去皮洗净后切小块；备用。

4 将所有材料 B 和做法 2 的汤汁一起煮滚，放入调味料后再焖煮 30 分钟，至所有材料熟烂即可。

妈咪锦囊

★ **食用方法**
正餐时作为配菜食用，连续 3 周后会慢慢改善瘙痒症状。

★ **强壮妙计**
可以提升小朋友的皮肤抵抗力，改善湿疹瘙痒状况。

★ **谁不能吃**
若小朋友感冒且有痰时不能食用。

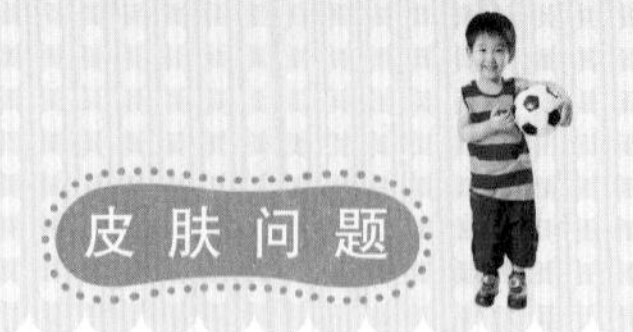

抗敏关东煮

3人份

痱子不见了……

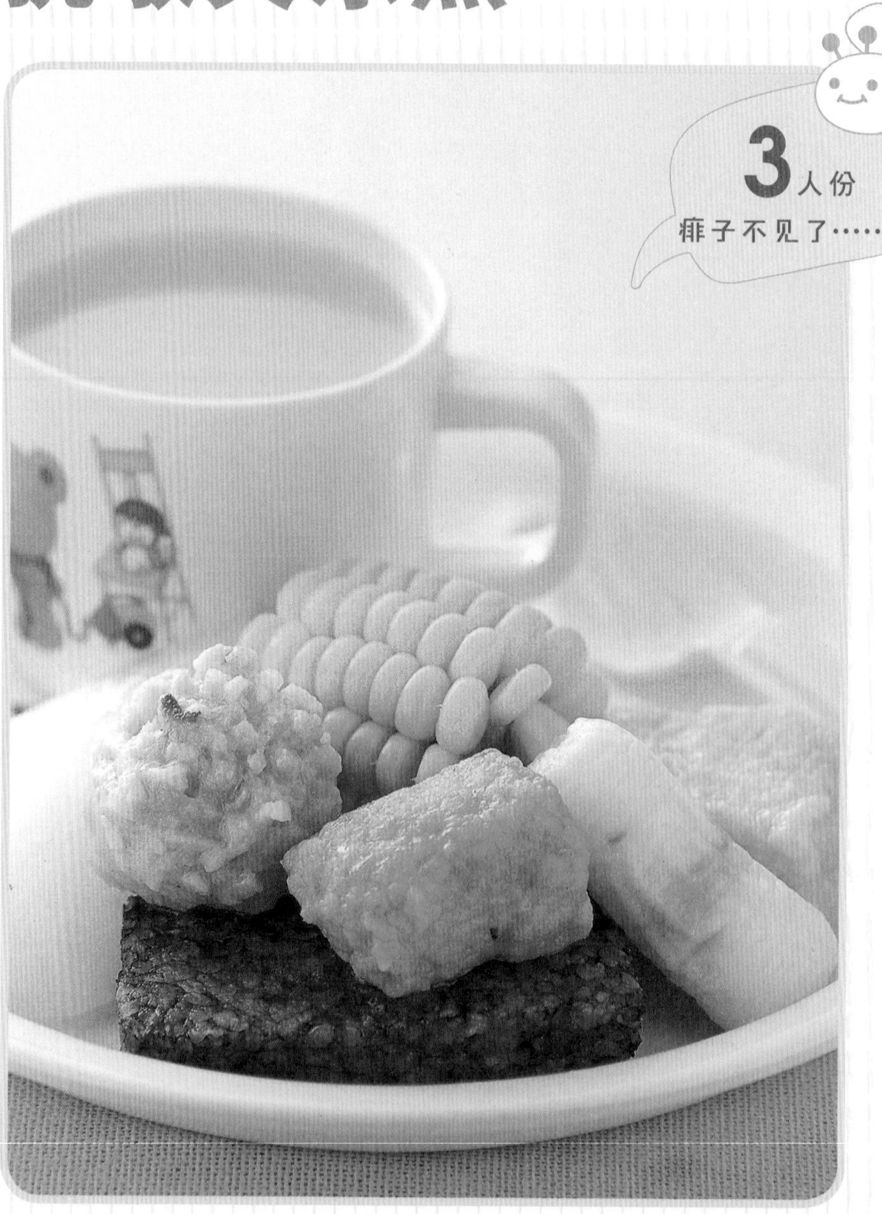

抗敏关东煮

1人份营养分析

热　量•148千卡

脂　肪•1.4克

蛋白质•9克

铁　质•7.3毫克

钙　质•98.1毫克

材料

A	白术	10克
	麦冬	10克
	黄芪	15克
	大枣	15克
B	玉米	100克
	白萝卜	100克
	鱼豆腐	3块（45克）
	鳕鱼丸	3个（45克）
	竹轮	3个（45克）
	米血糕	100克

做法

1 材料A分别洗净，放入棉布袋中，和水2500毫升一起煮滚，转小火熬煮至水量剩下1500毫升，再将药材包取出，留下汤汁备用。

2 玉米洗净后切小段；白萝卜去皮后切大块，鱼豆腐、鳕鱼丸、竹轮分别洗净；米血糕切小片；备用。

3 将做法2的材料放入做法1的汤汁中，煮滚后转小火，熬煮至萝卜熟烂，吃时再将萝卜切小块，和其他材料连同汤汁一起盛盘食用即可。

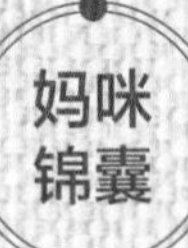

★ 食用方法

当点心或配菜食用，连续3周后可慢慢改善痱子瘙痒症状。

★ 强壮妙计

可以提高免疫力，对痱子瘙痒情况也有改善效果。

★ 谁不能吃

若小朋友感冒且有痰时不能食用。

清热甜粥

2人份

身体好凉爽……

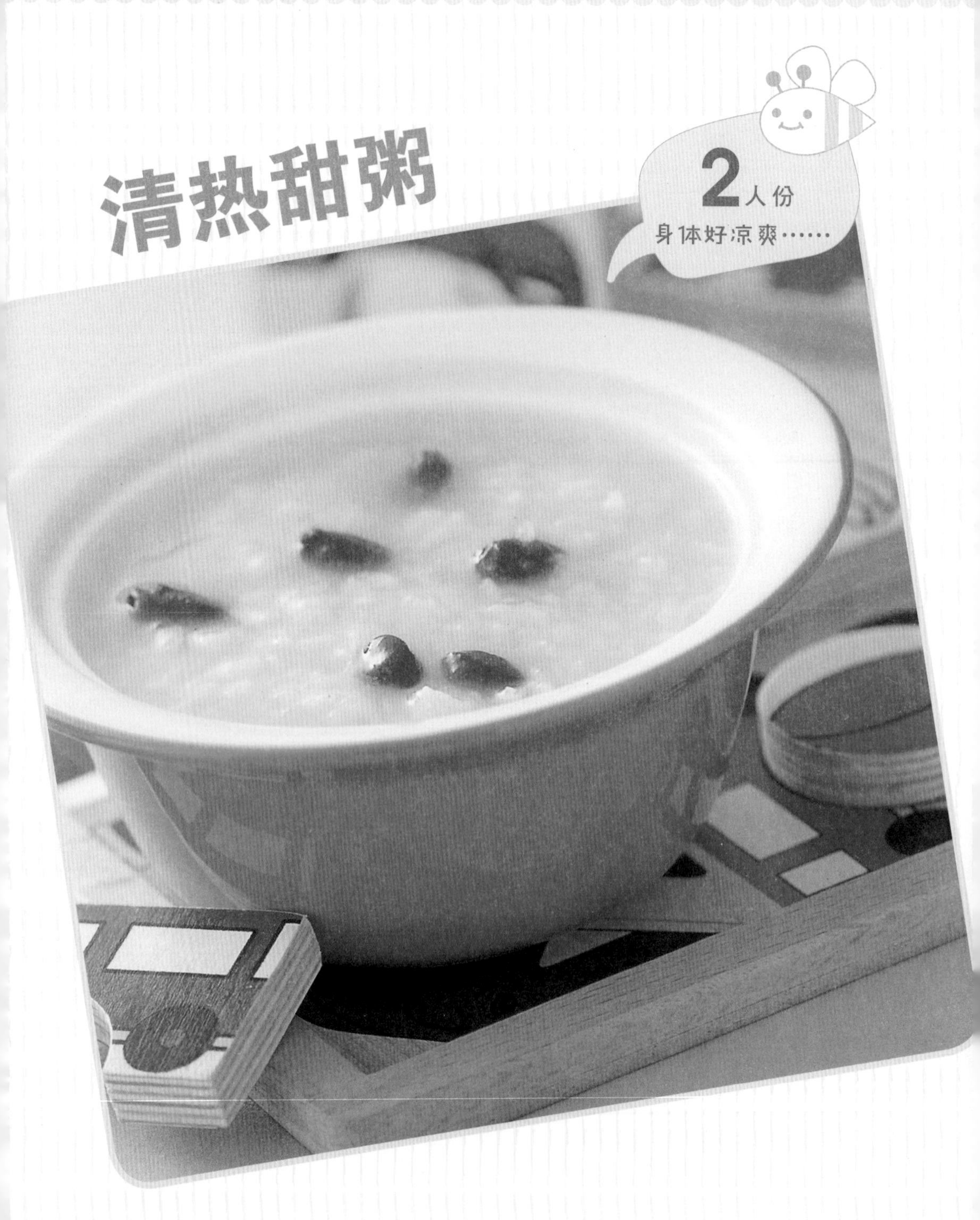

清热甜粥

1人份营养分析

热　量 • 115.4 千卡
脂　肪 • 0.2 克
蛋白质 • 2.8 克
铁　质 • 0.4 毫克
钙　质 • 4.1 毫克

材料

A 西洋参 ……… 5 克
麦冬 ……… 10 克
石斛 ……… 10 克
枸杞子 ……… 5 克

B 白米 ……… 70 克
冰糖 ……… 50 克

做法

1 西洋参磨成粉末状；麦冬、石斛分别洗净，放入棉布袋中包起；枸杞子洗净后用水泡软；备用。

2 白米洗净，和水 800 毫升、枸杞子、药材包一起放入锅中，熬煮成粥后，加入西洋参粉、冰糖，煮至冰糖融化后即完成。

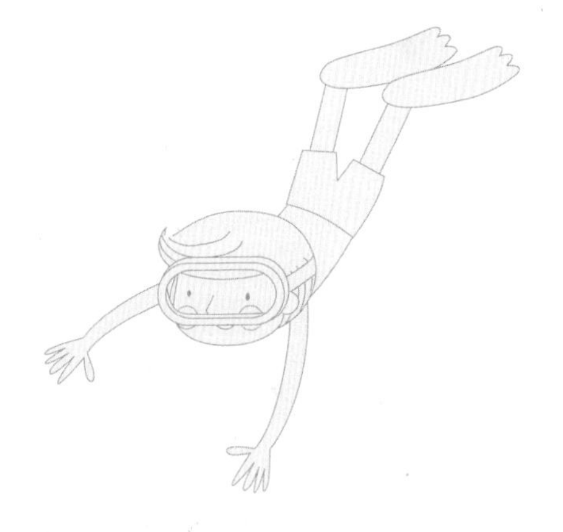

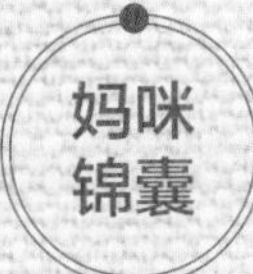

★ **食用方法**
早晚当点心，连续 3 周后可慢慢改善瘙痒症状。

★ **强壮妙计**
可以生津止渴，适合夏季身体燥热的小朋友食用。

★ **谁不能吃**
若小朋友感冒且有痰时不能食用。

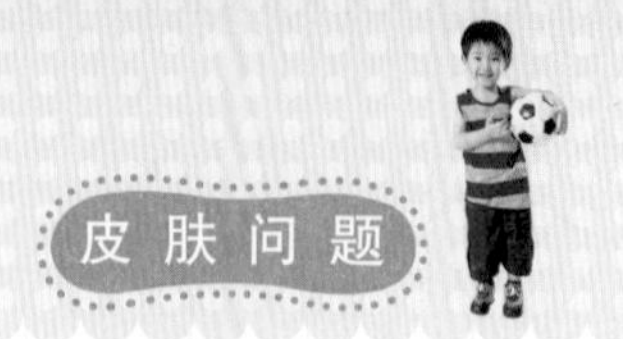

百合豆沙羊羹

2人份

身体变清爽了！

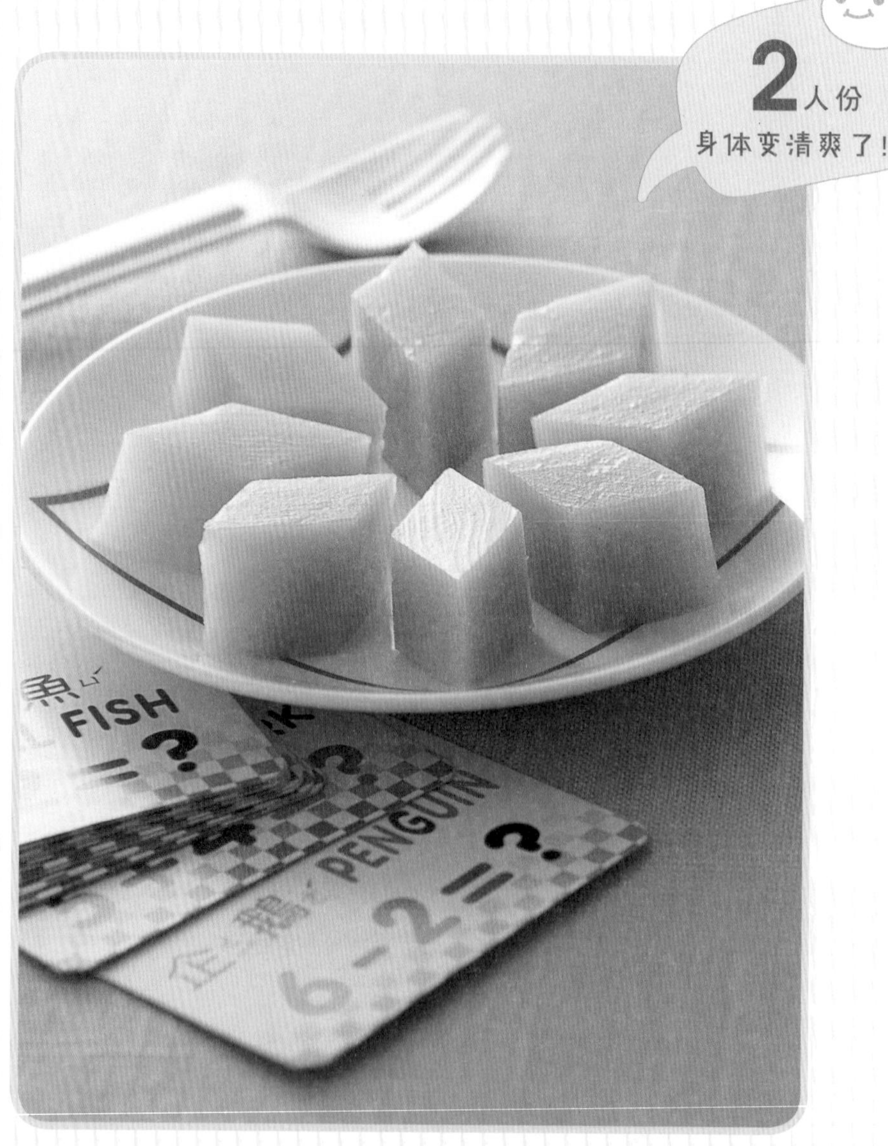

百合豆沙羊羹

1人份营养分析

热　量 • 421.5千卡
脂　肪 • 0.6克
蛋白质 • 14.5克
铁　质 • 3.7毫克
钙　质 • 13.7毫克

材料

A	百合	15克
	扁豆	15克
B	琼脂粉	20克
	绿豆沙	200克
	麦芽糖	50克

调味料

细粒冰糖	30克
蜂蜜	50克

做法

1 琼脂粉、细粒冰糖一起拌匀，再加入冷开水100毫升，拌匀备用。

2 百合、扁豆分别洗净，和水400毫升一起煮软，放入果汁机中打成泥状，再倒入锅中，加入做法1材料拌匀，大火煮滚后转小火熬煮，加入绿豆沙、麦芽糖、蜂蜜，边煮边搅拌，拌匀后倒入模型中，待凉凝固，再放入冰箱冷藏，食用前取出，切成小块即可。

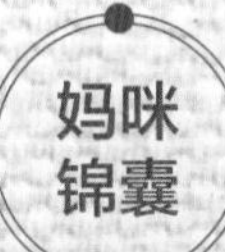

★ 食用方法

平日当饭后甜点或午后点心，连续3周后可慢慢改善瘙痒症状。

★ 强壮妙计

消除体内燥热、排除湿气，能纾解气候炎热时的不舒服症状。

★ 谁不能吃

若小朋友感冒且有痰时不能食用。

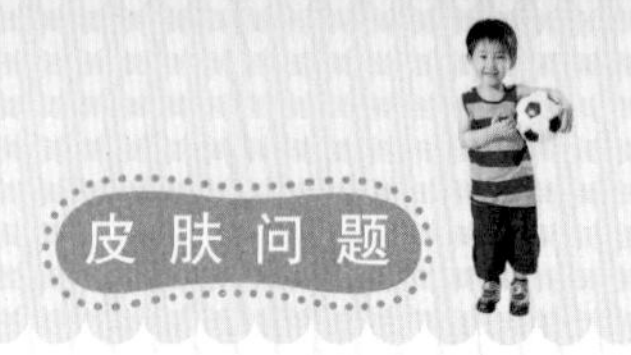

金橘绿茶

1人份
让皮肤不容易生病……

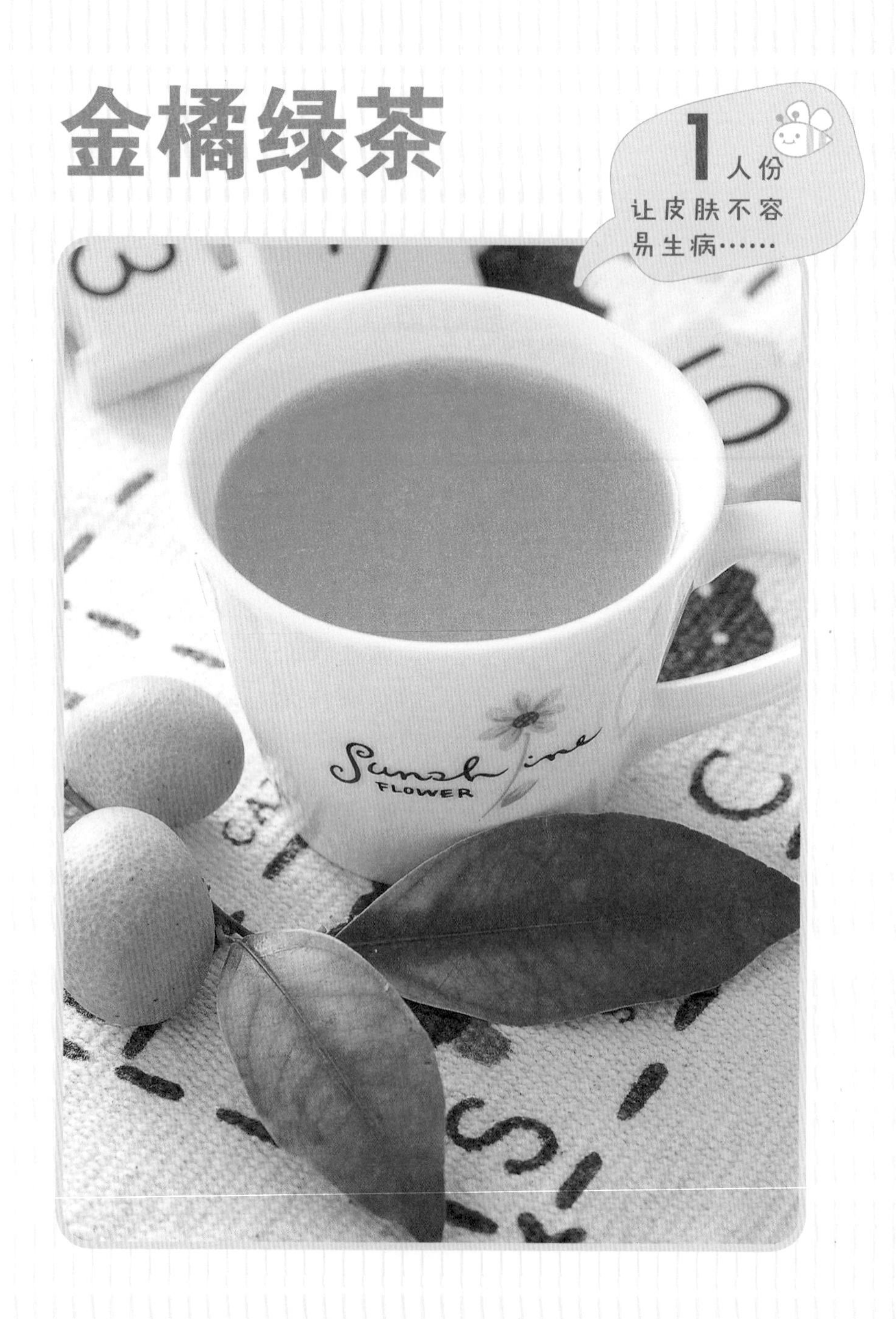

金橘绿茶

1人份营养分析

热　量 • 78.5千卡
脂　肪 • 0.2克
蛋白质 • 1.6克
铁　质 • 1.6毫克
钙　质 • 26.8毫克

材料

枸杞子 ······ 10克
金橘 ······ 50克
绿茶茶包 ······ 1包

调味料

冰糖 ······ 1小匙

做法

1 枸杞子洗净用水泡软，金橘洗净，一起放入果汁机中，加入冷开水500毫升，搅打成泥状，再倒入锅中，用小火煮滚。

2 放入冰糖，煮至融化后熄火。

3 在杯中放入绿茶茶包，冲入做法2的汤汁，约3分钟后取出茶包即可饮用。

妈咪锦囊

★ 食用方法

可代替开水饮用，连续3周后可慢慢改善皮疹。

★ 强壮妙计

提高皮肤的抗病力，能预防湿疹及皮肤病。

★ 谁不能吃

胃部若不舒服时不要饮用。

薏仁冬瓜茶

2人份

赶走皮肤炎！

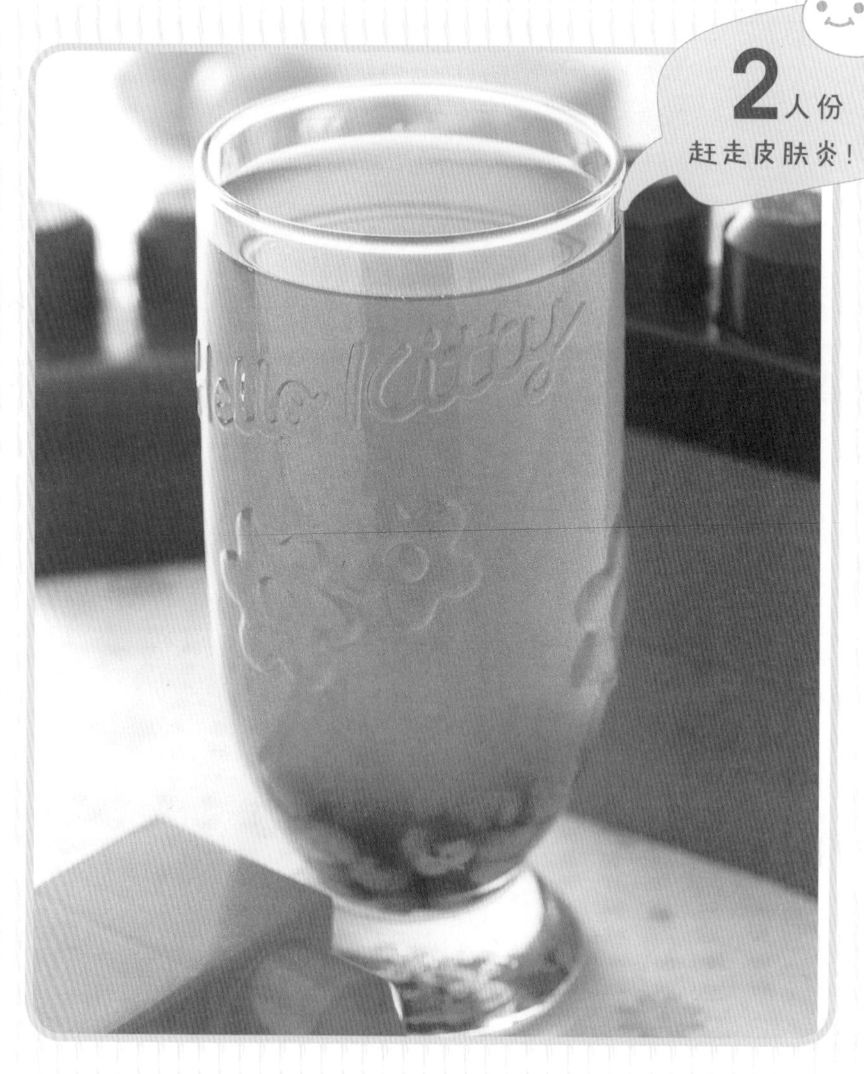

薏仁冬瓜茶

1人份营养分析

热　量·79.7千卡
脂　肪·1.2克
蛋白质·2.9克
铁　质·0.6毫克
钙　质·6.4毫克

妈咪锦囊

★ **食用方法**

隔天喝一次，连续3周后可慢慢改善症状。茶本身已有淡淡甘味，也可添加少许冰糖，提高小朋友接受度。

★ **强壮妙计**

可清除体内燥热，对湿疹、特应性皮炎有明显改善的效果。

★ **谁不能吃**

小朋友若有尿床或小便不能控制的现象时，不能饮用。

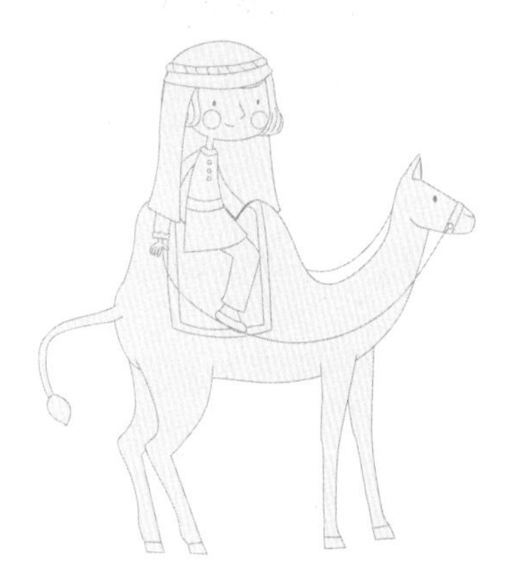

材料

薏苡仁……35克
甘草……5克
冬瓜……200克

做法

1 薏苡仁、甘草分别洗净；冬瓜洗净去皮后切小块；备用。

2 将所有材料放入锅中，加入水1000毫升，熬煮30分钟，过滤出茶汁即完成。

第7章

其他父母也要 **关心的问题**

小朋友的成长过程中，有许多让父母手忙脚乱的时候，这个篇章中就列举了具有健脑、强钙、舒眠、补血、明目、清热退火等功效的药膳。

这里则针对3种会影响身体健康的病症，设计了相应的药膳。

希望能让父母事先预防，让小朋友快乐成长！

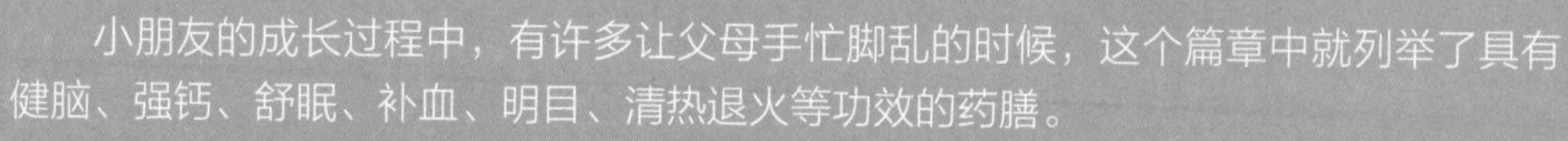

假性近视 近视

发生的原因

人之所以可以看见物体，其原理在于外界的光线从外面进入眼睛后，首先通过眼角膜进入晶状体，经过折射，物品会在视网膜的神经与感光细胞上产生成像，之后再将讯息传到大脑中，如此便可以看到影像。然而因为我们所看的东西有远近之分，因此晶状体就必须要有调节焦距的作用，而负责这个工作的就是眼睛内的睫状肌。而当睫状肌的收缩与放松功能出现问题时，就很容易产生假性近视，进而有近视的症状产生。发生假性近视的原因，是当人在看近物时，因为需要很强的折射力，故睫状肌会拉紧，如果看近又光线不足，则睫状肌会拉得更紧，如果时间维持太久，则会使睫状肌疲劳，即使看完近物后想看远的事物，睫状肌也无法马上放松，因而造成假性近视。

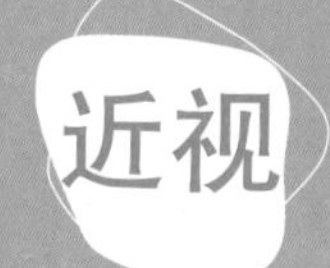

表现的症状

☆ 不自觉眯眼→想借由眯眼看清楚东西，也会开始以眼角看东西。
☆ 揉眼睛→因看不清楚使得眼睛疲劳，致使揉眼睛的频率增加。
☆ 看电视的距离越来越近→有时候甚至在1米内。
☆ 东西要拿很近看→约在12厘米内.
☆ 斜视→可明显地感觉到黑眼球不完全在正中央。
☆ 头部倾斜→倾斜幅度约在80度内。

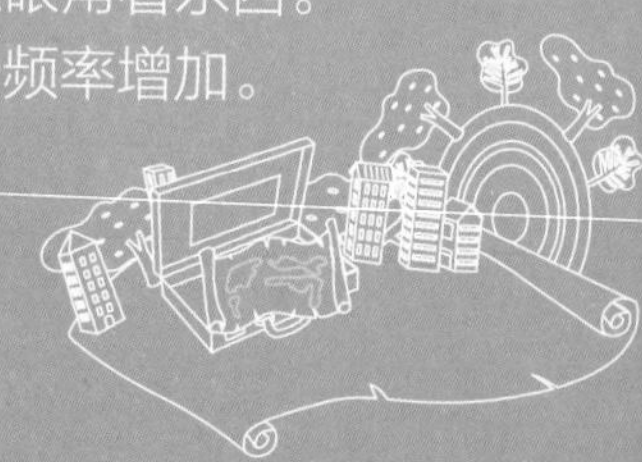

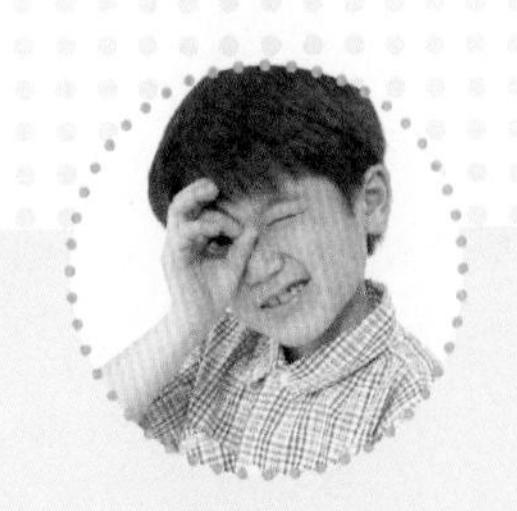

生活改善的方法

- ★ 尽可能避免小朋友看近物。
- ★ 随时注意小朋友的阅读与写、画东西时的坐姿是否正确，选择椅子时以带有椅背，以便背部支撑者为佳，而坐下时两条大腿应该和地板平行，双脚平放于地面时与膝盖保持 90 度的直角，阅读时要与书本保持 35 厘米的距离。
- ★ 桌面的灯光不要直射到眼睛，并应将室内的屋顶灯打开，使光线充足。
- ★ 帮小朋友选择读物时，应注意其字体是否大小适中与清楚，而避免使用容易反光的纸质。
- ★ 不让小朋友在车上阅读。
- ★ 不要让小朋友躺在床上、沙发及趴在桌面上阅读。
- ★ 小朋友看电视的时间不宜太长，距离也不可太近。
- ★ 多带小朋友到郊外踏青或附近公园走动，接触、观赏绿色植物。
- ★ 每阅读 30 分钟后，要使小朋友闭上眼睛休息 5 分钟，并且以手按摩眼眶四周，舒缓眼部肌肉；或者凝视远方，眼球并做上下左右的转动，以松弛紧张的眼部肌肉。
- ★ 刚上幼儿园的小朋友由于眼手协调的状况还不是很好，因此最好不要太早学写字，应以阅读彩色图文书或是各种游戏活动为主。
- ★ 当小朋友开始有假性近视的症状产生时，只要配合眼药与调整看近物的习惯，并补充适当的护眼食物，就可以恢复正常的视力，因此父母亲在这个时期一定要多费心照料与提醒，不可以掉以轻心，以免变成真近视，而不得不佩戴眼镜，让小朋友徒增生活的困扰！

蛀牙

发生的原因

目前造成小朋友蛀牙的原因相当多，但不外乎有以下原因。

★ 牙齿表面有缝隙，使食物堆积而造成。

★ 由于唾液具有清洁牙齿与杀菌的效果，如果小朋友先天的唾液不足，也容易造成此症状。

★ 小朋友多喜欢吃糖果，但糖果容易与细菌作用，而产生酸性物质，对牙齿的结构造成伤害，如果不勤刷牙，很容易就会造成蛀牙。

★ 刷牙的方式不正确，破坏了牙釉质，使酸性物质更容易入侵。

表现的症状

★ 牙疼→尤其是在感冒，或以牙签、牙线清洁牙齿时，症状更为明显。

★ 牙龈的周围红肿。

★ 脸部疼痛→因细菌感染，相邻的脸颊可能会有抽痛或微微阵痛的现象，有时会一直持续。

生活改善的方法

★ 勤刷牙→吃完东西后，就应马上让小朋友刷牙，既可保护牙齿，也能降低再吃零食的欲望。可用细盐当刷牙粉漱口或刷洗以预防蛀牙。

★ 让小朋友选择喜爱的刷牙器具→选择给小朋友的牙刷时，应以软毛者为佳。牙膏则可让小朋友选择喜欢的口味，提高刷牙的意愿。

★ 测试小朋友的刷牙方式是否正确→可至牙科诊所或药房购买一种有色可食用的牙菌斑显示剂，以棉花棒沾涂在小朋友的牙齿与牙龈上，如有牙菌斑即会显现颜色，用此来测试牙齿是否刷干净，并借此找出刷牙死角，达到预防蛀牙的效果。

★ 少让小朋友吃甜食、零嘴→可以天然带有微甜的食物代替，如维生素 C 糖果，不但可以控制牙龈出血，强壮牙齿，其酸酸甜甜的味道，使小朋友容易接受。

★ 训练小朋友咀嚼较硬的食物→可加强牙龈的发育。

★ 让小朋友多吃蔬菜→多吃蔬菜除可学会咀嚼，也因为纤维质含量高，可以如牙刷般减少污垢残留的机会，并且促进唾液分泌，以中和口腔内的酸碱值，让牙齿减少罹患蛀牙的概率。摄取的蔬菜分量以 300~400 克为佳，若是根茎类蔬菜可将分量减至 1/6，如胡萝卜，约需 50 克即可。

★ 减轻牙疼的方法→如果已经开始疼痛，除了在牙痛部位的脸颊冰敷、避免使用受伤的牙齿咀嚼，及不张开嘴巴避免冷空气接触牙齿等方式外，还可用盐水漱口，或按摩小朋友手掌虎口的地方，也可以缓和疼痛。最好的方式，仍应赶快带小朋友至儿童牙科检查，这才是根本解决之道。

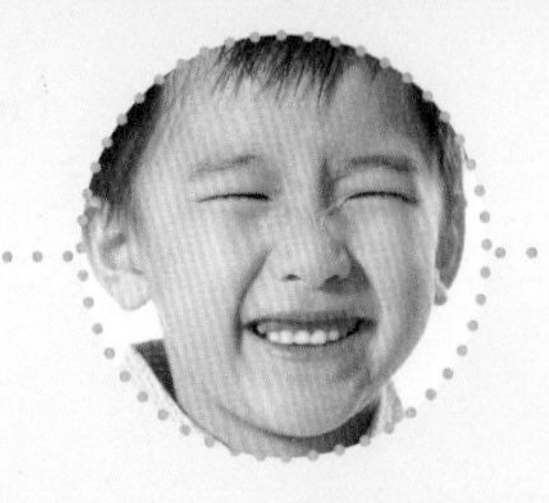

发生的原因

中暑是一种因为所处的环境温度过高，因而诱发体温上升，导致体温调节功能失调、身体过热，而产生身体不适与昏迷的症状。通常小朋友比大人容易发生。

中暑

表现的症状

★ 呼吸及脉搏加速→呼吸次数一分钟超过 30 次，脉搏跳动次数一分钟超过 100 下。
★ 体温稍高→甚至超过 38.9℃。
★ 疲倦→四肢无力，呈现慵懒状。
★ 口渴→口干舌燥，嘴唇微干。
★ 恶心→有恶心感，并会伴随呕吐、晕眩现象。

生活改善的方法

★ 应避免于上午 10 点到下午 2 点的炎热时段让小朋友外出。
★ 从事户外活动应尽量放慢速度，避免过于激烈的活动，比如在炎热的午间时段打球、跑步等。
★ 每天应多喝水，补充于艳阳下流失的水分，并可偶尔饮用稀释过的电解质饮料。
★ 多食用清热退火的料理与食材，如麦茶或西瓜、冬瓜等。
★ 穿着衣物时，应以白色、米白、浅黄、浅蓝等浅色的衣服为优先；材质则以棉及聚酯合成等具有透气、吸汗特性的衣物为上选。
★ 千万不可让小朋友打赤膊，以免适得其反，吸收更多的辐射热能，应让小朋友穿着通风的汗衫，这样才能够达到消暑的作用。
★ 可善用有帽檐的帽子，来减缓小朋友头颈吸热的速度，减低中暑的可能 。
★ 过于炎热时，可使用冷水冲淋或浇洒小朋友的头部及颈部，让水分蒸散，达到帮助散热的作用。或者以湿冷毛巾擦拭小朋友身体，降低身体的温度。
★ 一有中暑症状时，除了上述方法外，应将小朋友安置于通风且有空调或电风扇的室内，以冷毛巾湿敷并以干毛巾或薄毯子覆盖，充分休息，并适时补充水分（需避免含咖啡因的刺激性饮料），可让小朋友较快痊愈。

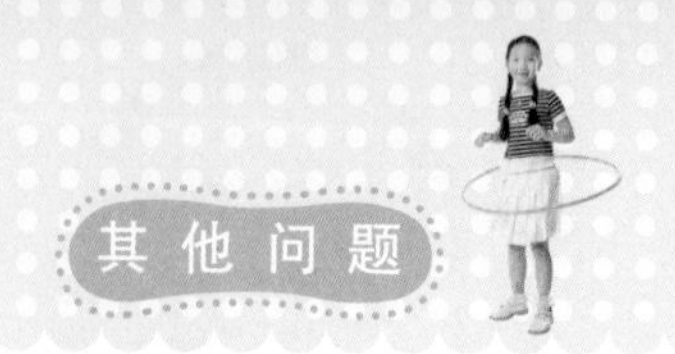

百合大枣排骨汤

2人份

每晚都好睡！

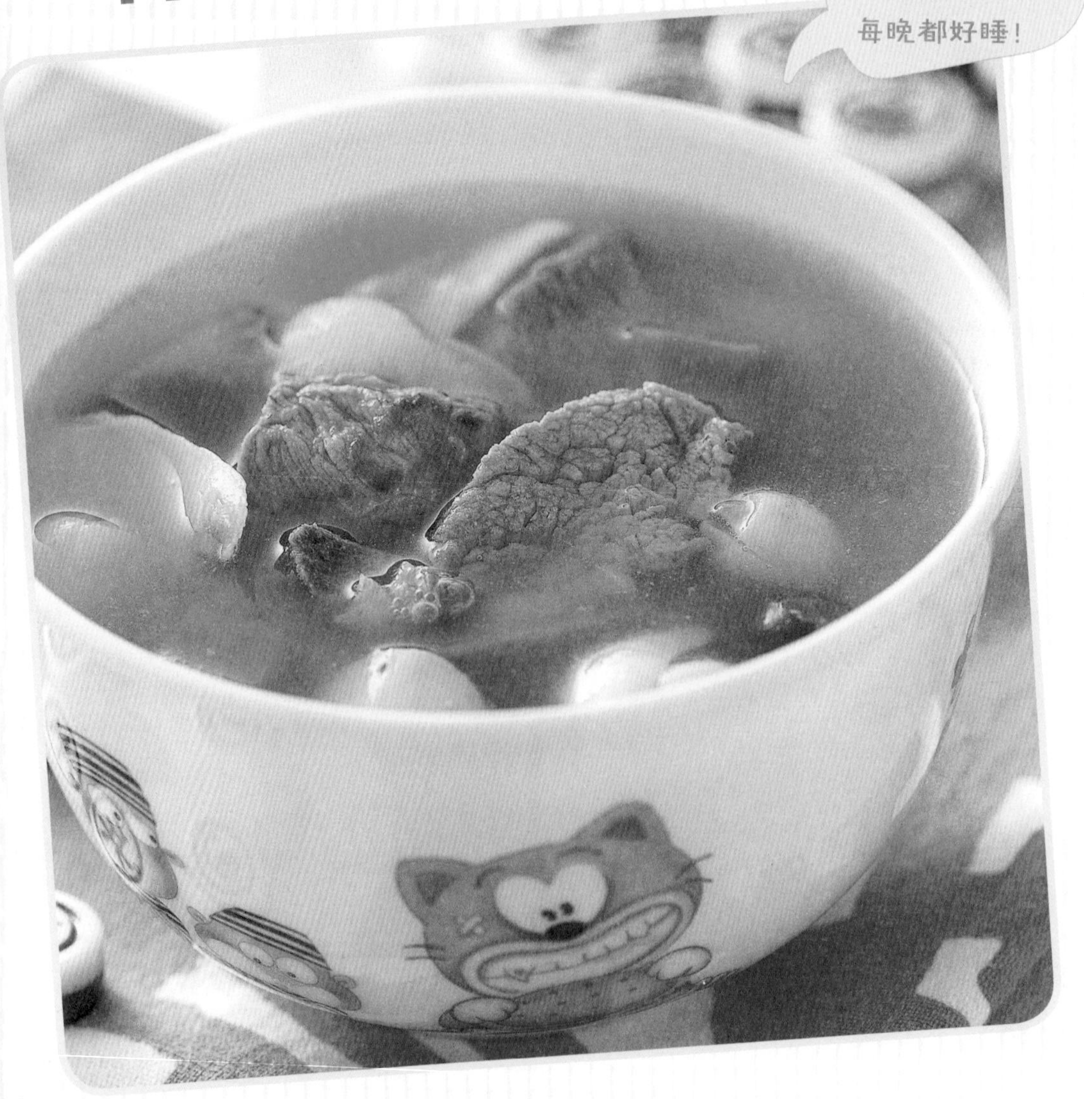

百合大枣排骨汤

材料

A 百合……35克
莲子……25克
红枣（去核）……25克

B 小排骨……200克
胡萝卜……60克

1人份营养分析

热　量•388.1千卡
脂　肪•19.6克
蛋白质•25.9克
铁　质•4.9毫克
钙　质•71.2毫克

调味料

米酒……1大匙
盐……1小匙

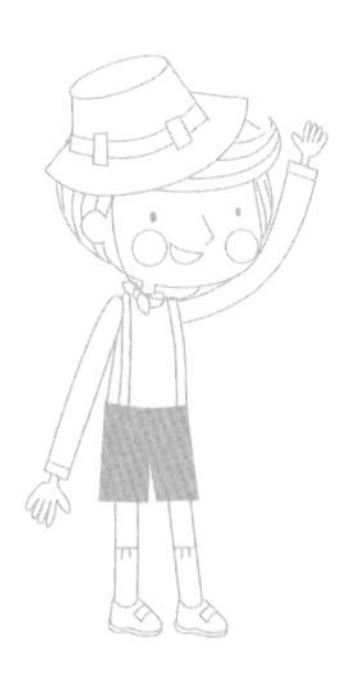

做法

1 材料A分别洗净；莲子泡水10分钟后沥干水分；备用。

2 排骨用热水汆烫后洗净；胡萝卜洗净去皮后切小块；备用。

3 将材料A、排骨、胡萝卜和水1200毫升一起放入锅中，加入米酒，用大火煮滚后转小火，熬煮约1小时后，加入盐调味即可。

妈咪锦囊

★ 食用方法

作为正餐时的配汤，连续食用3周后可慢慢改善睡眠状况。

★ 强壮妙计

有宁心安神、养阴补血的功效，可作为平常睡觉时容易惊醒或是夜啼的小朋友的保健汤。

★ 谁不能吃

尿液量多的小朋友不能食用。

银鱼蒸蛋

2人份

牙齿好健康……

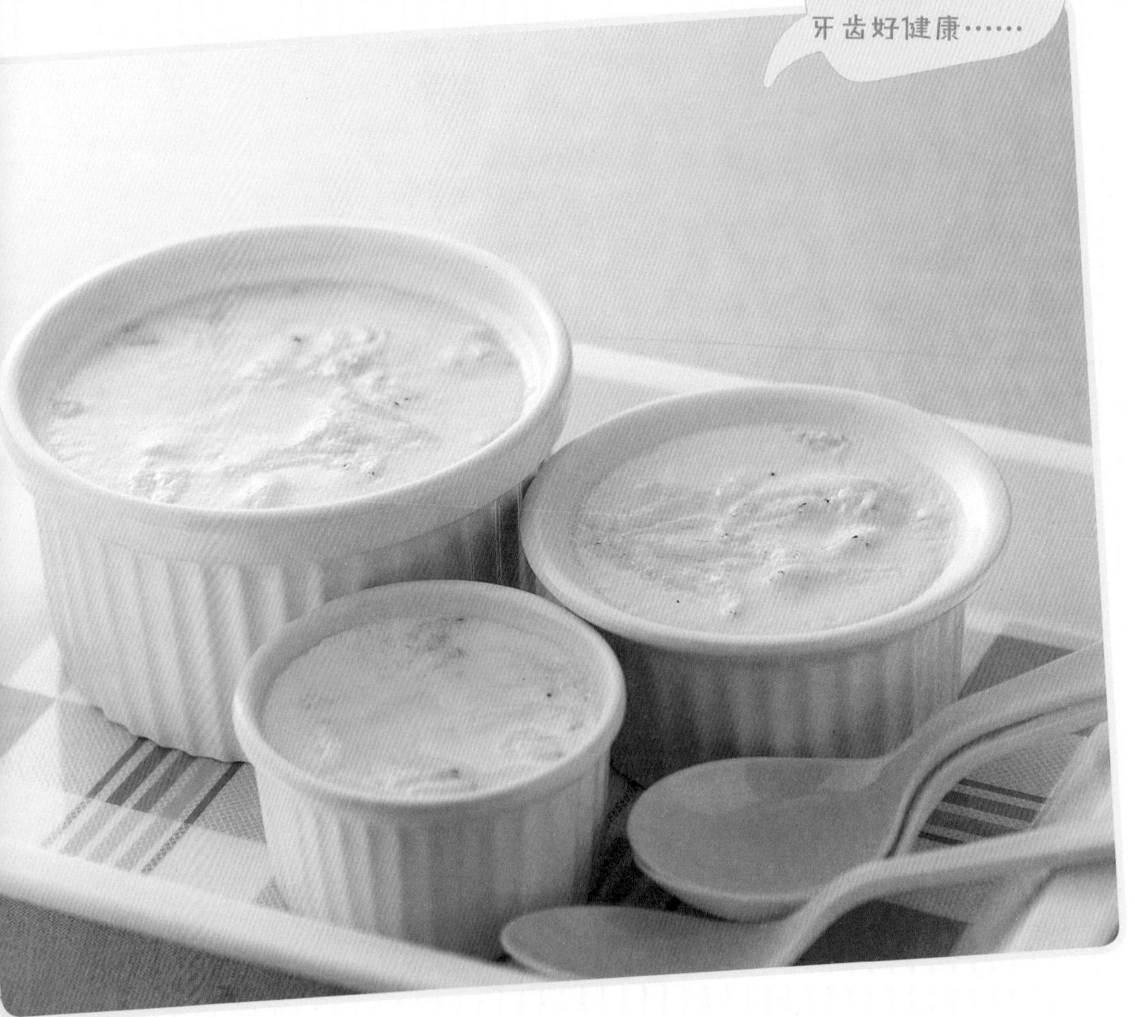

1 人份营养分析

热　量 • 285.9 千卡
脂　肪 • 6.8 克
蛋白质 • 15.4 克
铁　质 • 2.6 毫克
钙　质 • 187.5 毫克

银鱼蒸蛋

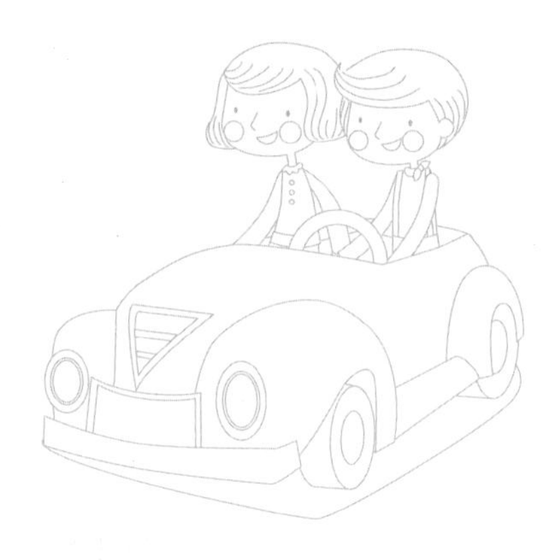

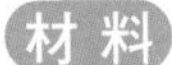

A	天麻	10 克
	黄芪	10 克
B	银鱼	15 克
	猪肉末	30 克
	蛋	120 克

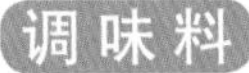

盐	1 小匙
味淋	1 大匙
柴鱼粉	1/2 小匙

做法

1 天麻、黄芪分别洗净，用棉布袋包起，和水 600 毫升一起熬煮至水量剩 300 毫升，过滤出汤汁，放凉备用。

2 银鱼洗净备用。

3 蛋打散，加入做法 1 的汤汁，拌匀后再过滤 2 次，加入调味料、银鱼、猪肉末一起拌匀，倒入容器中，再放入蒸笼里，用大火蒸约 2 分钟，转中火蒸约 10 分钟即可。

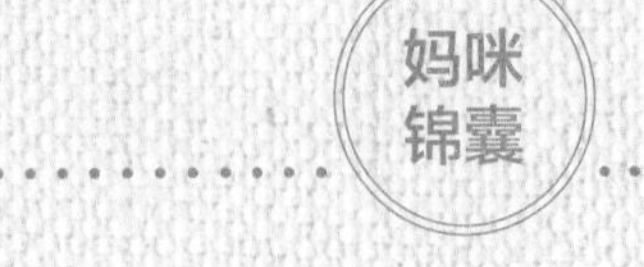

★ 食用方法

平日当正餐时的配菜，连续 2 周后即有效果。

★ 强壮妙计

可增加身体的抗病力，对脑部发展、牙齿保健也有不错的效用。

★ 谁不能吃

血虚（特征为面色苍白，有头晕、失眠症状）的小朋友请酌量谨慎食用。

养眼鲜鱼粥

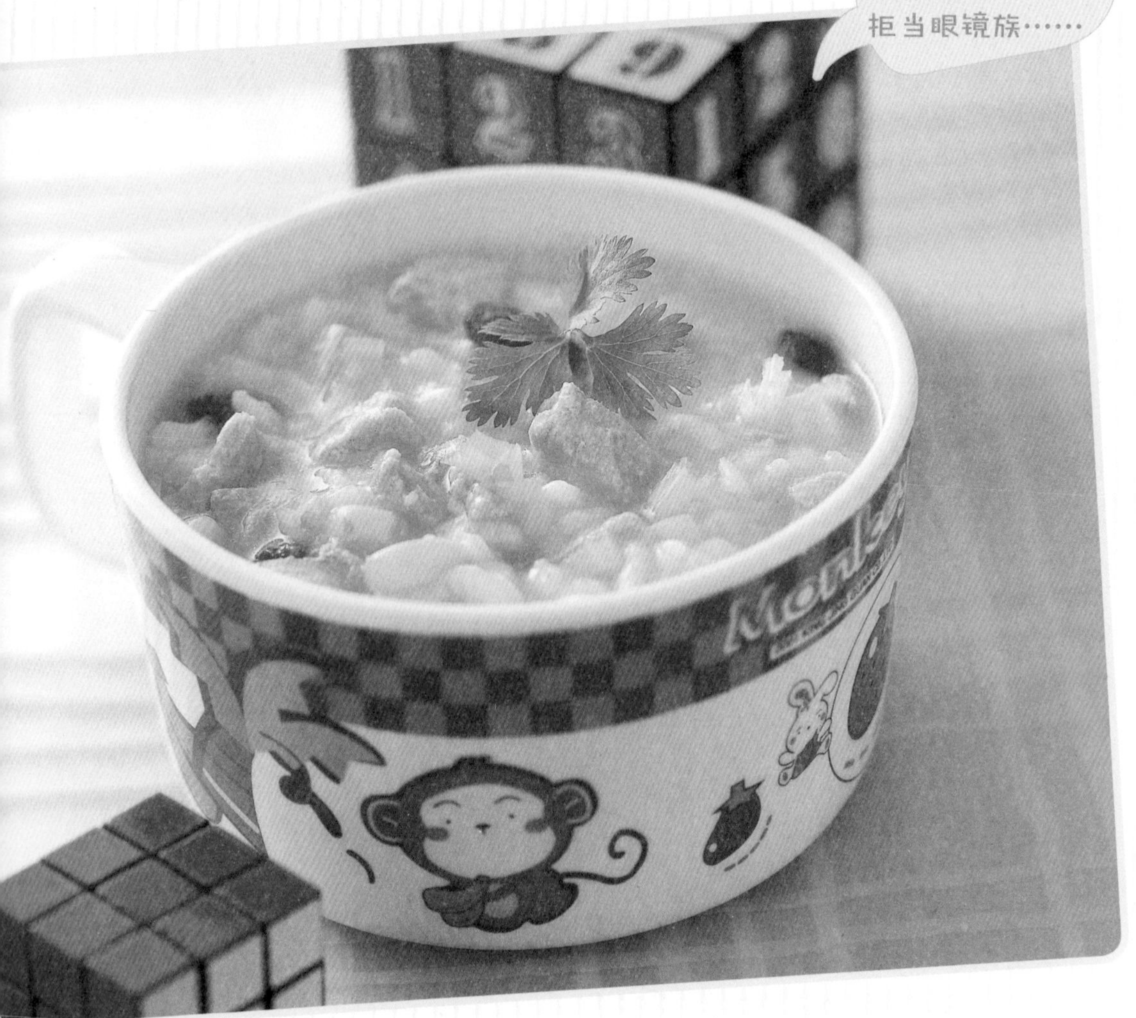

1 人份营养分析

热　量 • 306.1 千卡
脂　肪 • 8.6 克
蛋白质 • 18.2 克
铁　质 • 1.2 毫克
钙　质 • 6.1 毫克

养眼鲜鱼粥

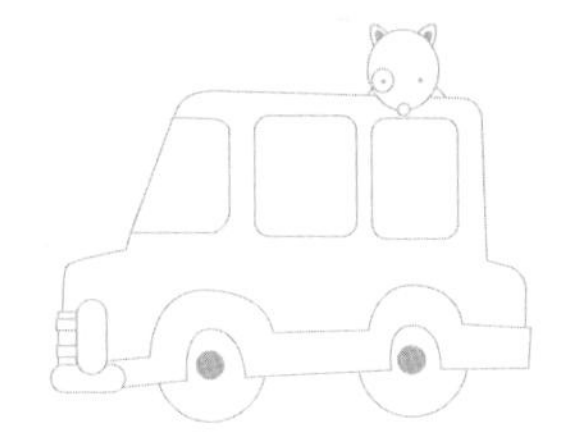

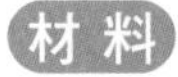

材料

A 枸杞子 ········ 15 克
B 白米 ········ 80 克
糯米 ········ 50 克
三文鱼 ········ 150 克
鸡胸肉 ········ 60 克
玉米 ········ 1 根 (200 克)
芹菜末 ········ 15 克
香菜 ········ 少许

调味料

盐 ········ 1 小匙

做法

1 枸杞子洗净备用。

2 白米洗净，和糯米一起用水浸泡 1 小时后，沥干水分备用。

3 三文鱼切小丁；鸡胸肉剁细后，用少许盐 (分量外) 抓腌；玉米洗净，取玉米粒，并留下玉米心；备用。

4 玉米心、做法 2 的材料、水 1200 毫升一起用大火煮滚，转小火后再煮 1 小时，取出玉米心，加入枸杞子、鱼肉、鸡胸肉、玉米粒，再煮 7 分钟至肉熟，加入盐、芹菜末拌匀，盛入碗中，再用香菜装饰即可。

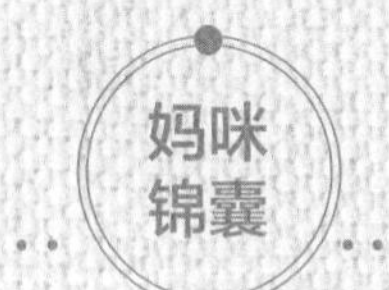

★ 食用方法

平日当正餐或点心食用，连续 3 周后可慢慢感觉改善眼部症状。

★ 强壮妙计

有清肝明目功效，可以作为平日小朋友的保眼药膳。

★ 谁不能吃

平常大便较软的小朋友不能食用。

番茄肉酱烩豆腐

3人份

嘴巴不再有痛痛圆点了！

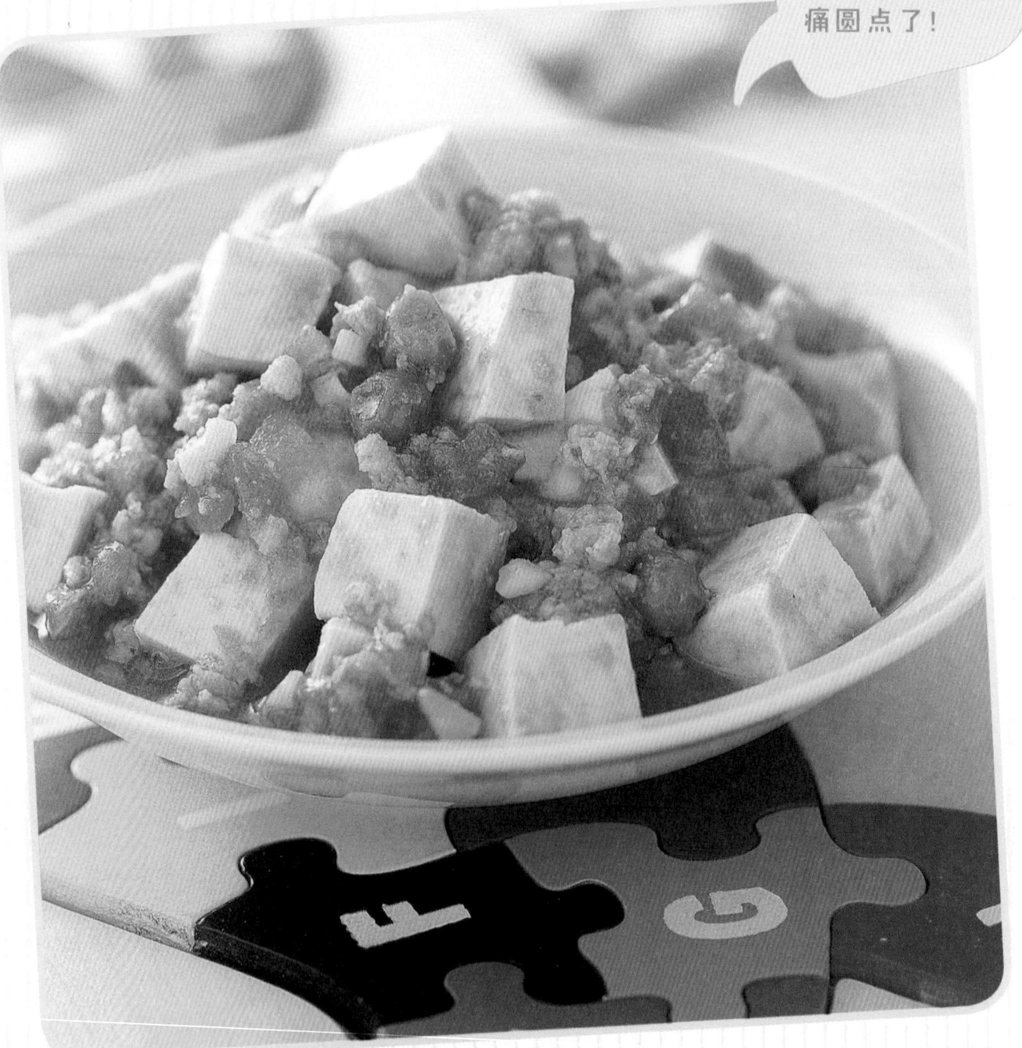

番茄肉酱烩豆腐

1人份营养分析

热　量 • 169.9 千卡
脂　肪 • 4.4 克
蛋白质 • 19 克
铁　质 • 2.3 毫克
钙　质 • 79.5 毫克

材料

A 石斛 …… 10 克
白术 …… 10 克
甘草 …… 5 克
B 传统豆腐 …… 1 块（150 克）
番茄 …… 150 克
蘑菇 …… 50 克
豌豆 …… 1 大匙
C 猪肉末 …… 200 克
洋葱末 …… 1 大匙

调味料

A 番茄酱 …… 2 大匙
酱油 …… 1 大匙
B 砂糖 …… 1 小匙
盐 …… 1 小匙

做法

1 材料 A 分别洗净，放入锅中，加水 750 毫升，煮滚后转小火，熬煮至水量剩 500 毫升后，过滤出汤汁备用。

2 豆腐放入盐水中汆烫后捞起切块，番茄、蘑菇分别洗净后切末，备用。

3 热油锅，加入 1 大匙沙拉油，放入洋葱末炒香，倒入猪肉末、调味料 A 炒匀，再加入做法 1 的汤汁、豆腐、番茄、蘑菇、豌豆、糖、水 250 毫升，煮滚等肉熟透后，加入盐炒匀即可。

妈咪锦囊

★ 食用方法

平日当正餐时的配菜，连续 2 周后可慢慢改善溃疡症状。

★ 强壮妙计

能够清热退火、生津止渴，适合常常火气大导致嘴巴溃疡的小朋友食用。

★ 谁不能吃

阴虚（特征为身体呈缺水状况，容易口干、手脚冰冷）体质的小朋友不能食用。

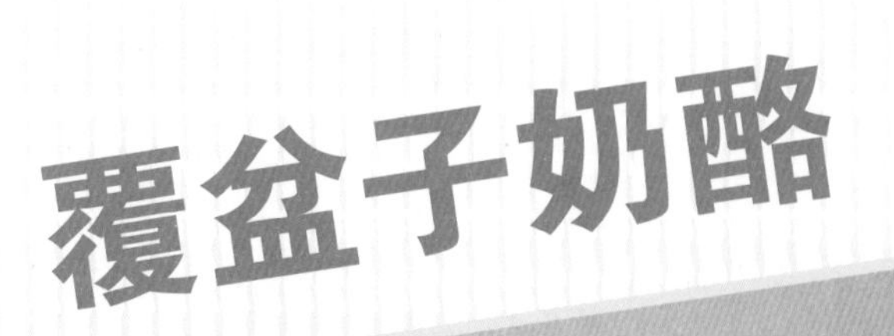

5人份
我要高人一等！

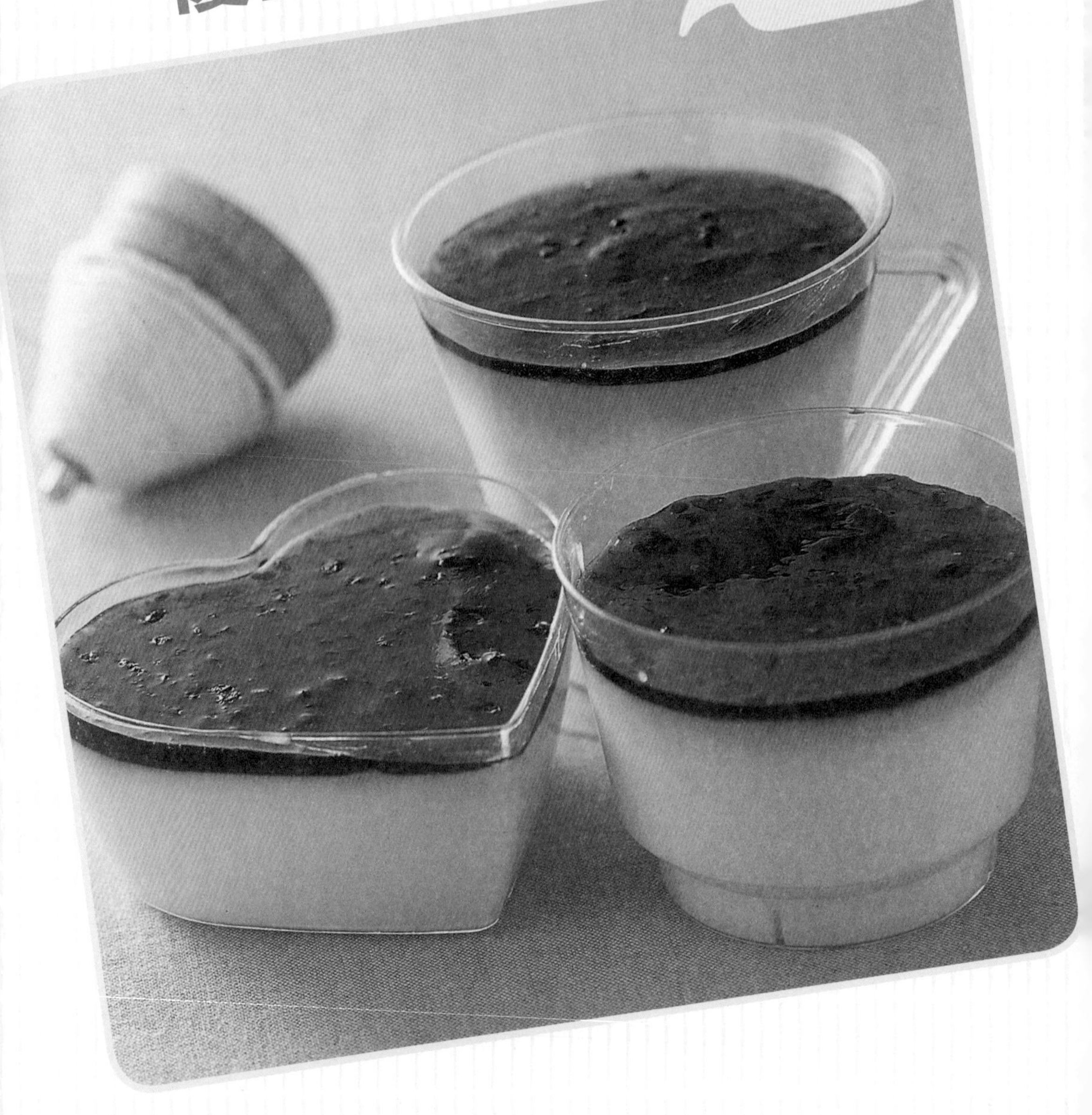

覆盆子奶酪

材料

A 山茱萸 10克
覆盆子果酱 30克
B 吉利丁片 12克
C 鲜奶 350毫升
动物性鲜奶油 150毫升

调味料

细粒冰糖 15克

1人份营养分析

热　量・128.5千卡
脂　肪・23克
蛋白质・2.5克
铁　质・0.1毫克
钙　质・83.1毫克

做法

1 山茱萸洗净，加水300毫升，煮至水量剩下100毫升，过滤出汤汁备用。

2 吉利丁片用冰水泡软，沥干水分备用。

3 材料C放入锅中混合，用小火加热至80℃，熄火后加入吉利丁拌至溶化，隔冰水冷却到快要凝结时，倒入模型中至八分满，再放入冰箱中凝固定型备用。

4 做法1的汤汁和果酱一起煮匀后熄火，分别淋在奶酪上，冰凉后即可食用。

妈咪锦囊

★ 食用方法

平日当点心食用，连续3周后会慢慢感觉体质改善。

★ 强壮妙计

可健脑、强化钙质吸收、避免蛀牙，并提升免疫力，针对晚上容易尿床的小朋友也有改善效果。

★ 谁不能吃

小便不能控制的小朋友不能食用。

三色圆红豆汤

6人份
健康有元气!

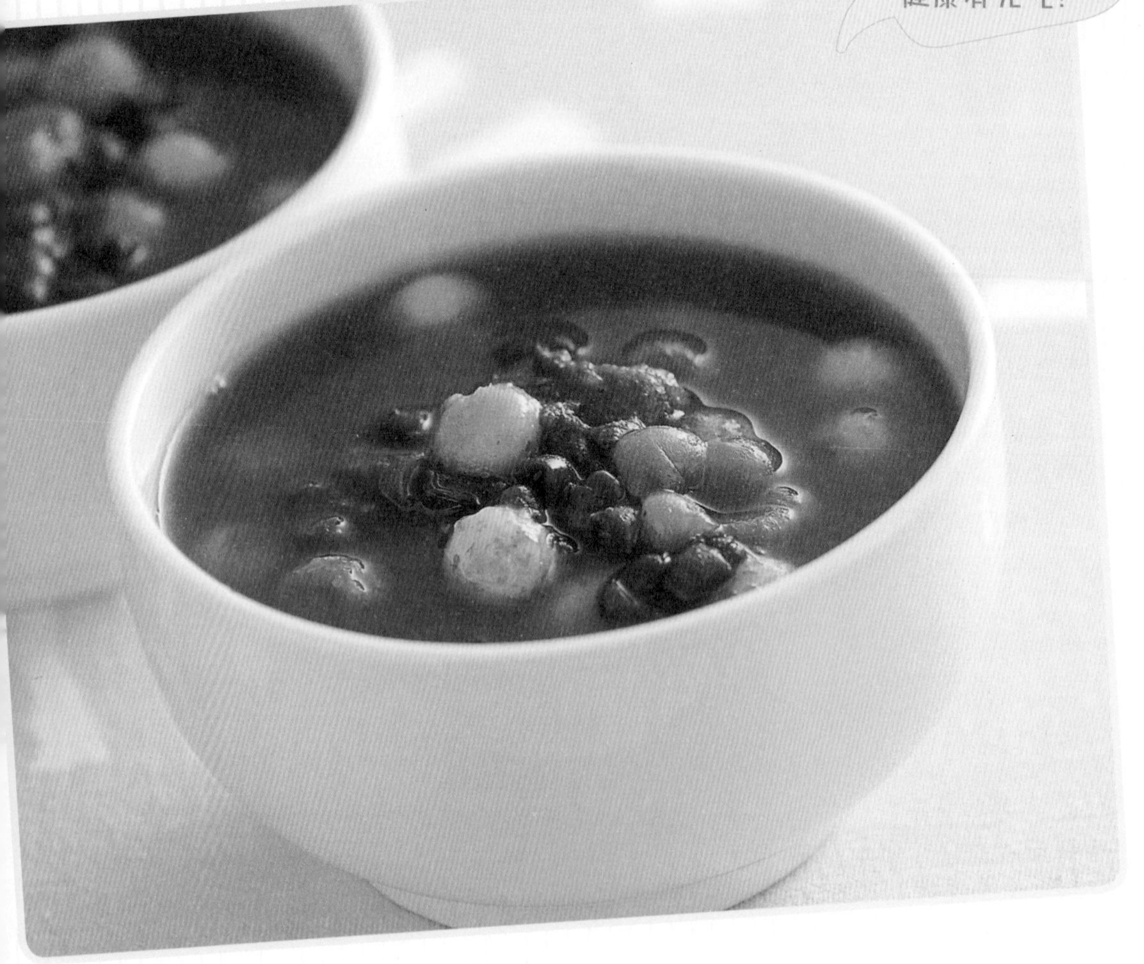

三色圆红豆汤

1人份营养分析

热　量 • 466.5 千卡
脂　肪 • 1 克
蛋白质 • 6 克
铁　质 • 7.4 毫克
钙　质 • 118.7 毫克

材料

A 山药粉 ………… 50 克
　甘薯 ………… 100 克
　紫薯 ………… 100 克
　糯米粉 ………… 200 克
B 红豆 ………… 200 克

调味料

冰糖 ………… 200 克
细砂糖 ………… 50 克

做法

1 红豆洗净，泡水 4 小时后沥干水分。将红豆、水 1000 毫升一起放入锅中，煮至红豆熟透，加入冰糖拌融后，即为红豆汤备用。

2 甘薯、紫薯分别洗净，去皮切块，蒸熟后趁热拌入细砂糖（各 20 克）至融化；细砂糖 10 克先和热开水 15 毫升拌至溶化，再和山药粉一起拌匀；备用。

3 取糯米粉 50 克，加水 30 毫升拌匀，分成 3 球糯米团，放入滚水中烫熟后捞出沥干水分备用。

4 剩下的糯米粉分成 3 份，每份拌入 1 球糯米团及做法 2 的其中一种材料，分别搓揉均匀，搓成长条状，再切小丁，依序完成三种圆子备用。

5 将各色圆子放入滚水中，煮至浮起后，捞出沥干水分，和红豆汤一起食用即可。

妈咪锦囊

★ 食用方法
当点心食用，连续 3 周后会慢慢感觉体质改善。

★ 强壮妙计
可健胃益脾、补充元气、生津止渴，也可提高免疫力。

★ 谁不能吃
大便呈现湿软状态，小便不容易控制的小朋友不能食用。

甘麦大枣茶

2人份

我最有活力!

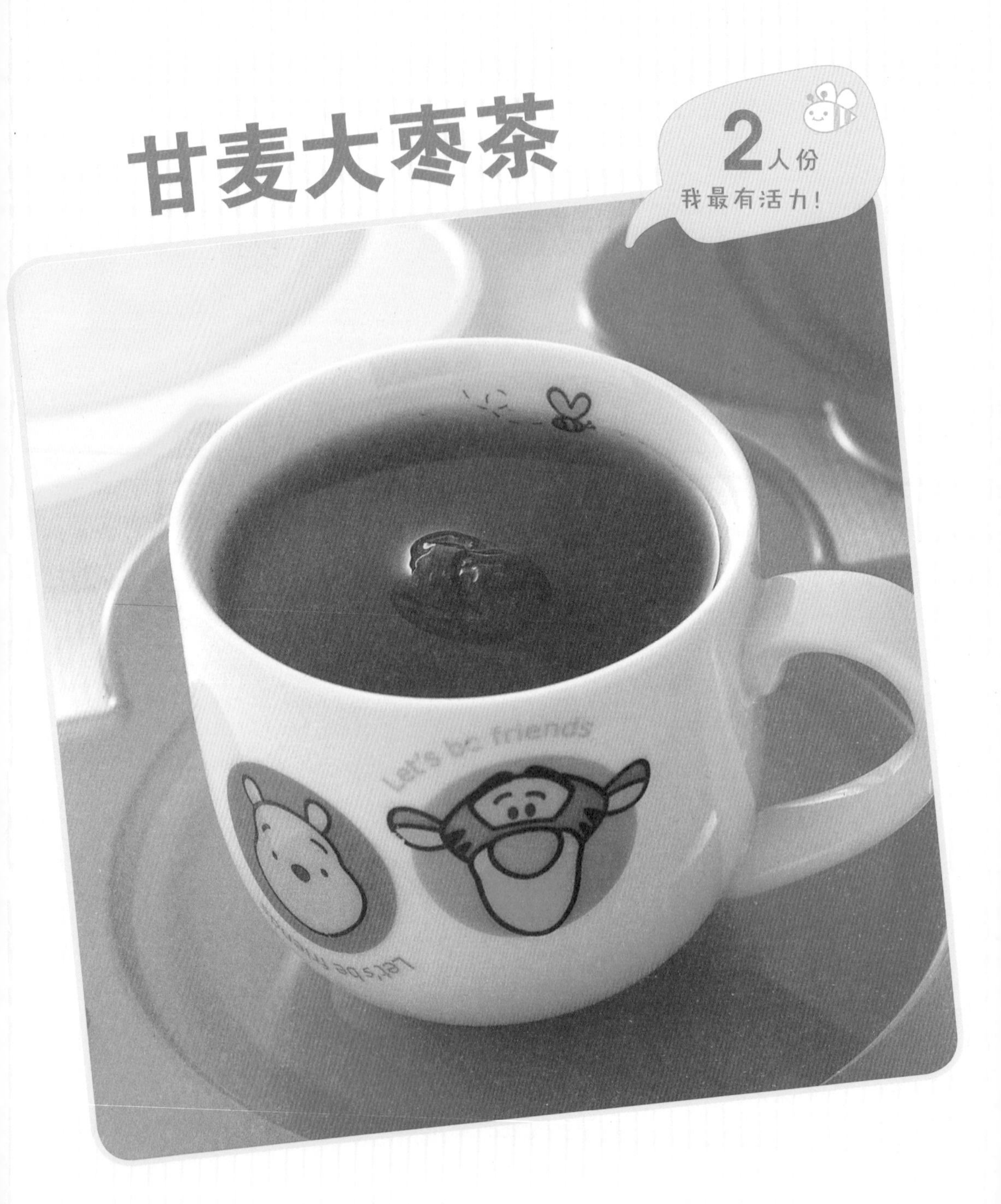

甘麦大枣茶

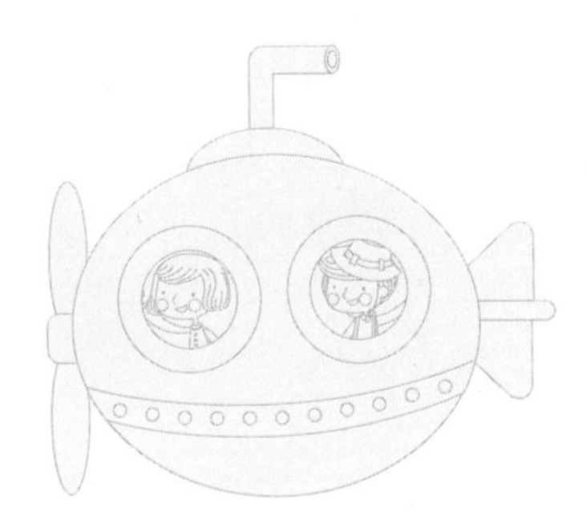

1人份营养分析

热　量 · 18.9千卡
脂　肪 · 微量
蛋白质 · 0.2克
铁　质 · 微量
钙　质 · 4毫克

材料

浮小麦	30克
大枣（去核）	15克
炙甘草	10克
蝉衣	5克

做法

将所有材料分别洗净，用棉布袋包起，放入大锅中，加水2000毫升，一起煮至水量剩下1000毫升，取出药材包后即可饮用。

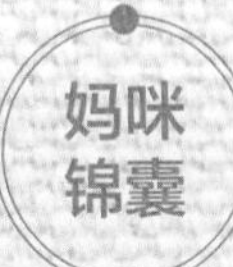

★ **食用方法**

当茶饮用，连续1周后可慢慢感觉体质改善。

★ **强壮妙计**

可以清热、益脾、健胃，适合因为脾虚胃寒（食欲不振、容易疲劳无力、胃炎）而引起睡觉时容易惊醒夜啼的小朋友食用。

★ **谁不能吃**

有感冒现象的时候不能饮用。

健康黑宝奶

2人份

变得更聪明！

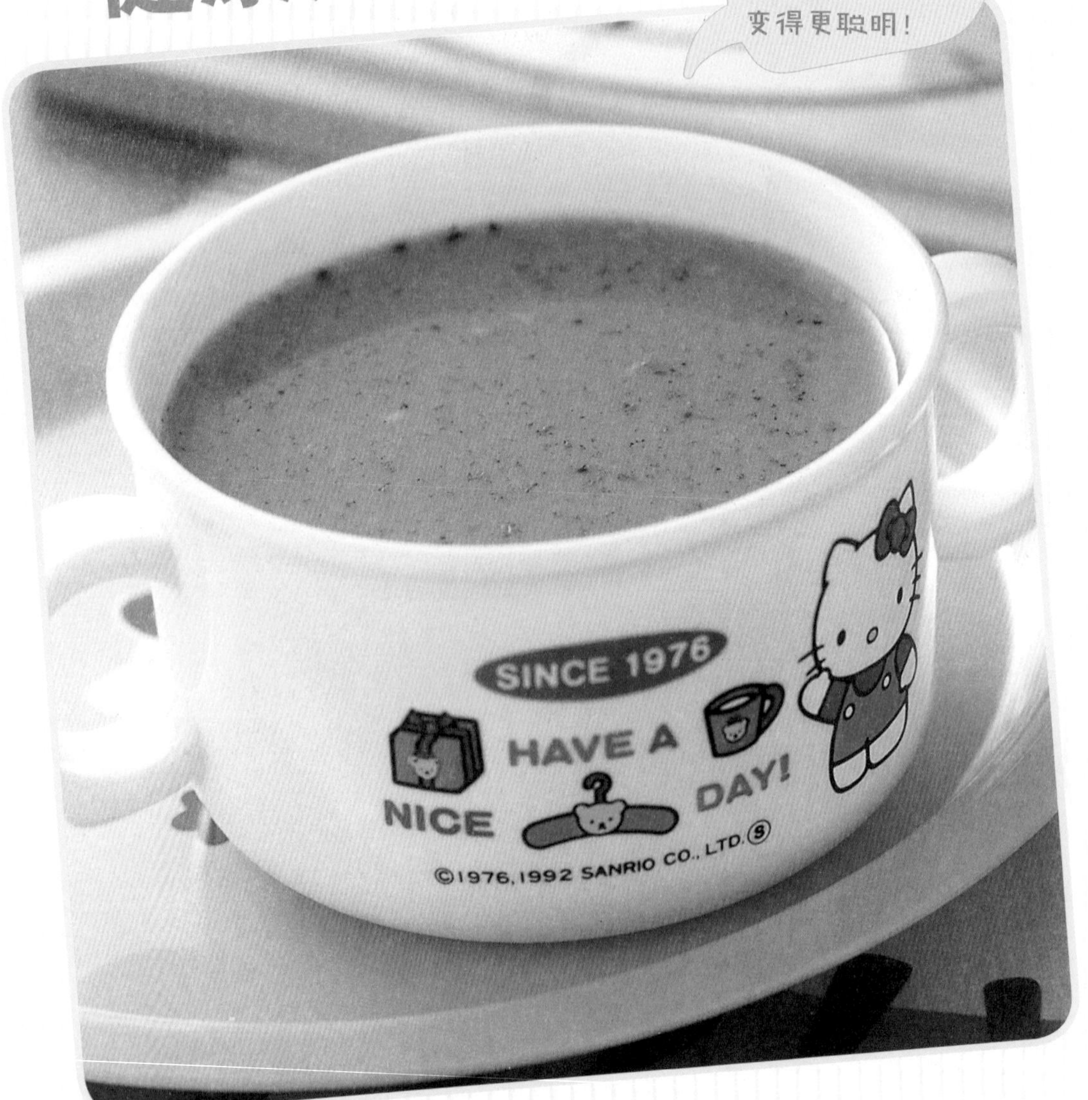

健康黑宝奶

1人份营养分析

热　量・287.1 千卡
脂　肪・11.3 克
蛋白质・16.2 克
铁　质・2.8 毫克
钙　质・215 毫克

材料

A 青仁黑豆……1 大匙
黄豆……35 克
黑糯米……35 克
莲子……1 大匙
干黑木耳……10 克
B 黑芝麻……15 克
胡桃仁……15 克
C 奶粉……20 克

调味料

黑糖……1 大匙

做法

1 青仁黑豆、黄豆、黑糯米分别洗净，泡水 4 小时后沥干水分；莲子洗净，泡水 10 分钟后沥干水分；干黑木耳洗净，用水泡开后沥干水分；备用。

2 黑芝麻、胡桃仁分别炒香后，再用食物调理机磨碎备用。

3 将做法 1 的材料放入果汁机中，加水 300 毫升打碎，倒入锅中边煮边搅拌，煮滚后加入黑糖煮至融化，再放入做法 2 的材料、奶粉，搅拌均匀即可熄火。

妈咪锦囊

★ 食用方法
平日当早餐或点心饮用，连续 3 周后可感觉体质改善。

★ 强壮妙计
可以益智健脑、益肾健脾，也可提高免疫力。

★ 谁不能吃
有拉肚子现象时不要饮用。

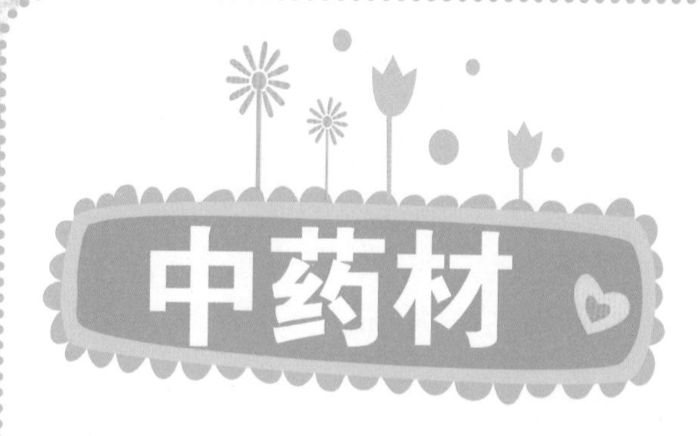

小档案

制作小朋友药膳时，所使用的药材大多为平、温性，若有使用到偏寒性药材，就必须搭配温热性药材，让药性中和成平性，以适合小朋友的身体状况。

中药材在一般中药店或市场均可见店家、小贩贩售，但较建议寻找有品质保障的合格店家购买。中药材的基本选购保存原则如下。

❶ 干性药材（如百合、淮山药等）若有受潮发霉现象或湿性药材（如枸杞、红枣等）有黏手现象，最好不要购买。

❷ 部分中药材虽为干燥后成品，可长期保存，但必须在购买时询问药材行正确的保存期限，以免过期或丧失药效。

❸ 湿性药材比较容易发霉，所以封好后需放在冰箱中保存。

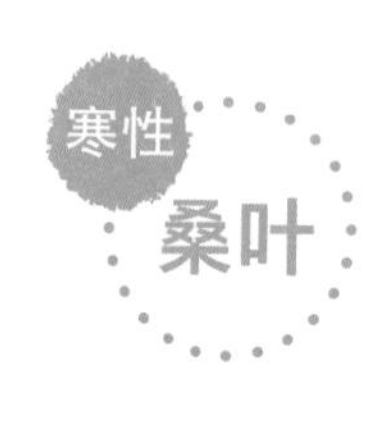

主要的功用为清热明目、去风凉血，可以用在治疗咳嗽、头昏、头痛、流眼泪和急性扁桃体发炎等。

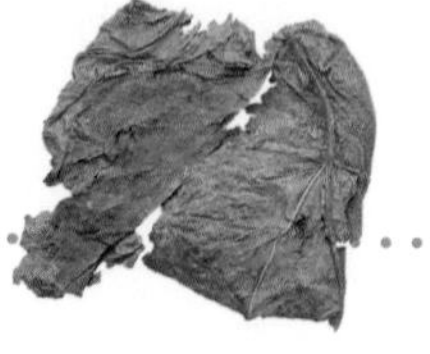
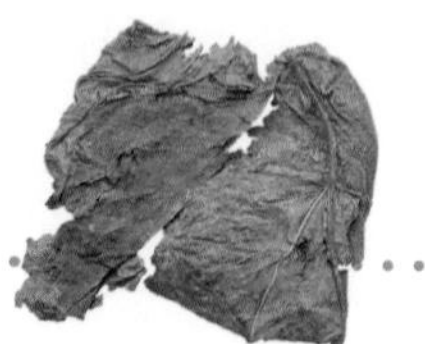

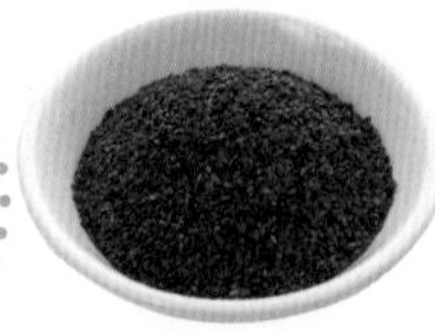

主要的功效为清肺明目，也有消炎、利尿、消除水肿的效用，通常用来治疗肾炎、膀胱炎、尿道炎等。药材选择以色泽为黑褐色，颗粒饱满者为佳。

微寒性

丹参

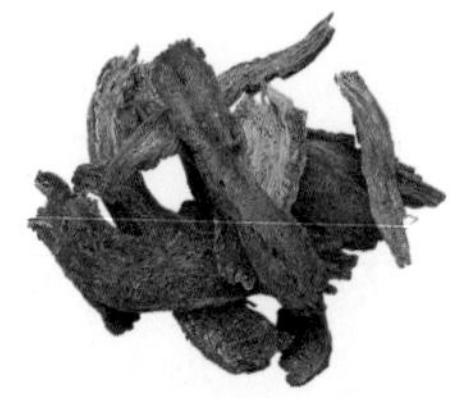

味苦，有活血祛瘀、凉血清心、养血安神、排脓止痛的功效。药材选择以形状大、呈深红色，除去细根仍不易折断者佳。出血性疾病忌服，且不宜与藜芦同服。

微寒性

泽泻

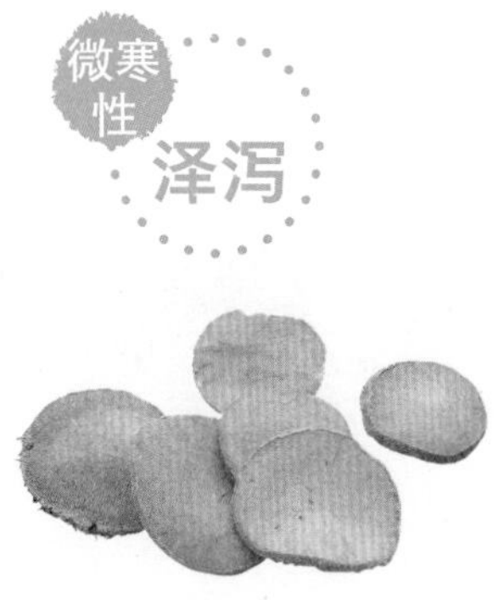

有利水清热功效，可用来治疗水肿、尿路感染、尿道炎、肾炎、膀胱炎等。药材的选择上以外呈淡黄色，内呈白色者为佳。

可清热宁心、润肺止咳、补中益气，有镇咳、治疗神经衰弱、浮肿、消炎的作用。药材选择以鳞片小、味道浓、色泽黄白、质重充实、味苦的新鲜品为佳。

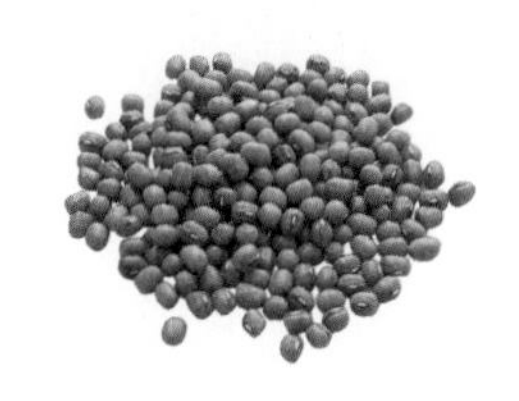

能清热解毒、强肝，主治口干舌燥、肝气不疏，滋热内蕴等。脾胃虚弱者忌服。

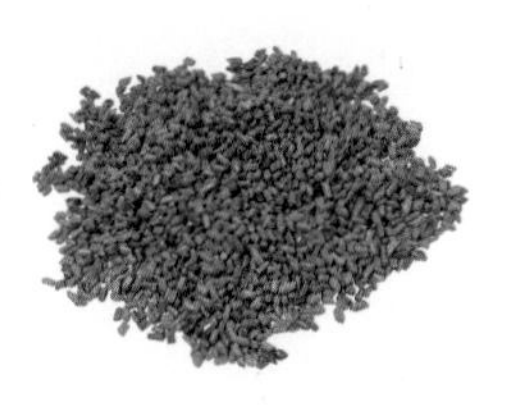

有降血压、润肠通便、清肝益肾、明目的功用。药材选择以富光泽、黑色大粒者为佳。

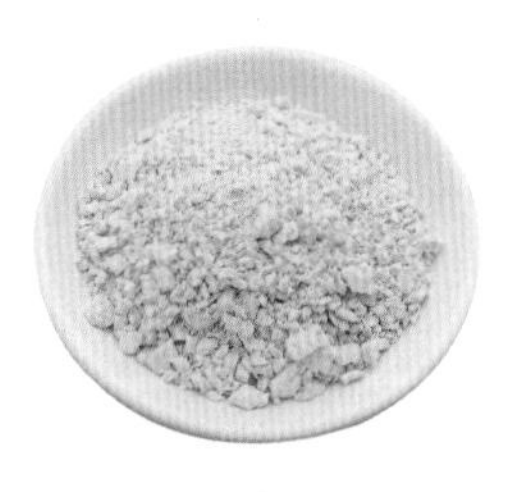

能润肺宁神、通窍化瘀、促进消化、收敛止血，并有去除紧张疲劳、缓解压力及安定神经的功用。药材选择以色呈紫白者为佳。

凉性

川贝粉

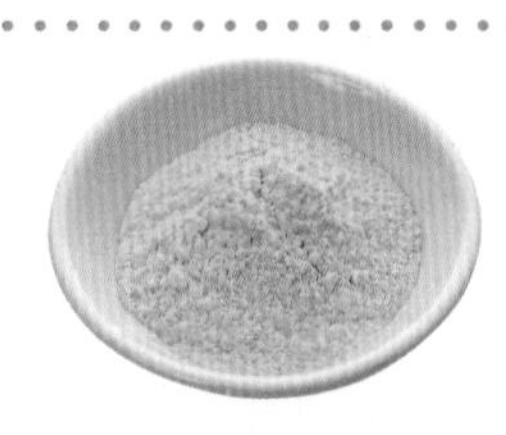

可清热润肺、消咳化痰，主要用来治疗喉咙痛、口渴、烦躁等。以颜色洁白、大小均匀、质地硬实者为佳。

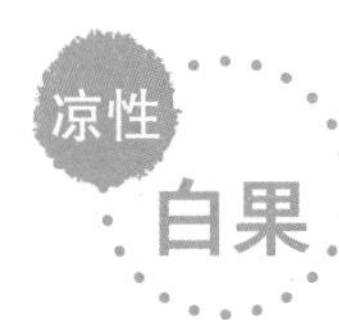

又称银杏果，苦涩有小毒，不可生食，熟食过多也易引起中毒，服用期间如身上出现红点，应停止服用。有益气定喘、减缓频尿、固肾补肺、抗结核及镇静的效果。药材选择以外壳色白、种仁饱满色黄为佳。

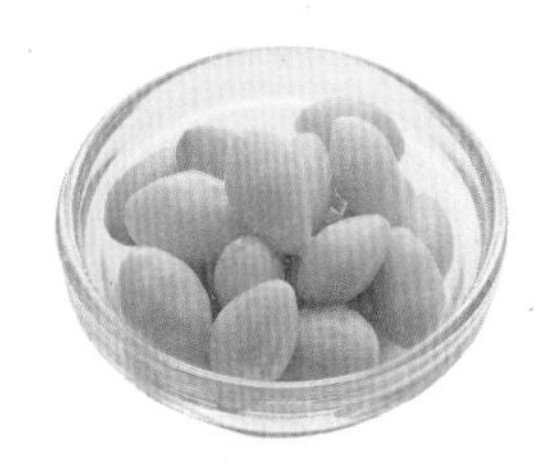

凉性

菊花

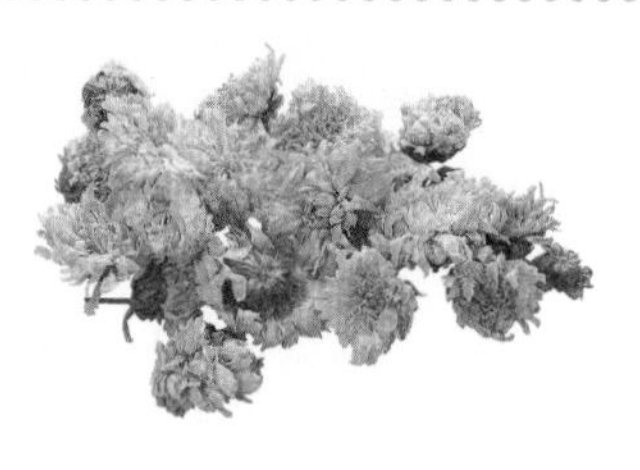

可清肝明目、清热解毒，用于治疗热毒痘疮、红肿热痛、头目眩晕等。药材选择以身干、色白、味香、花朵头大且无碎瓣为佳。气虚胃寒、食欲不佳及腹泻者应小心服用。

凉性

薏苡仁

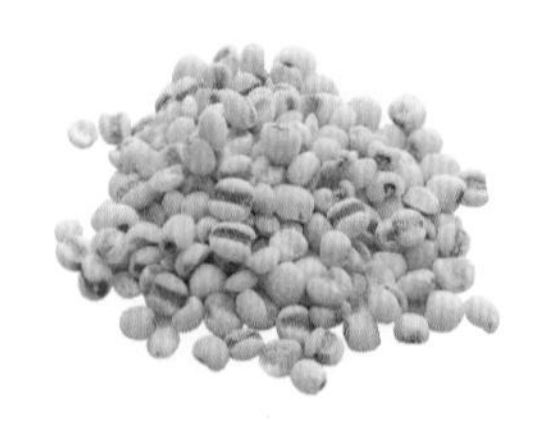

有健脾、补肺清热、去风利湿的作用，主治水肿、皮肤粗糙、风湿等。药材选择以色白大粒为佳。

凉性

洛神花

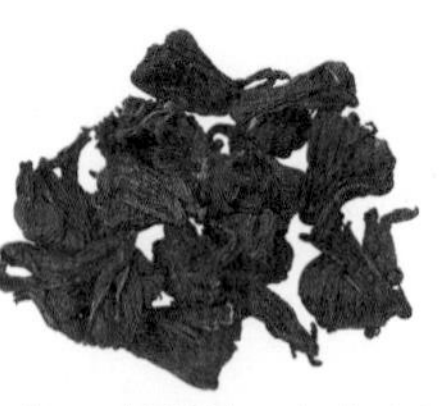

又名神葵、洛济葵，味酸甜，含丰富果胶、糖类、维生素等物质，有促进新陈代谢、生津止渴、振奋精神的功用。

凉性

浮小麦

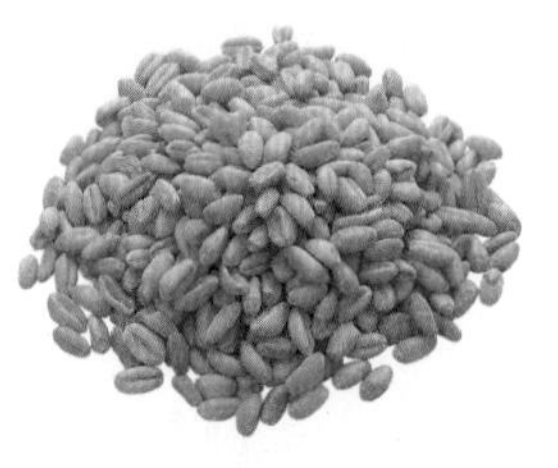

有安神宁心、止汗效果，主要用来治疗失眠、受到惊吓等，对小朋友睡着时多汗的症状也有纾解改善效果。

凉性

蝉衣

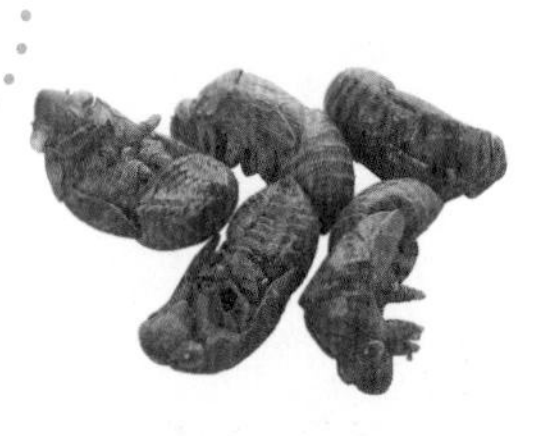

又叫做蝉蜕，是黑蝉羽化后留下的外壳，可用来治疗头痛头晕、咽喉肿胀、小朋友夜啼、麻疹等。以干燥、重量轻、完整无碎裂的品质较佳。

凉性

芍药

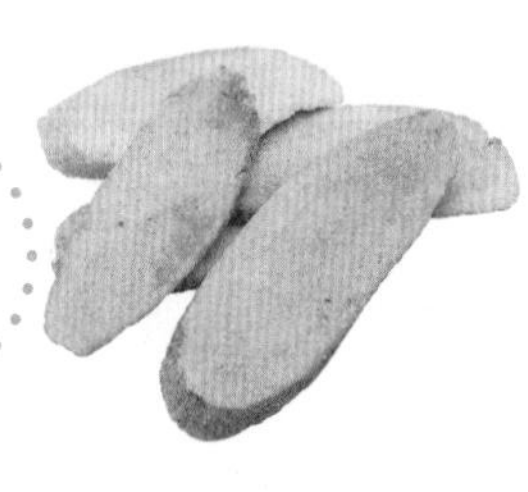

分白芍和赤芍，白芍镇痛力强，可治腹痛、腹胀、身体手脚疼痛；赤芍具利尿及散血的功效。药材选择以内部白色、如手指般粗硬者为佳。

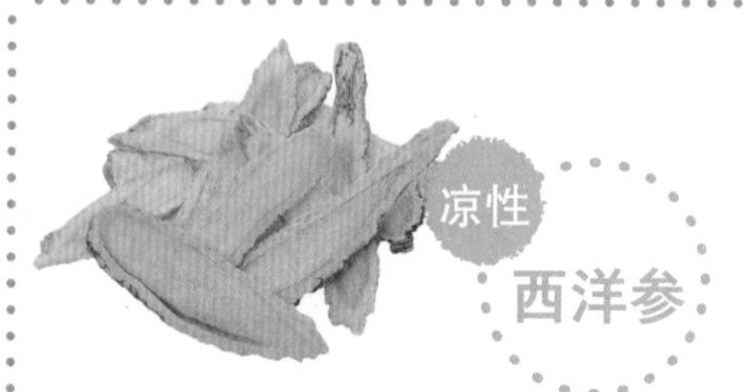

凉性

西洋参

又称粉光参，可降火气、除烦躁、生津解渴，还有消炎止痛的功效。适合凉补、平补，若需补气，则人参效果较佳。

平性

柏子仁

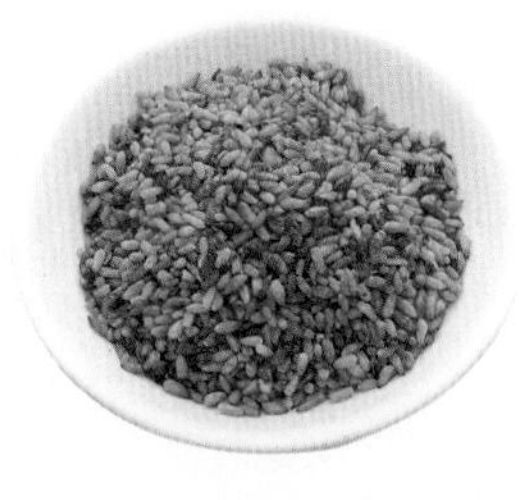

又名柏实、柏子、柏仁、柏树子、香柏子，能养心安神、润肠通便、补心脾、润血脉、滋养强壮、益血止汗，主治虚烦失眠、神经衰弱、体虚多汗、肠燥便秘。

平性

葛根

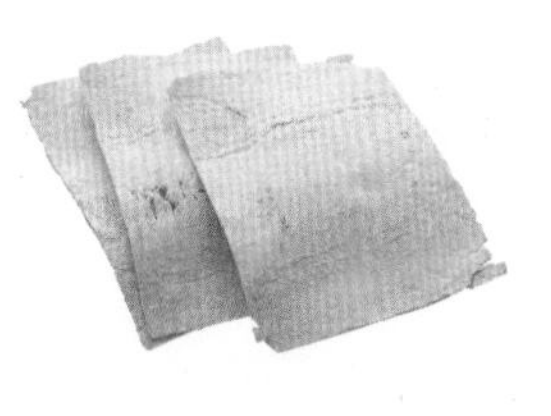

有发汗解热、降血压、止泻、改善感冒时肩颈酸痛的功能，药材选择以白色、新鲜、富粉性为佳。夏日虚汗多者忌服。

平性

甘草

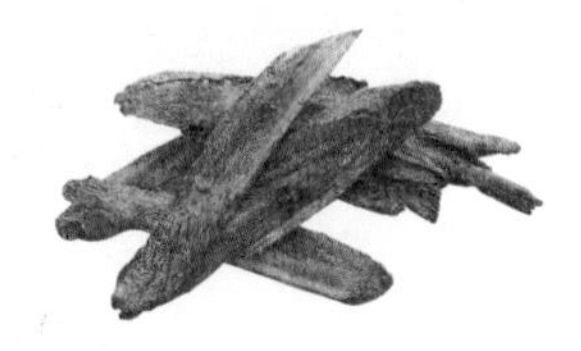

味甘甜，有补中益气、清热解毒、祛痰止咳、缓急止痛的功能，用于气虚倦怠、咽喉肿痛、咳嗽痰多及胃病等。药材选择以皮薄带红色、笔直且味甘甜为佳。体内水分过多及呕吐者忌服。

平性

天麻

作为镇静、止痉挛用，专治头痛、目眩、焦躁不安、风湿痛等。药材选择以形似大爪、透明且色黄白者佳。

平性

玉竹

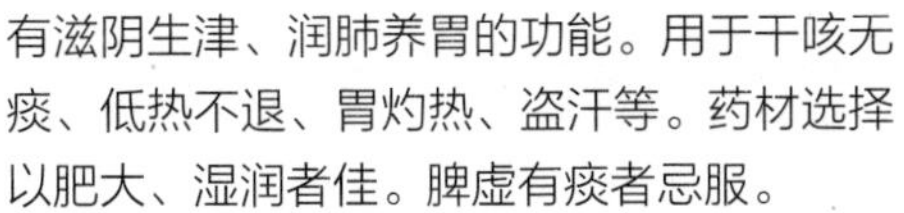

有滋阴生津、润肺养胃的功能。用于干咳无痰、低热不退、胃灼热、盗汗等。药材选择以肥大、湿润者佳。脾虚有痰者忌服。

平性

扁豆

有健脾和胃、消暑解毒、除湿解热的功用，药材选择以粒大饱满且色白为佳。

平性

淮山/山药粉

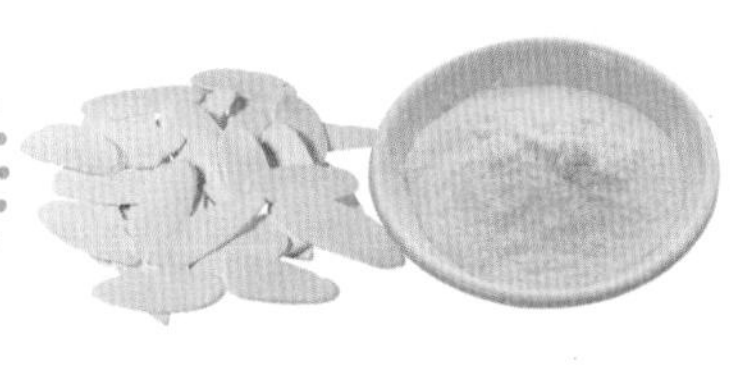

又名薯蓣、薯药，可补脾胃，益肺肾，用于脾胃虚弱、食少体倦、肺虚久咳、小便频繁等。体内水分滞留者忌服。

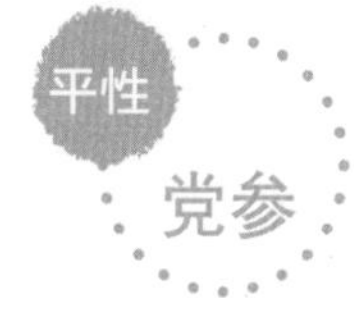

平性 党参

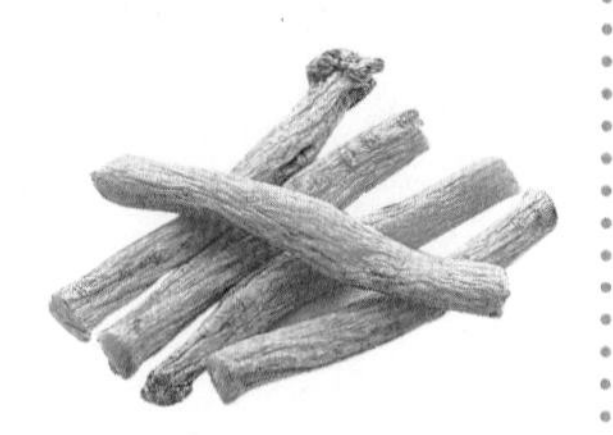

有补中益气、生津养血的功能，主治脾胃虚弱、食欲不振、倦怠乏力、肺虚咳嗽、烦渴等。体质燥热者忌服，且不宜与藜芦同服。由于党参的规格很复杂，故药材选择一般以粗长均匀、切面呈白色且光滑湿润无空隙者为佳。

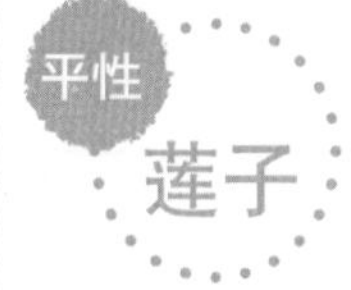

平性 莲子

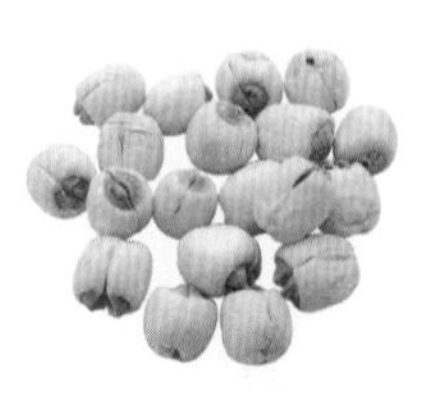

有镇静、除湿痒、强壮作用，主治腹泻和心悸失眠。药材选择以成熟、质地硬者为佳。

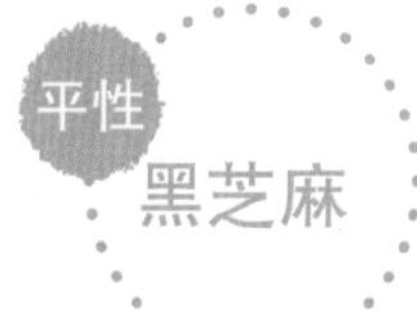

平性 黑芝麻

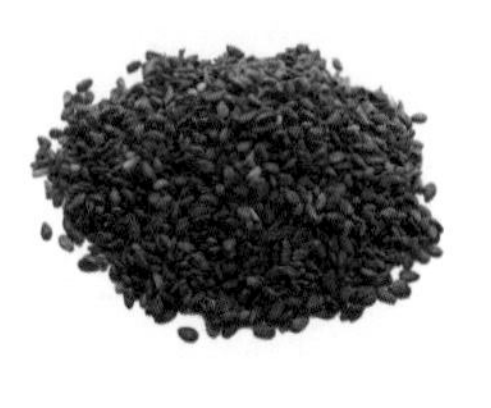

味香，有强化血管、保护心脏、预防贫血、帮助消化、防溃疡，及美容、润肠通便的作用。

温性 核桃仁

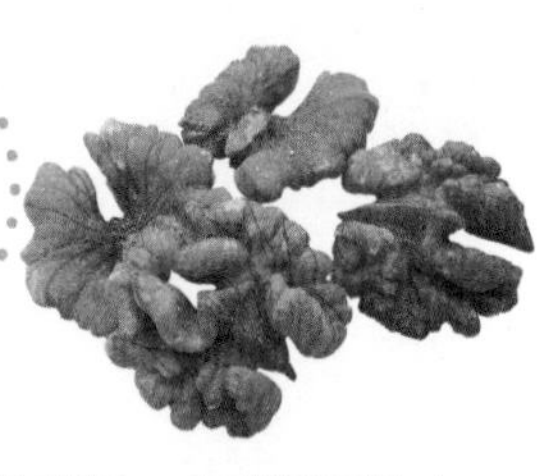

又称胡桃仁，有温补肺肾，定喘润肠的功能。用于治疗腰膝酸软，虚寒咳喘等。以色黄、饱满、油多无异味者为佳。

平性 石斛

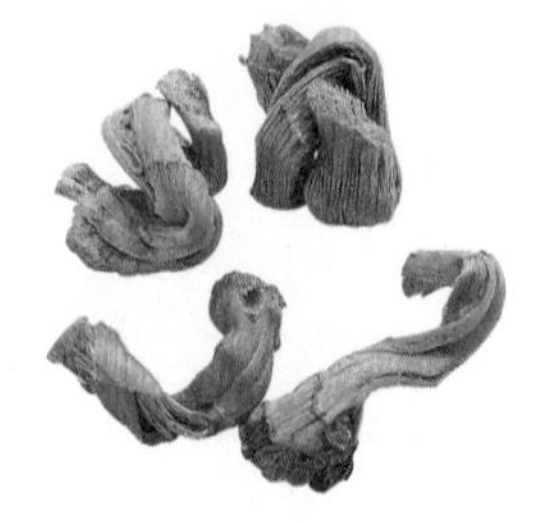

能滋阴健胃、清热生津、益肾、强壮筋骨。药材选择以茎细、质柔软、小型者佳。

平性 黄豆

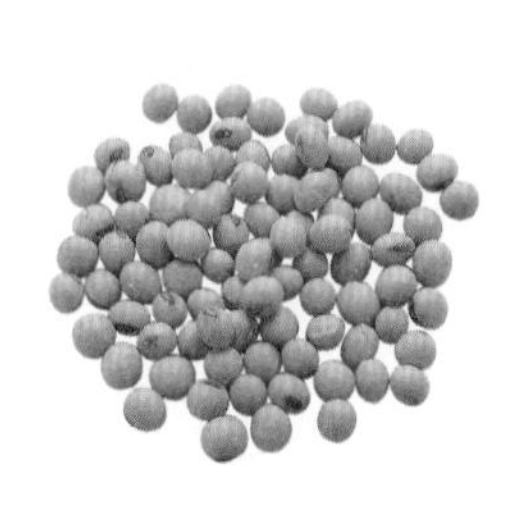

所含蛋白质能降低胆固醇，对促进骨骼健康亦有功效。

平性 红豆

有补血、利尿、消水肿、促进心脏的活化等功能，可改善低血压、恢复体力，且纤维含量丰富，有助通便。高血压患者忌服。

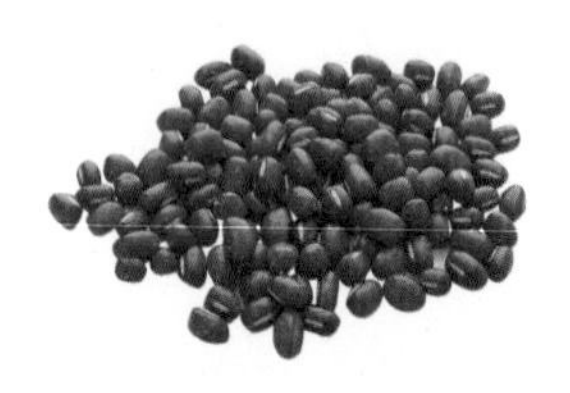

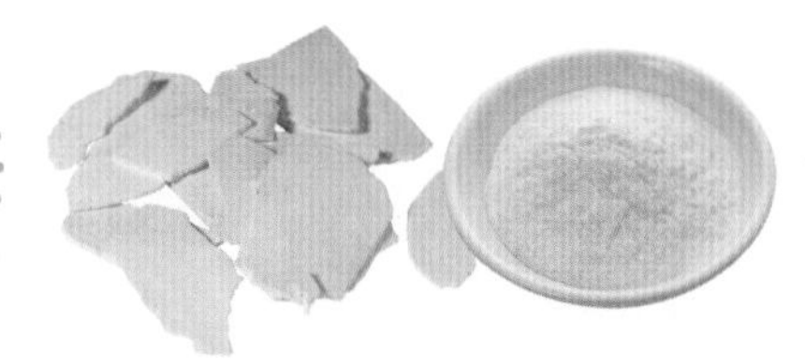

作为镇静、利尿用，主治胃内积水、心悸亢进、痉挛晕眩、小便不利、口渴等症。药材选择以色白、硬重者为佳。

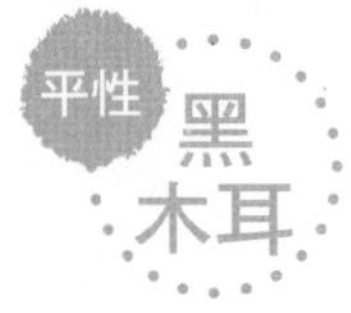

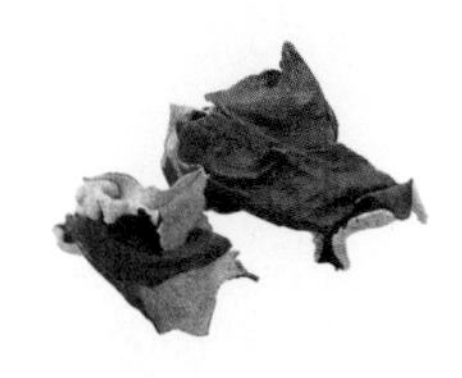

有降血压、血脂的功用，能改善心脑血管循环系统；具软化与溶解的作用，亦可改善宿便和初期的结石；还能强健骨骼及牙齿，预防骨质疏松症。

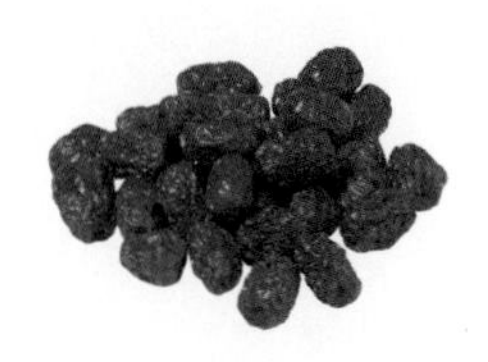

味甘甜，有健脾益胃、补气养血、安神疏肝和缓和药性的功能，可增加食欲、止泻、保护肝脏、增强免疫力及减少烈性药的副作用。

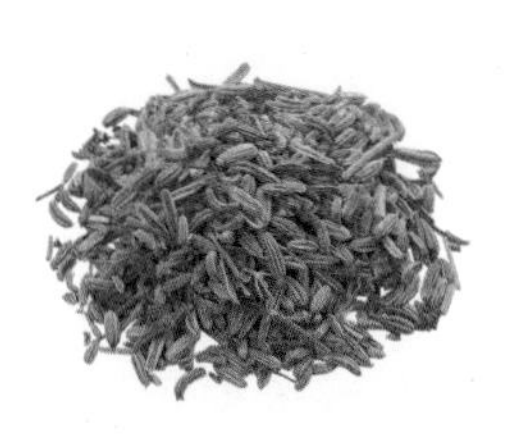

香味强烈，有健胃效果，可以治疗消化不良及各种胃病。选购时以呈黄褐色、颗粒娇小的为佳。

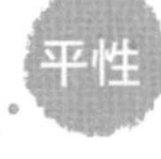

麦芽

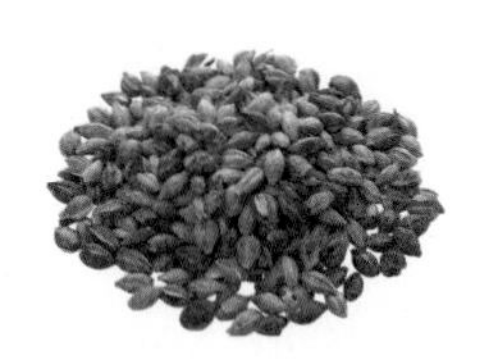

有健脾开胃功效，可用来治疗消化不良、食欲不振等症状。

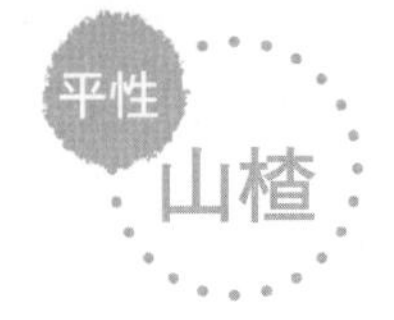

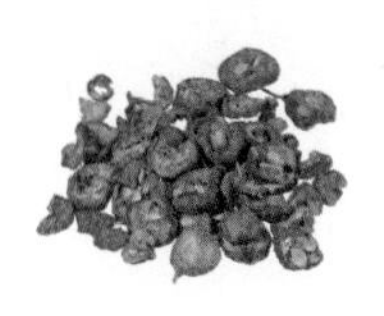

味酸，主治消化不良、慢性下痢等症状，现代以生山楂用于治疗高血压、冠心病。脾胃虚弱者慎服。药材选择以大粒呈红色者为佳。

平性

黄精

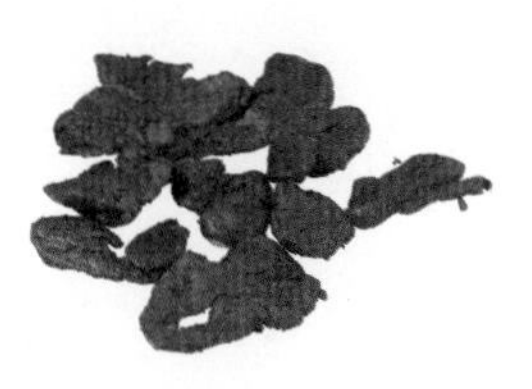

有补脾养肺、益肾补精的功能，用于食欲不振、体倦乏力、口干舌燥、干咳无痰、阴血不足、肾虚精亏、眩晕腰酸等。咳嗽痰多者忌服。药材选择以肥大无分歧者佳。

平性

大茴香

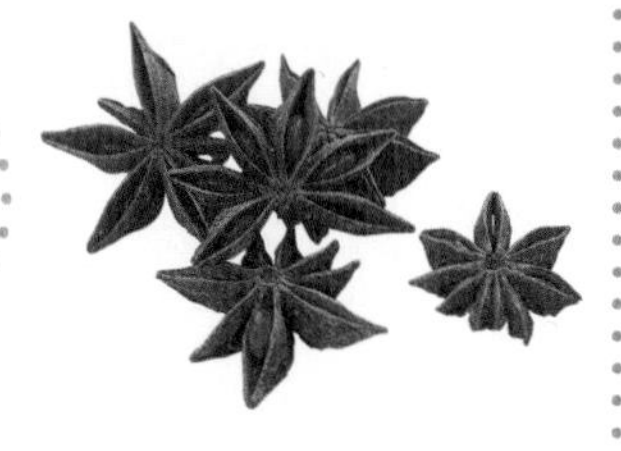

又称八角，香味强烈，有开胃效果，主要用来治疗腹部胀痛、呕吐等。选择上以形状完整，各角均裂开，并露出淡褐色种子者为佳。

平性

青仁黑豆

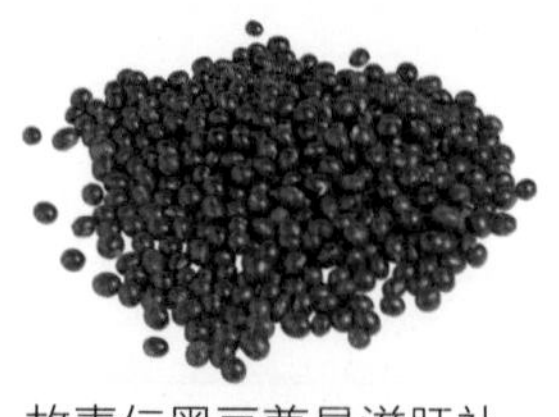

黑属肾，青属肝，故青仁黑豆兼具滋肝补肾的功效，能促进体内新陈代谢、解毒、消水肿、固齿、乌发，量少能醒脾，多吃则会损脾。

平性

桂圆

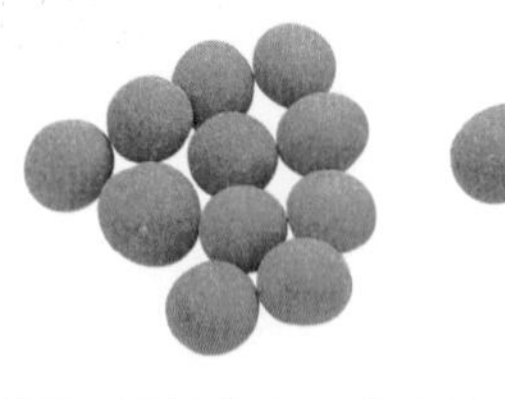

又称龙眼干，味甘甜，可补心血、安心神、滋补脾脏、改善虚弱怕冷的体质。

平性

太子参

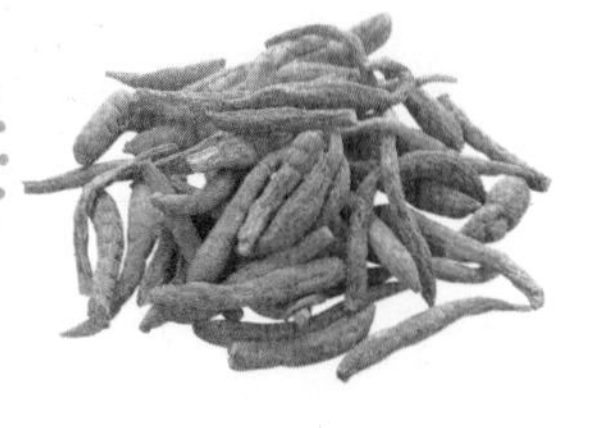

又称孩子参、童参，有健脾益气、滋润作用，可用来治疗食欲不振、咳嗽、多汗等。

平性

人参须

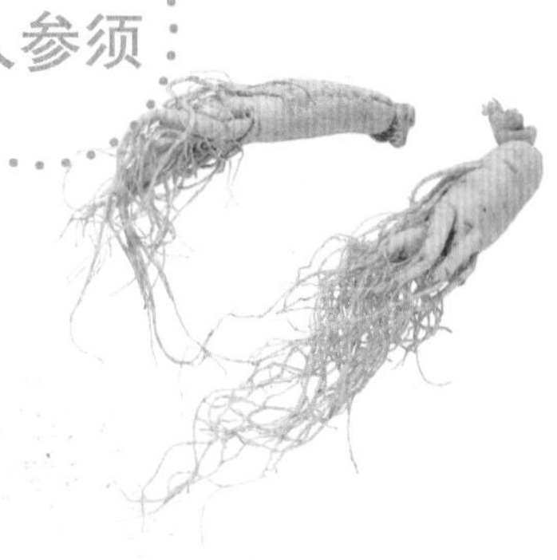

能补气、补肺降火、养胃生津，主治精神委顿、虚热喘咳或燥咳等。腹胀者慎服。

平性

黄芪

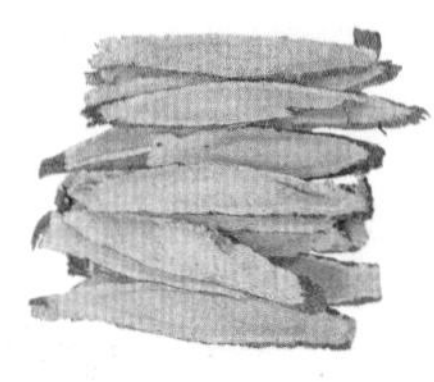

有补中益气、利水退肿、降血压的功效，用于气虚倦怠乏力、气虚发热、脱肛、便血、浮肿、小便不利等。药材选择以外观呈淡褐色或黄褐色，内部呈黄白色、质地柔软且有甘香味者佳。

平性

北杏

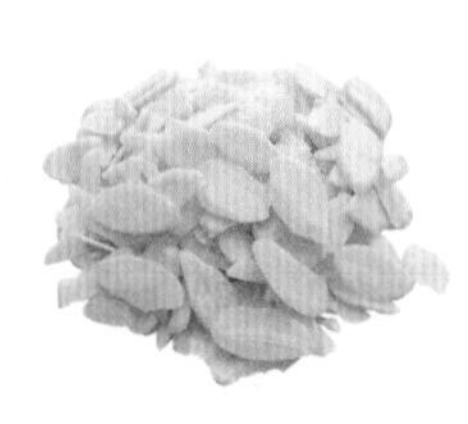

能补气、补肺降火、养胃生津，主治精神委顿、虚热喘咳或燥咳等。腹胀者慎服。

平性 白术

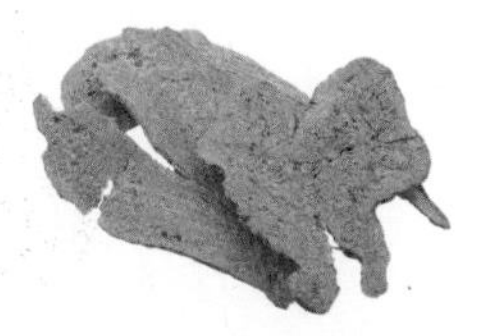

能补脾、健胃整肠、除湿发汗和利尿，主治食欲不振、呕吐腹泻、水肿腹痛、气虚倦怠、风湿病痛等。药材选择以含油分多者为佳。肾虚者忌服。

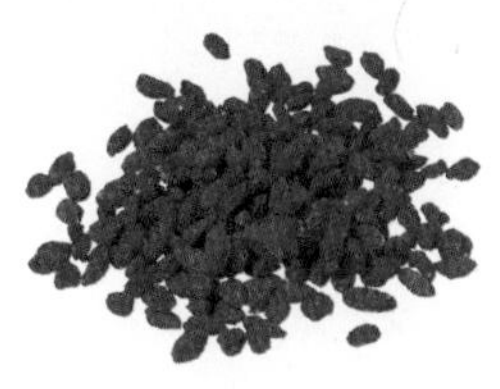

平性 枸杞子

可补阳补阴，促进免疫功能及造血功能，使白血球增多，增强抗病能力，有补精血、益肾、养肝明目的功能，常用于疲劳、肾精不足、遗精、腰膝酸软、肝肾阴虚、眼目昏糊等。药材选择以粒大呈鲜红色者佳。外部实热、脾虚湿滞者忌服。

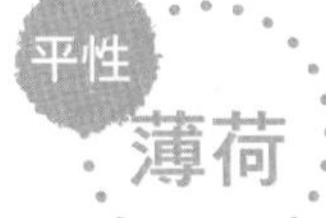

平性 薄荷

可散热、疏肝解郁、解毒，主要用来治疗感冒头痛、胃部闷痛、肝气郁闷、消化不良、头晕目眩等。

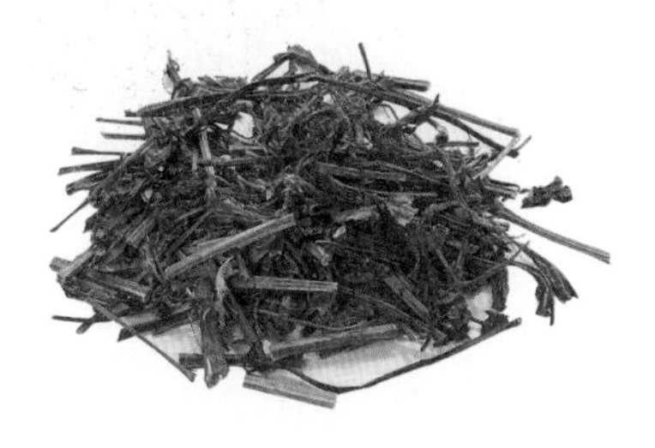

平性 杏仁

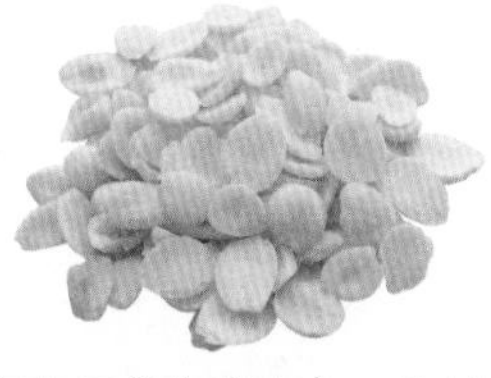

又称甜香仁（市售杏仁多为南杏），味甘，作用力较缓，适用于老人、体虚及虚劳咳喘者，能润肺、宁咳平喘（作用较不及北杏）、疏通气管、加强呼吸功能。

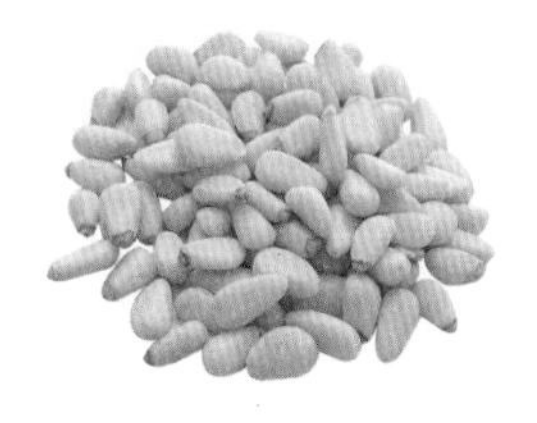

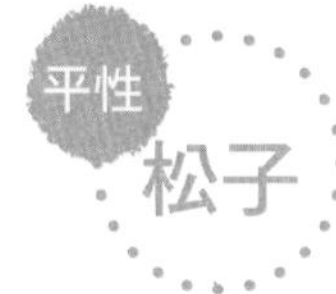

平性 松子

味甘，能益气润肠、养阴、润肺滑肠，主治肝风、头晕目眩、体虚短气、口温便秘、毛发皮肤干燥、心悸盗汗等。

平性 山茱萸

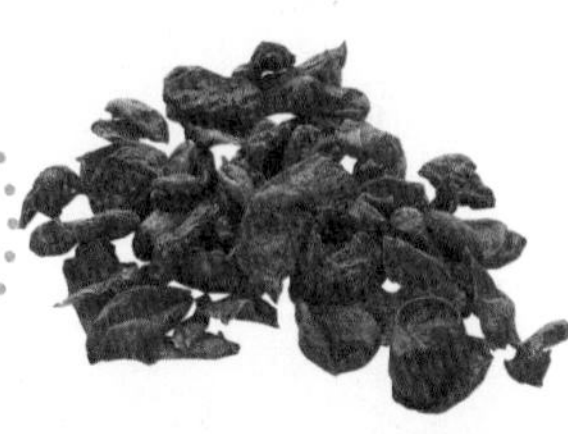

可补血、明目、止汗、强壮身体，可作为一般保健滋养用药。挑选时以紫黑色、略具酸涩味为佳。

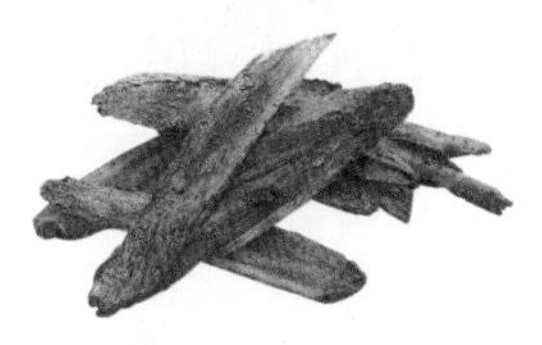

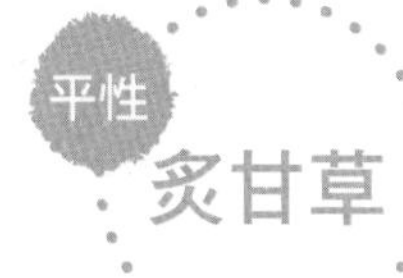

平性 炙甘草

可健脾益气、润肺止咳，也可治疗食欲不振、腹痛、久咳等。

平性 益智仁

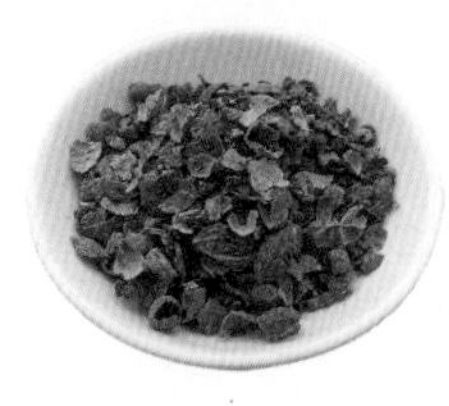

能温脾、暖肾，可治疗小朋友夜尿频繁。药材选择以颗粒饱满且大、油分充足者为佳。

平性 乌梅

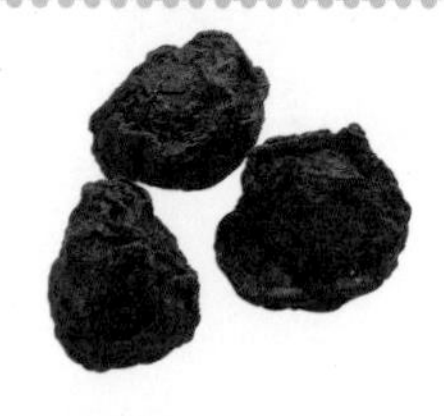

味酸涩，作为清凉性收敛药用，常用于止泻、解热、镇咳、祛痰、镇呕，另外也作为驱蛔虫药。药材选择以深黑色、味极酸者佳。

平性 葱白

有发汗、解毒功效，对于腹泻、发热、头痛等症状有改善效果。

平性 当归

微苦，能使血各归其所，故名“当归”，主治贫血、风湿痛、跌打损伤、肠燥便秘等。药材选择以肥大、多须根如马毛状、外皮呈褐紫色，内部呈黄白色者佳。

平性 五味子

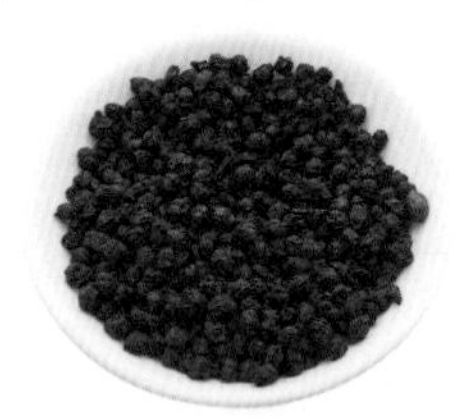

味酸，能镇咳去痰、止泻止汗、涩精固气、宁心安神。药材选择以表面有皱纹、黑紫色、大粒、有甜味者佳。表邪未解、内有实热（外在的风邪未除，体内有火故口干舌燥）、咳嗽初起、麻疹初发者忌服。

平性 白芥子

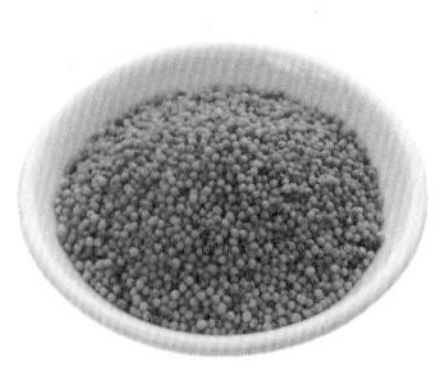

有消肿止痛、健胃功效，主要用来治疗咳嗽有痰、摔伤肿痛等。以颗粒大、色白者为佳。

平性 防风

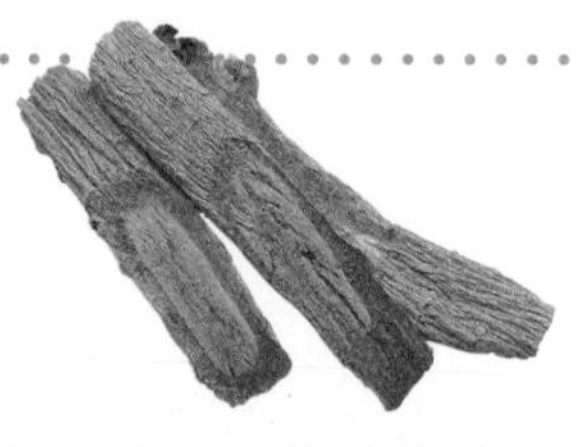

有解热、抗菌镇痛、止泻止血、抗过敏的作用，还能增强免疫力，可去除因风邪而引起的头痛、风湿痛、关节疼痛以及腹痛腹泻、便血等。药材选择不论种类，外皮呈淡黄色，质地紧密，长粗湿润者佳。阴虚火旺者忌服。

平性 陈皮

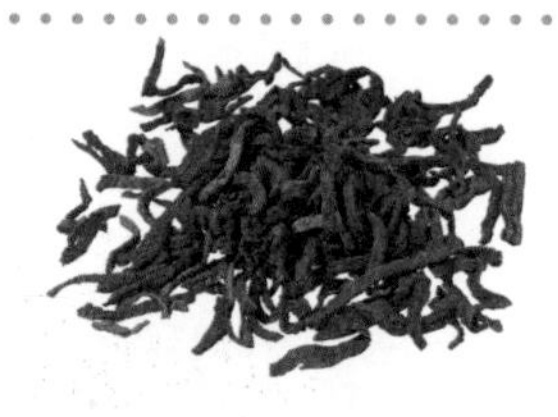

属理气药材，具有健胃、驱风、止呕逆的作用，专治食欲不振、呕吐、腹泻、咳嗽等。此外对于痰多黏白有燥湿化痰的功效。药材选择以颜色呈褐色者佳。